AF494849

PUBLICATIONS DU *PROGRÈS MÉDICAL*

BIBLIOTHÈQUE D'ÉDUCATION SPÉCIALE

RECUEIL 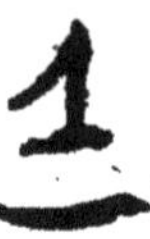

DE

MÉMOIRES, NOTES ET OBSERVATIONS

SUR

L'IDIOTIE

PAR

BOURNEVILLE

Médecin de Bicêtre

Tome I

Avec 6 planches

PARIS

RECUEIL

DE MÉMOIRES

SUR L'IDIOTIE

BICÉTRE
—
IMPRIMERIE TYPOGRAPHIQUE DES ENFANTS
—
1891

PUBLICATIONS DU *PROGRÈS MÉDICAL*

BIBLIOTHÈQUE D'ÉDUCATION SPÉCIALE

RECUEIL

DE

MÉMOIRES, NOTES ET OBSERVATIONS

SUR

L'IDIOTIE

PAR

BOURNEVILLE

Médecin de Bicêtre

TOME I

Avec 6 planches.

PARIS

Aux Bureaux | E. LECROSNIER ET BABÉ

DU PROGRÈS MÉDICAL | ÉDITEURS

14, rue des Carmes, 14 | Place de l'École-de-Médecine.

1891

PRÉFACE

A notre arrivée à Bicêtre comme médecin de la 3e section consacrée aux épileptiques adultes et aux enfants idiots, arriérés et épileptiques, nous avons tenu à rechercher tout ce qui avait été publié dans notre pays sur l'idiotie, aussi bien au point de vue pathologique que sous le rapport pédagogique. Cette revue du passé nous a paru intéressante à des titres divers. Elle nous a montré les efforts qui ont été nécessaires pour dégager des autres maladies nerveuses et mentales le groupe des affections désignées encore aujourd'hui sous le titre générique d'*idiotie*, pour poser les jalons de l'assistance publique et du traitement médical et pédagogique de cette catégorie si nombreuse de déshérités.

Jusqu'en 1818, époque où Esquirol a publié son article *Idiotie* dans le *Dictionnaire des Sciences médi-*

cales, les passages que nous avons trouvés dans différents auteurs sur l'idiotie sont de médiocre importance. Nous n'en excepterons ni Pinel, ni Fodéré qui, comme on le verra, ont confondu *l'idiotie* proprement dite (*démence innée*) avec des formes diverses de l'aliénation et surtout avec la *démence acquise*.

La description d'Esquirol, les observations sur lesquelles il s'appuie, en établissant une distinction précise, ont constitué un progrès incontestable et ont fourni une base sérieuse aux auteurs qui, après lui, se sont occupés de l'idiotie : Belhomme, Calmeil, Ferrus, Foville, Parchappe, etc.

L'étude des causes, des symptômes, des lésions anatomiques, et en particulier celles du crâne, configuration, volume, dimensions, etc., a été faite avec beaucoup de soin, et, sur bien des points, les auteurs modernes n'ont rien ajouté de réellement nouveau. Il nous serait aisé de le prouver, mais cela nous entraînerait à faire l'analyse complète de ce *Recueil*, ce qui nous parait superflu. Aussi, limiterons-nous notre tâche à relever les arguments qui peuvent servir à plaider la cause de ceux qui sont incapables de plaider pour eux-mêmes.

Les personnes, peu au courant de la question de l'assistance des enfants idiots et arriérés, pensent qu'elle n'a qu'une importance secondaire leur nombre n'étant pas considérable.

L'évaluation de la population des idiots a été tentée à plusieurs époques. Les chiffres donnés étaient très approximatifs et ne répondaient certainement pas à la réalité ; les statistiques actuelles, assurément mieux faites, sont elles-mêmes insuffisantes. Le chiffre de 40.000, donné en 1876 par les inspecteurs généraux des établissements de bienfaisance, est certainement au-dessous de la vérité.

En 1878, lorsque le Conseil général de la Seine, voulant mettre un terme à la situation vraiment déplorable dans laquelle étaient les enfants idiots à Bicêtre, et en même temps faire cesser les transferts de ces enfants en province, demanda, sur notre proposition, comme rapporteur, à l'Administration de construire une section spéciale pour deux cents enfants. Un an plus tard, ayant été chargé du service de la troisième section, alors commune aux épileptiques adultes et aux enfants idiots et épileptiques, nous pûmes ainsi, fort de notre expérience, nous former une idée plus juste des besoins et, en 1882, nous avons réclamé la construction d'une section non plus pour 200 enfants, mais pour 400. Aujourd'hui, ce chiffre est dépassé, bien qu'il y ait aussi à la colonie de Vaucluse des lits supplémentaires. C'est certainement à plus de 50.000 qu'il faut évaluer, suivant nous, la population des enfants idiots, imbéciles, arriérés, aliénés ou épileptiques de toute la France (1).

---

(1). « C'est principalement à la création et au perfectionnement des institutions publiques de secou : pour les aliénés qu'il faut attribuer l'augmentation si rapide et si considérable dans le chiffre cor.nu des aliénés, que la statistique a démontrée pour les pays où l'organisation de ces institutions a été l'objet d'efforts sérieux et persévérants. » (Parchappe, *Fondation et construction des asiles d'aliénés.* Paris, 1853, p. 58.)

Les documents que nous avons réunis indiquent que dans la période à laquelle ils correspondent (1772 à 1840), on se fait une idée de plus en plus exacte sur la nécessité d'assister, d'hospitaliser ces malheureux. On se rend de mieux en mieux compte des impulsions dangereuses auxquelles ils sont sujets et qui exigent le plus souvent leur internement dans leur intérêt et celui de la société.

Nous en avons cité de nombreux exemples comme arguments en faveur de leur assistance sans arriver encore à vaincre la résistance des administrations départementales. Cette résistance tient non seulement à ce qu'elles ne croient pas possible une amélioration sérieuse de l'état de ces pauvres enfants mais encore à ce qu'elles ne les considèrent pas comme susceptibles de nuire et de troubler la sécurité publique. Les faits que nous avons rapportés ailleurs, et tirés surtout de notre expérience personnelle, trouvent un puissant appui dans ceux qui sont disséminés dans ce *Recueil*. C'est pourquoi nous pensons que les principaux d'entre eux méritent d'être mis, ici, en relief.

Un idiot, cité par Amard, s'emporte, entre en fureur, brise tout ce qui se présente à lui, se frappe la tête et pousse des cris épouvantables (p. 18) . — Une mélancolique qui voulait mourir, et non se tuer elle-même par crainte de l'enfer, décide une idiote à se laisser couper le cou, ce qui fut exécuté. Elle espérait être condamnée à mort et avoir le temps de se confesser (p. 33). — Marie Chatagnon, dont parle Belhomme, mit le feu à sa maison et « fut abusée » (p. 50).

Gall donne l'observation d'un idiot qui, ayant tué les deux enfants de son frère, vint le lui raconter en riant (p. 330). Un autre voulait tuer son frère et le brûler en grande cérémonie. Un autre imbécile, tua, sans aucun motif un enfant (p. 391). Herder raconte qu'un idiot ayant vu égorger un porc, en fit autant à un homme (p. 63).

Barboulax, citée par Esquirol, avant d'entrer à la Salpêtrière, jeta par la fenêtre un enfant qu'elle voyait avec jalousie combler de caresses. Elle ne témoigna aucun regret (p. 214). — « Les malfaiteurs, dit Esquirol, n'abusent que trop souvent de ces fâcheuses dispositions et se servent de ces malheureux pour mettre le feu ou pour commettre quelque action coupable en les intimidant, en les séduisant par l'appât d'une récompense qui flatte leurs sens ou leurs appétits.

« Nous avons vu, écrit le même auteur, des imbéciles incendiaires (Voir : Morison, p. 396.) A l'époque de la puberté, l'instinct se développe. Les hommes recherchent les femmes ; les filles sont coquettes, et l'on conduit souvent dans les hospices des filles âgées de 18 à 20 ans, qui, devenues pubères, courent après les hommes, sont indociles, méconnaissent la voix de leurs parents. Nous avions, à la Salpêtrière, une imbécile qui se livrait aux travaux grossiers de la maison moyennant un très léger salaire ; il lui est arrivé plusieurs fois qu'après avoir gagné quelques sous, elle allait les porter à un ouvrier, s'abandonnait à sa brutalité, et dès qu'elle était enceinte, elle ne retournait plus vers lui. » « Georget affirme qu'il n'est pas rare de rencontrer des filles imbéciles qui se font faire des enfants (p. 391).

« Haslam, dit Calmeil (Voir plus loin, p. 150), parle d'un idiot dont la méchanceté était déjà très prononcée à l'âge de deux ans. Parvenu à sa neuvième année, cet enfant éprouvait un plaisir particulier à déchirer ses habits, à briser sur la route les porcelaines étalées aux magasins, à mutiler, à faire souffrir les animaux, qu'il cherchait à précipiter dans le feu ou à jeter par les fenêtres. Gall cite l'observation d'un idiot qui tenta, vers l'âge de sept ans, d'abuser de sa propre sœur, et qui faillit l'étrangler, parce qu'elle opposait de la résistance à ses desseins (p. 388). Un autre imbécile tue ses deux neveux, et vient en riant apprendre cette nouvelle à leur père. Je connais un imbécile, âgé de dix-sept ans, dont le frère, plus jeune de quelques années, est à demi-idiot; ces deux enfants, l'unique espoir d'une famille riche et honnête, se jettent indifféremment, lorsqu'on leur refuse le vin ou les liqueurs qui ne manquent jamais d'exciter leur fureur, sur les animaux, les domestiques, leur père et leur mère, qu'ils frappent sans pitié, et jusqu'à ce qu'on les dompte par la force. »

Ces faits se passent de commentaires. Ils montrent aussi que, souvent, on est obligé d'hospitaliser tardivement des malades qui, traités plus tôt, auraient pu guérir ou être améliorés au point de rentrer sans inconvénient dans la société.

Mais la question de l'hospitalisation des enfants idiots et arriérés ne doit pas être envisagée seulement au point de vue de la sécurité publique, il convient encore de l'examiner au point de vue de l'intérêt personnel de ces malheureux. Ils sont, en effet, l'objet des tracasseries et des espiègleries continuelles de leurs frères et sœurs, ce qui leur fait prendre leur famille et leur maison en haine, et de leurs camarades, ce qui leur inspire le dégoût de l'école. En un mot, ils sont les bouffons ou les souffre-douleurs de tous les autres enfants (p. 377). A ces nouvelles raisons qui montrent la nécessité de leur consacrer des institutions spéciales, s'ajoute la possibilité, qui tend à être enfin reconnue dans notre pays, de leur perfectionnement physique, moral et intellectuel.

La nouvelle section des enfants de Bicêtre a appelé d'une façon toute particulière l'attention des médecins aliénistes et des administrateurs sur la question du traitement, de l'éducation et de l'assistance des enfants idiots et épileptiques. Les nombreuses visites qu'ils y ont faites ont eu déjà pour heureuse conséquence l'étude dans divers départements des voies et moyens d'organiser des institutions analogues (1). Ces institutions se généraliseront même à tous les départements, si, comme nous l'espérons, la Chambre des députés adopte l'article du projet de loi sur les aliénés qui leur impose l'obligation de créer pour ces mal-

---

(1) Bourneville. — *Rapport sur la révision de la loi du 30 juin 1838 sur les aliénés,* présenté au Conseil supérieur de l'Assistance publique (juin 1891).

heureux un asile dans un délai de dix ans (1).

Outre l'intérêt que présente ce *Recueil* sous le rapport de la *pathologie* et de l'*assistance*, il nous fournit des renseignements utiles sur le *traitement* et en particulier sur l'*éducabilité* des nombreux enfants désignés collectivement sous le nom d'idiots. A cet égard nos auteurs se partagent en deux camps : le premier renferme ceux qui estiment que l'on doit se borner à des soins hygiéniques et ceux qui pensent que les idiots sont inaptes à recevoir toute éducation. Le second camp comprend les auteurs qui croient que beaucoup d'idiots peuvent être améliorés à des degrés divers. Tels sont surtout Belhomme qui déclare que « les idiots sont éducables suivant leurs degrés d'idiotie » (p. 47 et 65); F. Voisin qui a publié une série de travaux sur les idiots et en 1834 a fondé pour eux un établissement orthophrénique qui malheureusement ne dura que quelques années ; Ferrus qui, dès 1828, « organisa à Bicêtre une sorte d'école (p. 249) où chaque matin et dans le courant de la journée, il faisait conduire les enfants et les adolescents qui paraissaient lui offrir quelques ressources dans l'esprit (p. 268). Toutefois, si l'on en juge par leurs travaux, leur opinion favorable au relèvement intellectuel des idiots et à la possibilité de leur éduca-

---

(1) Voir sur cette question, Bourneville : *Comptes rendus du service des enfants de Bicêtre de 1880 à 1890;* — *Rapports* au Conseil général de la Seine sur le *service des aliénés de 1878 à 1882;* — *Lettre* à M. Poubelle, préfet de la Seine sur *l'assistance des enfants idiots* (16 février 1889) ; — communication au *Congrès international d'Assistance publique* 1889 (Tome II); — *Rapport sur la fondation Vallée,* 1890; — *Rapport sur la révision de la loi du 30 juin 1838* fait à la Chambre des Députés en 1889.

tion, qui **repose** d'ailleurs sur des faits, n'est pas complétée par un exposé des méthodes et des procédés à employer pour arriver à des résultats sérieux. Seul F. Voisin a essayé d'indiquer quel était « le meilleur mode d'éducation qu'il fallait adopter pour les enfants qui sortent de la ligne ordinaire (p. 285). » De plus, il a tracé dans un tableau très bien ordonné « une analyse psychologique de l'entendement humain chez les idiots » qui peut être encore aujourd'hui un excellent guide pour le médecin chargé d'un service d'enfants idiots ainsi que pour ses collaborateurs, les internes, les maîtres et les maîtresses d'école, sans oublier même les infirmiers et les infirmières, mis de la sorte à même de fournir à l'occasion des renseignements plus exacts et plus intelligents.

C'est précisément par ce que la lecture de tous ces travaux depuis Ph. Pinel jusqu'à la publication du Livre de Séguin, nous ont paru contenir des notions utiles que l'idée nous est venue de compos ¬ce *Recueil*. Nous ne l'aurions jamais mise à exécution, en raison des dépenses qu'elle occasionnait nécessairement, si nous n'avions eu à notre disposition l'Imprimerie des enfants de Bicêtre. Leur propre travail contribuera à procurer à tous ceux qui ont mission de les soigner des moyens de leur rendre encore plus de services (1).

10 juillet.

BOURNEVILLE.

---

(1) C'est aux médecins que l'humanité doit d'avoir enlevé aux bûchers d'abord, aux prisons ensuite, les prétendus possédés du démon et les aliénés; c'est à

Durant le tirage qui a dû se faire au fur et à mesure de la composition, feuille par feuille, par suite du matériel restreint dont nous disposons, il nous a été impossible de placer à leur ordre chronologique un certain nombre de notes ou d'extraits découverts après coup. Ils ont trouvé leur place dans un APPENDICE que les circonstances nous ont obligé de faire. Il est probable, certain même, que des documents intéressants nous ont échappé. Nous prions nos lecteurs de nous les signaler, espérant avoir un jour l'occasion de les reproduire, si, comme nous en avons l'intention, nous pouvons faire un second volume qui comprendrait la période de 1840 à 1880.

un médecin, Nogués (p. 207), que les cagots de la province de la Gascogne ont dû de ne plus être traités comme des parias, bannis de la société, privés de tous droits. Il eut encore d'autres malheureux en faveur desquels la voix des médecins s'est élevée dans ces derniers temps : nous voulons parler des dégénérés criminels. A ce sujet nous devons signaler le plaidoyer si chaleureux, si vrai de Félix Voisin (p. 200). Voir aussi la conférence d'Axenfeld sur *Jean Wier et les sorciers* et nos *Comptes rendus* de Bicêtre de 1880 à 1890.

DE L'IDIOTIE

Esquirol, au début du chapitre de son *Traité des maladies mentales*, consacré à l'*idiotie*, cite, comme s'étant avant lui occupés de cette maladie, Sauvages, Sagar, Vogel, Linné, Cullen, Fodéré, Dufour et Pinel. Nous commencerons donc ce recueil par la reproduction des passages de ces auteurs que nous avons pu retrouver, car Esquirol ne donne aucune indication bibliographique, ce qui a rendu nos recherches difficiles.

I.

AMENTIA ou DÉMENCE
Imbécillité, Bêtise, Niaiserie ;
PAR SAUVAGES (1).

XVIII.

AMENTIA : en grec, *Paranoia*; en latin, *Dementia, Fatuitas, Vecordia*; en français, *Imbécillité, Bêtise, Niaiserie, démence*. Les malades, amentes, dementes, imbécilles, animo, fatui; Imbécilles, niais, fous, insensés.

C'est une maladie qui trouble la raison et le jugement. Elle

---

(1) *Nosologie méthodique, ou distribution des maladies en classes, en genres et en espèces,* suivant l'esprit de SYDENHAM, et la méthode des BOTANISTES, par François-Boissier de SAUVAGES. Traduite sur la dernière édition latine par M. Gouvion, docteur en médecine. Lyon, J.-M. Buyset, 1773. Tome VII, page 334 à 342.

diffère de la stupidité (*morosis*), en ce que les personnes en démence sentent parfaitement les impressions des objets, ce que ne font pas les stupides ; mais les premières n'y font aucune attention, ne s'en mettent point en peine, les regardent avec une parfaite indifférence, en méprisent les suites et ne s'en embarrassent point ; en quoi ils r semblent aux enfants qui négligent les choses les plus sérieuses et les plus importantes, pour s'occuper de bagatelles. Les personnes en démence ont de l'indifférence pour toutes choses, elles rient et chantent dans des circonstances qui affligent les personnes saines ; elles sont insensibles à la faim, à la soif et au froid. Elles ne sont ni colériques ni emportées comme les maniaques, ni tristes ni pensives comme les mélancoliques......

1. *Amentia senilis, Delirium senile;* Etat d'enfance, Radoterie......

2. *Amentia scrosa,* de Fabrice Hildanus, *centur. 4. obs. 10, de hydrocephalo,* Wepfer, *exercitate de appolexiâ, hist. 4.* Démence causée par un amas de sérosité dans le cerveau......

Quoique l'hydrocéphale interne et la laxité du cerveau soient souvent suivis de la stupidité et d'affections soporeuses, il n'est pas moins constant que la démence n'a souvent d'autre cause qu'un amas de sérosité dans le cerveau. *Kerkringius* rapporte, sur la foi d'un boucher très expérimenté, que les brebis folles, qui ne mangent ni ne boivent, n'ont point de cerveau, et que sa substance est entièrement convertie en eau. C'est là proprement la cause de ce que Kerkringius, *obs. anatom. 46,* appelle *fatuitas ovina.*

3. *Amentia à venenis......*

4. *Amentia à tumore......*

5. *Amentia de hydatidibus,* Panarole, *pent. 1. obs, 17.* Démence causée par des hydatides.

Il est dificile, et même inutile de connoitre si la maladie est occasionée par des hydatides, ou par une sérosité épanchée dans le cerveau, vu qu'on ne sauroit y apporter remède.

6. *Amentia microcephala,* Willis, *pharmac. ration.* Démence causée par la petitesse du cerveau.

Quelques philosophes prétendent que la trop grande petitesse de la tête et du cerveau influe sur l'esprit et le jugement ; mais leur conséquence me parait fausse vu que l'homme est celui des animaux qui a le moins de cerveau à proportion de son corps, comme M. *Arlet* le prouve très-bien dans les *Mémoires de la Société Royale de Montpellier.* Je suis cependant persuadé que la trop grande petitesse de la tête émousse l'activité des organes de l'imagination. J'ai vu un exemple de cette espèce de démence dans une jeune fille qui est à l'hôpital de Montpellier, que l'on appelle le *Singe*, à cause qu'elle a la tête très petite, et qu'elle ressemble à cet animal.

7. *Amentia ex siccitate*, démence causée par la sécheresse du cerveau.......

8. *Amentia morosis*, stupidité, bêtise......

9. *Amentia ab ictu* ; Démence causée par un coup......

10. *Amentia rachialgica*, ilust. Bonté, *Journal de Médecine* Novembre 1761, pag. 317. Démence rachialgique......

11. *Amentia a quartana ;* Démence causée par une fièvre quarte......

12. *Amentia calculosa, Kerkringius, Spicil. obs.* 36. Cet auteur observa dans le cerveau d'un homme tombé dans la démence, un calcul fusiforme, qui nageait dans la sérosité du ventricule, à l'endroit où aurait dû se trouver la glande pinéale, qui manquait dans ce sujet. La démence était-elle occasionnée par la sérosité ou par le calcul? On a souvent observé des calculs dans le cerveau. Voyez *Ephémérid. Nat. Cur. dec. 1. ann. 1. obs. 26. dec. 2. ann. 1. obs. 33. et 131.*

II.

AMENTIA

PAR SAGAR.

Sagar dans son *Systema morborum symptomaticum* (Vienne, 1783) consacre une page et demie à la forme d'aliénation mentale qu'il désigne sous le nom d'*amentia*. Il distingue l'*amentia senilis*, l'*amentia a vitio cerebri*, l'*a. venenialis*, l'*a. microcephalorum*, l'*a. ex siccitate cerebri*, l'*a. plagaria* l'*a. rachialgica*, l'*a. fabricosa*. Nous nous contentons de reproduire le court paragraphe relatif à la microcéphalie.

« *Amentia microcephalorum.* — Cette folie est le propre des hommes dont la tête est de petite dimension et dont le front est presque tout entier recouvert de poils. J'ai connu autrefois à Zagrabie, en Croatie, un jeune homme de cette sorte qui était en quelque sorte dément. »

Les recherches que nous avons fait faire par notre interne, M. Morax, dans le *Traité de médecine pratique* de Vogel (1795, T. IV) ne nous ont rien fourni qui justifiât la citation d'Esquirol. Nous nous bornerons à citer le passage suivant :

« Il ne parait pas douteux, que la plupart des Hydrocéphalies des enfants, ont été au début des inflammations cérébrales et par conséquent suit le résultat de celle-ci. Mais l'inflammation du cerveau peut-être aussi la complication d'une Hydrocéphalie ». (*Loc. cit.*, t. IV, p. 17.)

III.

IDIOTISME ou OBLITÉRATION
des facultés intellectuelles et affectives
par Ph. PINEL (1).

XXI.

La langue française peu riche pour exprimer les divers degrés de vésanie.

L'auteur des Synonymes français a beau vouloir tracer les nuances de ce qu'on appelle dans la société *fou, extravagant, insensé, idiot, imbécile,* etc., il ne fait qu'indiquer le dernier terme de l'échelle de graduation, de la raison, de la prudence, de la pénétration, de l'esprit, etc.; mais il est loin de s'élever à des notions exactes sur les divers états de vésanie. L'idiotisme qu'il définit un défaut de connaissance, n'est, à le considérer dans les hospices, qu'une abolition plus ou moins absolue, soit des fonctions de l'entendement, soit des affections du cœur : il peut tenir à des causes variées, l'abus des plaisirs énervans, l'usage des boissons narcotiques, des coups violents reçus sur la tête, une vive frayeur ou un chagrin profond et concentré, des études forcées et dirigées sans principes, des tumeurs dans l'intérieur du crâne, une ou plusieurs attaques d'apoplexie, l'abus excessif des saignées dans le traitement des autres espèces de manie. La plupart des idiots ne parlent point, où ils se bornent à marmoter quelques sons inarticulés, leur figure est inanimée, leurs sens hébétés, leurs mouvements automatiques ; un état habituel de stupeur, une inertie invincible forment leur caractère. J'ai eu longtemps sous mes yeux dans les infirmeries de Bicêtre, un jeune sculpteur, âgé de 28 ans, épuisé antérieurement par des excès d'intempérance ou les plaisirs de l'amour ; il restait presque toujours immobile et taciturne, ou bien, par intervalles, il laissait échapper une sorte de rire niais et stupide ; nulle

---

(1) Pinel (Ph.). — *Traité médico-philosophique sur l'aliénation ou la Manie.* Paris, an IX, p, 166 à 174.

expression dans les traits de sa figure. nul souvenir de son état antérieur, il ne marquait jamais de l'appétit, et l'approche seul des aliments mettait en jeu les organes de la mastication : il restait toujours couché, et a fini par tomber dans une fièvre hectique qui est devenue mortelle.

Les idiots forment une espèce très nombreuse dans les hospices, et leur état tient souvent aux suites d'un traitement trop actif qu'ils ont subi ailleurs. Ceux qui le sont d'origine, ont quelquefois un vice de conformation dans le crâne. J'en ai décrit (Section III) deux exemples remarquables.

XXII.

Les émotions profondes propres à produire l'idiotisme.

Certaines personnes douces, d'une sensibilité extrème, peuvent recevoir une commotion si profonde par une affection vive et brusque, que toutes les fonctions morales en sont comme suspendues et oblitérées : une joie excessive, comme une forte frayeur, peuvent produire ce phénomène si inexplicable.

Un artilleur, l'an deuxième de la République, propose au Comité du Salut public le projet d'un canon de nouvelle invention, dont les effets doivent être terribles ; on en ordonne pour un certain jour l'essai à Meudon, et Robespierre écrit à son inventeur une lettre si encourageante, que celui-ci reste comme immobile à cette lecture, et qu'il est bientôt envoyé à Bicètre dans un état complet d'idiotisme. A la même époque, deux jeunes réquisitionnaires partent pour l'armée, et dans une action sanglante, un d'entre eux est tué d'un coup de feu à côté de son frère ; l'autre reste immobile et comme une statue à ce spectacle : quelques jours après, on le fait ramener en cet état à sa maison paternelle ; son arrivée fait la même impression sur un troisième fils de la même famille ; la nouvelle de la mort d'un de ses frères, et l'aliénation de l'autre, le jettent dans une telle consternation et une telle stupeur, que rien ne réalise mieux cette immobilité glacée d'effroi qu'ont peinte tant de poëtes anciens ou modernes. J'ai eu longtemps sous mes yeux ces deux frères infortunés dans les infirmeries de Bicêtre : et ce qui était encore plus déchirant, j'ai vu le père venir pleurer sur ces tristes restes de son ancienne famille.

XXIII.

L'idiotisme, espèce d'aliénation la plus fréquente dans les hospices, guérie quelquefois par un accès de manie.

Il est malheureux que l'espèce d'aliénation en général la plus incurable soit la plus fréquente dans les hospices : elle forme à Bicêtre le quart du nombre total des insensés, et peut-être que la cause en est facile à indiquer. Cet hospice est regardé comme un lieu de retraite et de rétablissement pour ceux qu'on a soumis d'abord à un traitement très-actif par les saignées, les bains et les douches. Un grand nombre arrivent dans un état de faiblesse, d'atonie et de stupeur, au point que plusieurs succombent quelques jours après leur arrivée : certains reprennent leurs facultés intellectuelles par le rétablissement gradué des forces ; d'autres éprouvent des rechûtes dans la saison des chaleurs ; quelques-uns, surtout dans la jeunesse, après avoir resté plusieurs mois, ou même des années entières, dans un idiotisme absolu, tombent dans une sorte d'accès de manie qui dure 20, 25 ou 30 jours, et auquel succède le rétablissement de la raison, par une sorte de réaction interne. J'ai indiqué des faits semblables dans la Section I^e, sur la manie périodique ; mais il importe d'en faire connaître un dans tous ses détails. Un jeune militaire de 22 ans est frappé de terreur par le fracas de l'artillerie, dans une action sanglante où il prend part aussitôt après son arrivée à l'armée, sa raison en est bouleversée, et on le soumet ailleurs au traitement par la méthode ordinaire des saignées, des bains et des douches : à la dernière saignée, la bande se délie, il perd une grande quantité de sang, et il tombe dans une syncope très prolongée ; on le rend à la vie par des toniques et des restaurans, mais il reste dans un état de langueur qui fait tout craindre, et ses parents, pour ne point le voir périr sous leurs yeux, l'envoyent à Bicêtre ; le père, dans une visite qu'il lui rend plusieurs jours

après, le regarde comme désespéré, et lui laisse quelques secours en argent pour améliorer son état. Au bout d'un mois,
déjà s'annoncent les signes précurseurs d'un accès de manie :
constipation, rougeur du visage, volubilité de langue ; il sort
de son état d'inertie et de stupeur, se promène dans l'intérieur de l'hospice, se livre à mille extravagances folles et
gaies ; cet accès dure dix-huit jours, et le calme revient, avec
le rétablissement gradué de la raison, et le jeune homme,
après avoir encore passé plusieurs mois dans l'hospice pour
assurer sa convalescence, a été rendu plein de sens et de
raison au sein de sa famille.

XXIV.

Principaux traits du caractère physique et moral des crétins de la Suisse.

La division la plus nombreuse des aliénés des hospices est
sans doute celle des idiots, qui comparés les uns aux autres,
offrent divers degrés de stupidité suivant qu'elle est plus ou
moins complète. Cet état de dégénération et de nullité est
porté encore bien plus loin dans les crétins de la Suisse ; ces
derniers annoncent déjà, dès leur tendre enfance, ce qu'ils
doivent être ; quelquefois (1) dès leurs premières années, goître de la grosseur d'une noix, en général bouffissure du visage
et volume disproportionné des mains et de la tête, peu de
sensibilité aux diverses impressions de l'atmosphère, état
habituel d'engourdissement, difficulté de téter comme par une
faiblesse de l'instinct même relatif aux besoins, développement très-lent et très-incomplet de la faculté d'articuler les
sons, puisqu'ils n'apprennent qu'à prononcer des voyelles sans
consonnes ; à mesure que leur corps prend de l'accroissement,
toujours lourdeur et stupide gaucherie dans leurs mouvements, même défaut, même absence d'intelligence à l'âge de

---

(1) *Traité du Goitre et du Crétinisme*, par F. E. Fodéré, ancien Médecin
des hôpitaux civils et militaires. Paris, an VIII

dix à douze ans, puisque les petits crétins de cet âge ne savent point porter leurs aliments à la bouche ou les mâcher, et qu'on est obligé de les leur enfoncer dans le gosier ; dans l'adolescence, toujours marche faible, lourde et chancelante, si on parvient à les faire mouvoir, jamais un air riant, toujours une opiniatreté hébétée, un caractère de contrariété et de mutinerie que la tendresse maternelle peut seul supporter ; disproportion de la tête et sa petitesse relativement au reste du corps ; son applatissement au sommet et aux tempes, tubérosité de l'occiput peu saillante ; les yeux petits, quelquefois enfoncés, d'autres fois protubérans ; regard fixe et stupéfait, poitrine large et étroite : les doigts minces et allongés, avec des articulations peu prononcées ; la plante des pieds large et quelquefois recourbée, le pied le plus souvent porté en dehors ou en dedans ; puberté très-retardée, mais développement énorme des organes de la génération ; de-là une lubricité sale et le penchant le plus extrême à l'onanisme. A cette époque seule, le crétin commence à marcher, encore même sa locomotion est très-bornée et seulement excitée par le désir de prendre sa nourriture, de s'échauffer au coin du feu ou de jouir des rayons du soleil. Son grabat est un autre terme de ses longs et pénibles voyages, encore s'y rend-il en chancelant, les bras pendants et le tronc mal assuré. En chemin il va droit au but ; il ne sait pas éviter les obstacles ni les dangers, il ne saurait prendre une autre route que celle qui lui est familière. Arrivé au terme de son accroisement parfait qui est ordinairement de 13 à 16 décimètres, la peau du crétin devient brune, sa sensibilité continue d'être obtuse, il est indifférent au froid, au chaud ou même aux coups et aux blessures ; il est ordinairement sourd et muet, les odeurs les plus fortes et les plus rebutantes l'affectent à peine.

Je connais un crétin qui mange avec vivacité des oignons crus, ou même du charbon, ce qui indique combien l'organe du goût est grossier ou peu développé. Je ne parle point de la vue et du tact, qui sont les organes du discernement et de l'intelligence, et dont les fonctions doivent être très bornées ou dans un état extrême de rudesse ; leurs facultés affectives semblent encore plus nulles, souvent aucun trait de reconnaissance pour les bons offices qu'on leur rend, ils montrent à peine quelque sensibilité à la vue de leurs parents, et ne témoignent ni peine ni plaisir pour tout ce qui se rapporte aux besoins de la vie. Tel est, dit Fodéré, la vie physique et morale des crétins pendant une longue carrière ; car, réduits à une sorte de végétation et d'existence automatique, ils parviennent sans trouble à une extrême vieillesse.

XXV.

Caractère spécifique de l'idiotisme.

Oblitération plus ou moins absolue des fonctions de l'entendement et des affections du cœur ; quelquefois rêvasserie douce avec des sons à demi articulés ; d'autres fois, taciturnité et perte de la parole, par le défaut d'idées. Certains idiots sont très-doux ; d'autres sont sujets à des quintes très vives et très emportées.

IV.

LE FOU IMBÉCILE et LE FOU CRÉTIN

par J. DAQUIN (1).

Dans le *fou imbécile*, dans le *crétin*, les fonctions intellectuelles paraissent être dans une très grande altération ; ils se conduisent par les impulsions d'autrui, sans nulle espèce de discernement : il paraît que les fous imbéciles n'ont point d'idées de leur propre fond, et que chez eux, les différentes parties du cerveau manquent, pour ainsi dire, de mouvement ; et c'est, sans doute, par là qu'ils se trouvent privés de raison. Peut-être que, si on examinait avec beaucoup d'attention les diverses actions des imbéciles, des crétins, il serait possible de découvrir jusqu'à quel point leur imbécillité dérive de l'absence ou de la faiblesse de quelques-unes des facultés de l'esprit, ou de ces deux causes à la fois. Car s'il y a privation totale de l'une de ces facultés, ou s'il y a seulement une lésion quelconque, l'entendement humain ne peut que se ressentir du vice que doit produire cette absence ou ce dérangement.

Enfin il paraît que ce qui fait la différence entre les imbéciles et les autres fous, c'est que ceux-ci lient ensemble des idées mal assorties, d'où il résulte ensuite des actions et des propos extravagants, d'après lesquels cependant ils raisonnent et agissent quelquefois avec justesse ; au lieu que ceux-là ne forment que très peu ou point de jugements, ne conçoivent rien de ce qu'on leur dit, ni à ce qu'on leur fait, et ne raisonnent point. Ce sont, pour ainsi dire, des automates ; il paraît même qu'il n'y a qu'une légère nuance de l'imbécile au stupide ; et si la bêtise est l'opposé de l'esprit, on peut dire que la stupidité l'est de la conception.

L'état de *démence* est celui où la raison est tellement affaiblie, que celui qui en est atteint, ne sait pas si ce qu'il dit et ce qu'il fait, est bien ou mal. Les mots de démence, d'imbé-

---

(1) *La philosophie de la Folie*, où on prouve que cette maladie doit plutôt être traitée par les secours moraux que par les secours physiques et que ceux qui en sont atteints, éprouvent d'une manière non équivoque l'influence de la lune, par Joseph Daquin, docteur en médecine (pag. 22 et suivantes). 2ᵐᵉ édition, revue, augmentée, etc. Chambéry, imp. Cléaz, an XII (1804).

cillité et de folie seraient donc à peu près synonymes, avec cette différence cependant entre la démence et l'imbécillité, que la première est une privation absolue de raison, tandis que l'autre n'en est qu'un affaiblissement ; et que toutes deux diffèrent de la folie, en ce qu'elles indiquent un état habituel de faiblesse ou de privation du sens commun ; au lieu que la folie ordinaire ne semble dénoter qu'un dérangement fougueux et momentané de l'imagination qui, cessant par intervalle, paraît et disparaît alternativement.

J'ai vu au contraire plusieurs fous mélancoliques et des imbécilles, dont les fonctions du cerveau étaient enchaînées ou presque nulles, chez qui l'artère carotide battait, dans une minute, de quatre-vingts à quatre-vingt-cinq pulsations ; et j'en ai observé d'autres où elles sont allées jusqu'à quatre-vingt-quinze, terme d'une fièvre ardente et très forte.

V.

IDIOTISME ou CRÉTINISME.

PAR F.-E. FODÉRÉ (1).

§ 204 — Les nosologistes ont divisé la démence en démence innée et accidentelle, et la première est sous-divisée par Sauvages en stupidité, et en démence des *microcéphales*, c'est-à-dire de ceux qui ont la tête très petite : mais la démence innée me semble être la même chose que l'idiotisme, ou le crétinisme ; et quant à la démence des microcéphales, l'admission de cette espèce n'est fondée que sur quelques cas particuliers, rien n'étant moins généralement vrai que l'influence du volume de la tête sur l'exercice des fonctions intellectuelles. La division établie par M. Esquirol est beaucoup plus pratique : cet auteur divise la démence en aiguë et en chronique, en continue, en intermittente et en compliquée (2).

Idiotisme ou Crétinisme.

§ 208. — Je traite de cette maladie au chapitre de la *Démence*, à cause de leurs affinités. Il n'est pas rare d'ailleurs que la démence se termine en *idiotisme* complet, oblitération entière ou partielle des facultés affectives, et nulle apparence de facultés intellectuelles, innées ou acquises. Hébétude, stupeur, indifférence, oubli de soi-même, atonie, immobilité ou mouvements vagues, absence totale ou partielle de la parole et de la mémoire, insensibilité aux coups et aux mauvais traitements, obstination, entêtement, irascibilité sans aucune suite. Je n'ajouterai rien à ce que j'ai dit sur le crétinisme de naissance, dans mon Traité *ex professo* sur cette maladie. (§ 148) Je dirai seulement, : 1° que les idiots de naissance ont une physionomie particulière qui manque à ceux qui sont tombés accidentellement dans l'idiotisme ; 2° que cependant ces derniers ont pareillement un *facies* hébété plus

---

(1) *Dictionn. des Sciences médic.*, au mot *Démence*.

(2) **Fodéré.** — *Traité du délire appliqué à la médecine, à la morale et à la législation* ; 1817, t. I, p. 414, 419 à 434.

prononcé que dans la simple démence ; 3° que le crétinisme, offre infiniment plus de nuances que l'idiotisme acquis.

Voici encore ce que j'ai observé dernièrement sur un demi-crétin du département des Basses-Alpes, âgé de neuf ans, et né dans une classe au-dessus de la commune, dont l'éducation avait par conséquent été plus soignée : figure allongée en museau de singe, assez blanche et sans expression ; yeux louches et hagards ; sujet à des vents puans, et à se salir dans sa culotte ; fort gourmand, insensible aux coups, au fouet et aux menaces ; n'ayant commencé à articuler que très tard, et ne prononçant distinctement que des juremens qu'on lui a appris ; ayant un peu de mémoire ; battant la mesure, retenant très bien un air, et fort sensible à la musique ; n'ayant pu apprendre ni à connaitre les lettres, ni à compter même sur ses doigts ; et manquant absolument de discernement pour ce qui est mal et pour ce qui est bien. Sa mère est très sujette aux passions hystériques, et elle a un frère placé dans la même classe du crétinisme.

§ 209. — Actuellement, voici des exemples d'idiotismes acquis. J'ai été consulté en 1811 pour un commis des vivres de la marine, homme âgé de cinquante ans, ayant une belle tête, une assez belle physionomie, avec un visage naturel, mais avec cet air niais et étonné qu'on prend aussitôt qu'on tombe dans l'idiotisme. Cet homme avait été grand calculateur, bon musicien, fort habile à tourner et à faire différents ouvrages en bois. Il commença à tomber dans l'idiotisme dans l'été de 1813, et l'on s'en aperçut à ce qu'il s'attendrissait et qu'il versait des larmes à la lecture des romans et des histoires, à la comédie, et pour le moindre sujet ; il oubliait des chiffres dans ses calculs et il perdait insensiblement la mémoire des choses présentes jusqu'à oublier le nom des personnes, des choses, et les lettres de l'alphabet.

Je le trouvai ne pouvant plus rien prononcer distinctement, ne sachant ni ouvrir la bouche, ni montrer la langue, mais crachotant quand je l'invitai à me faire voir cet organe. Il rendait involontairement ses excréments, et sa vessie était dans un état parfait d'inertie. Après avoir été très puissant dans les combats amoureux, il était tombé dans une impuissance absolue ; sa démarche était assez ferme et assurée ; continuellement agité, surtout des bras, son agitation était quelquefois furieuse, et sa femme pour laquelle seule il a conservé l'habitude des déférences, le calmait en lui chantant l'ariette de *Richard Cœur de lion :* on en a fait l'épreuve devant moi et j'ai vu avec plaisir la grande influence de cet air sur le malade, tandis que les autres étaient sans effet. Le pouls était faible, l'appétit, le sommeil et la respiration dans l'état naturel.

Causes présumables : point d'hérédité ; abus des plaisirs de l'amour ; dont le malade avait usé tous les jours ; excès de travail dans le calcul ; syphilis traitée secrètement et long-temps, quelques années auparavant gale répercutée. — Les toniques et les excitants ont été utiles.

M. Amard a cité dans son ouvrage (1) deux exemples qui ont quelque analogie avec celui-ci : le premier, d'un sculpteur âgé de vingt-huit ans, tombé dans un idiotisme complet, avec perte absolue de la mémoire, pour s'être épuisé par des excès d'intempérance, mort ensuite d'une fièvre hectique; le second, d'une demoiselle âgée de quatorze ans, non encore réglée, sujette aux vers, est tombée dans l'idiotisme après la rentrée de la teigne, qui se fit subitement à l'occasion de la coupe des cheveux

§ 210. — Il est évident, d'après ce qui vient d'être dit, qu'en général, l'idiotisme est une maladie de faiblesse, beaucoup plus souvent et plus exclusivement produite par les causes débilitantes que l'on a dit occasionner la démence, et parmi lesquelles la rentrée des diverses éruptions cutanées peut souvent être une des principales ; aussi le régime analeptique et fortifiant, et toutes les médicatious qui ont pour but d'augmenter le ton des différents systèmes d'organes, et de produire une excitation durable, paraissent-elles devoir être avantageuses ; c'est ce que j'ai éprouvé en la persoune d'un garçon manœuvre, tombé dans l'idiotisme complet par la peur de la conscription et par une privation de nourritture durant plusieurs jours qu'il resta caché, et ensuite dans des cachots humides ; et en celle d'un invalide abandonné aux effets de la disette et de la malpropreté ; l'un et l'autre pâles et flétries comme des cadavres ambulants ; de bons aliments, du bon vin et du quinquina, réunis aux secours de la propreté, des frictions et d'un soleil vivifiant, leur rendirent avec des couleurs la santé et la raison. La considération des causes doit sans doute beaucoup contribuer à déterminer le médecin.

---

(1) *Traité analytique de la Folie*, p. 13, 16, 18 et 22.

§ 211. Cette espèce elle-même n'est pas toujours pure, mais elle se complique quelquefois de fureur maniaque d'épilepsie, d'hypochondrie et d'hystérie. Les complications d'idiotisme et d'épilepsie sont assez fréquentes. Un prêtre du midi de la France, idiot depuis plusieurs années, était en même temps épileptique, et quelquefois furieux, sans but déterminé, ce qui le rendait alors dangereux pour ses voisins. Dans ces instants où il semblait avoir repris un peu d'énergie, il mettait son rabat, et il avait l'air de prier ; mais je m'assurai pourtant qu'il ne savait ce qu'il faisait.

M. Pinel a donné, dans le cas suivant, un exemple d'idiotisme compliqué de manie périodique irrégulière : il s'agit d'une fille âgée de quarante ans, qui perdit la raison à l'âge de sept ans, à la suite de convulsions suivies d'une fièvre violente. Elle était parfaitement réglée, riant toujours, et ne répondant aux questions que par un sourire niais ; seulement sensible à la vue des objets propres à satisfaire la faim, exerçant des actes de fureur spontanée, mais seulement par accès et durant l'été ; jouissant de la parole, mais dépourvu de mémoire, excepté lorsque l'objet frappe lui-même les sens, n'attachant de propriétés à aucun objet lorsqu'on ne fait que le rappeler en prononçant son nom ; ne sachant pas distinguer son frère de son père qui est mort lorsque ce frère n'est pas présent, etc. Le même auteur donne encore d'autres exemples de complications de démence et d'idiotisme, de démence et de nymphomanie ; cette dernière concernant une malade nommée Julie, tombée dans cet état pour avoir été abandonnée de son époux (1) ; exemple qui me paraît être simplement un délire maniaque compliqué d'accès hystériques et épileptiques, mais qui néanmoins prouve que les caractères ne sont pas toujours bien tranchés, et que les médications doivent être dirigées suivant les indications que présentent les symptômes opposés.

---

(1) *Encyclop. méthod.*, *Aliénation mentale.*

VI.

IDIOTISME.

Par AMARD (1).

Exemple d'idiotisme.

Depuis deux ans, j'étudie et j'épie les mouvements d'un idiot que j'ai dans mon hôpital, et dont voici l'histoire.

Benoît Muneret, âgé de 40 ans, né à la Charité, a donné des signes d'imbécillité dès sa plus tendre enfance. Il fut d'abord placé à la campagne en qualité de berger. Plusieurs fois il abandonna dans les champs les animaux qu'on avait confiés à sa garde, sans même se rappeler de les y avoir conduits. Dans l'âge adulte, il fut placé chez un paysan qui lui donnait fréquemment du vin, et il contracta chez lui l'habitude de se livrer à cette boisson. Un jour, s'étant énivré il oublia de fermer le robinet et le tonneau se vida. Son maître s'en apperçut, et le frappa d'une manière si rude qu'on ne pût le contraindre à rester d'avantage chez un homme aussi brutal. Il revint à la Charité où il a demeuré depuis, et où il m'a fourni l'occasion de l'observer. Cet idiot est matinal. Il s'acquitte assez bien des travaux de propreté auxquels on l'emploie dans l'hospice. Il aime beaucoup la solitude, et dès qu'il peut, il se retire dans quelque lieu écarté. Là, ayant devant les yeux une paille qu'il tient verticalement entre le pouce et l'index, et qu'il regarde d'une façon mystique, il se promène, parle bas, chante, sifle, gesticule et grimace à son aise. En moins de quelques minutes, il parcourt ces différents états ; il recommence, et ne décesse jusqu'à son coucher. Quoiqu'il ait très peu de mémoire, il n'oublie pas l'heure des offices, des repas, ni des choses dont il a contracté une grande habitude. Il se rappelle même le nom de plusieurs employés de l'hospice, mais seulement de ceux qui lui ont fait, soit du bien, soit du mal. Si l'on veut interrompre ses habitudes, lui enlever quelques-uns de ses

---

(1) *Traité analytique de la folie et des moyens de la guérir* par le Docteur L. V. F. Amard, docteur en médecine, chirurgien en chef de l'hôpital général de la Charité de Lyon. Imprimerie Ballanche, Lyon, 1807.

effets, ou le priver de vin il s'emporte, entre en fureur, brise tout ce qui se présente à lui, se frappe la tête et fait des cris épouvantables. Il a beaucoup d'appétit, et mange avec voracité. Il dort d'un sommeil tranquille, mais léger. La chaleur et le froid l'affectent comme tout autre individu. Les changements de saisons et les renouvellements de lune ne produisent chez lui aucun phénomène remarquable. Les variations de l'atmosphère, et surtout l'approche des orages, l'agitent étonnamment : il marche avec célérité, exécute des mouvements bizarres et comme convulsifs, sifle, crie, vocifère ; sa voix passant subitement du grave à l'aigu, il imite le cri de divers animaux. Durant cette effervescence, il a le visage en feu et l'œil étincelant. Il jouit d'une assez bonne santé : il a des hémorroïdes ; il tousse et crache beaucoup. Assez fréquemment il est atteint d'embarras de l'estomac, et quelquefois de fièvre méningo-gastrique. Il eut, il y a quelques mois, un panaris et un dépôt froid dans les glandes cervicales du côté droit. Pendant ces diverses maladies, il ne balbutiait pas, sifflait peu, ne criait point, gesticulait et grimaçait rarement. Il semblait que sa raison prenait plus d'empire et que son intelligence se développait à proportion de l'intensité du mal physique. Les diamètres et les circonférences de la tête ayant été mesurés dans tous les sens, n'ont présenté rien de particulier qui justifiât son idiotisme.

Exemple d'idiotisme plus confirmé (1).

Un jeune sculpteur, âgé de 28 ans, s'était épuisé par des excés d'intempérance. Il restait presque toujours immobile et taciturne, ou bien par intervalles, il laissait échapper une sorte de rire niais et stupide. Il n'y avait aucune expression dans les traits de sa figure. Nul souvenir de son état antérieur. Il ne marquait jamais de l'appétit, et l'approche seul des aliments mettait en jeu les organes de la mastication. Il restait toujours couché, et a fini par tomber dans une fièvre hectique qui est devenue mortelle.

L'idiotisme est fréqemment la suite plus ou moins éloignée du traitement de la folie par des saignées multipliées, d'ac-

---

(1) Cette observation est empruntée par l'auteur à Ph. Pinel.

cès maniaques très intenses, ou de chagrins profonds et concentrés. Quelquefois il se déclare subitement à l'occasion d'un coup à la tête, ou d'une violente émotion de l'âme produite par une nouvelle inattendue. Les idiots sont nombreux ; ils composent même, en certaines contrées, des classes particulières, comme par exemple, les crétins de la Suisse. On remarque beaucoup de variété chez les idiots selon le degré où ils sont parvenus : ils sont bornés, imbéciles ou stupides ; ils parlent sans action et sans sentiment, ou se bornent à marmoter quelques sons mal articulés, ou même ne parlent point du tout par défaut d'idées. Leur indifférence est extrême ; habituellement dans un état d'apathie et de stupeur, ils sont réduits à une existense automatique.

Ces observations et ces remarques bien réfléchies, conduisent à la définition suivante : l'idiotisme consiste dans une oblitération plus ou moins avancée de l'entendement, des facultés affectives du cœur, et des fonctions animales; d'où résultent l'hébétude, l'indifférence, et l'oubli de soi-même.

VII.

IDIOTISME.

Par ESQUIROL (1).

IDIOTISME (pathologie interne), s. m., *amentia*, *imbecillitas ingenii*, *fatuitas* de Sauvages, Sagar, Vogel; *morosis* de Linné; démence originaire, ou innée de Cullen; idiotisme de Pinel.

Sauvages qui a confondu l'idiotisme avec la démence, a multiplié les espèces dont la plupart ne peuvent-être déterminées qu'après la mort. Reil ne distingue point l'idiotisme de la démence, *asthénie de l'intelligence;* il divise l'idiotisme en idiotisme dynamique et idiotisme organique. M. Fodéré, dans son savant traité du délire, regarde l'idiotisme comme le dernier degré de la démence, et l'appelle démence innée.

Le mot ἴδιος, *proprius*, *privatus*, *solitarius*, exprime très bien l'état d'un homme qui, inhabile à raisonner, est, en quelque sorte, seul, isolé, détaché du reste de la nature.

Du mot *idiota*, idiot, on a fait *idiotisme*, expression inconnue des anciens, qui n'a été adoptée que de nos jours. Pourquoi ne pas préférer le mot *idiotie*, qui n'eût exprimé qu'une idée médicale, et qui ne serait point, comme le mot idiotisme, réclamé par les grammairiens? On a adopté le mot idiotisme, sans lui attacher un sens précis et déterminé; on a confondu l'idiotie avec la démence. M. Pinel lui-même, dans la description générale de ces deux maladies, et dans les faits qu'il rapporte à l'appui de ses descriptions, n'est pas exempt de ce reproche, quoique ce célèbre professeur ait parfaitement senti la différence qu'il y a entre la démence et l'idiotisme. Il appelle démence l'abolition de la pensée, et il donne le nom d'idiotisme à l'oblitération des facultés intellectuelles et affectives. (*Traité de la manie*, deuxième édition).

En effet, ces deux maladies diffèrent essentiellement, ou bien les principes de toute classification sont illusoires. Cette distinction, au reste, n'est pas une distinction de mots; mais elle repose sur les faits, et elle est importante pour le pronostic.

L'idiotie est cet état dans lequel les facultés intellectuelles

---

(1) *Dictionnaire des sciences médicales*, 1818, t. XXIII, p. 507.

ne se sont jamais manifestées, ou n'ont pu se développer assez pour que l'idiot ait acquis les connaissances relatives à l'éducation que reçoivent les individus de son âge, et placés dans les mêmes conditions que lui.

Voyons maintenant la différence de cette maladie avec la démence.

L'idiotie commence avec la vie ou dans cet âge qui précède l'entier développement des facultés intellectuelles et affectives. Les idiots sont ce qu'ils doivent être pendant tout le cours de leur vie; tout décèle en eux une organisation imparfaite, des forces mal employées. *Ils sont incurables; on ne conçoit pas la possibilité de les guérir. Rien ne saurait leur donner, même pour quelques instants, plus d'intelligence.* Ils ne parviennent pas à une carrière avancée; il est rare qu'ils vivent au-delà de vingt-cinq ans. A l'ouverture du corps, le crâne des idiots offre presque toujours des vices de conformation.

La démence, comme la manie et la monomanie, ne commence qu'à la puberté; elle a une période d'accroissement plus ou moins rapide. La démence chronique, la démence sénile s'aggravent, d'année en année, par la perte successive de quelque faculté. Tous les symptômes trahissent la faiblesse physique, tous les traits sont relâchés, les yeux sont ternes, abattus; et si l'homme en démence parait vouloir, marcher, agir, c'est qu'il est mu par une idée fixe qui survit à la perte générale de l'intelligence. On peut guérir de la démence, on conçoit la possibilité d'en suspendre les accidents; ceux qui sont en démence ont perdu la force nécessaire pour exercer leurs facultés, mais ces facultés existent en eux. Des secousses morales, des médicaments peuvent rendre à l'homme assez de force pour qu'il puisse manifester son intelligence ; d'autres moyens peuvent enlever les obstacles qui enraient sa manifestation. Si l'homme qui est tombé en démence ne succombe point prochainement, il peut parcourir une longue carrière, et arriver à un âge très avancé. A l'ouverture du corps, on trouve quelquefois des lésions organiques, mais ces lésions sont accidentelles. Ce ne sont point des vices de conformation ; car l'épaississement des os du crâne, l'écartement des deux tables des os du crâne dans la vieillesse, coïncidant avec la démence sénile, ne caractérisent point un vice de conformation.

L'homme en démence est privé des biens dont il était comblé ; c'est un riche devenu pauvre : l'idiot a toujours été dans l'infortune et la misère.

L'état de l'homme en démence est souvent variable ; celui de l'idiot est toujours le même. Celui-ci a beaucoup de traits de l'enfance, celui-là conserve beaucoup de choses de l'homme fait. Chez l'un et l'autre, les sensations sont nulles, ou presque nulles ; mais l'homme en démence montre, dans son organisation et même dans son intelligence, quelques traits de sa perfection passée, mais il est hors de sa nature. L'idiot est ce qu'il a toujours été, il est tout ce qu'il peut être relativement à son organisation primitive.

De cette comparaison, on est, je crois, en droit de conclure qu'une maladie dont l'époque de l'invasion est constante, qui a des symptômes qui lui sont propres, dont le pronostic est toujours fâcheux, et qui présente des altérations organiques toujours semblables, offre une masse de signes suffisants pour la différencier de toute autre maladie.

Mais il est des individus qui paraissent privés de la pensée, qui sont sans mouvement, qui restent où on les pose, qu'il faut habiller, nourrir à la cuiller, qui ne parlent point. Ne sont-ce point des idiots? Non sans doute. Ce ne sont point les symptômes actuels seulement, ce n'est point une époque seule d'une maladie qui peuvent fournir l'idée abstraite de cette maladie, il faut voir, étudier cette maladie dans toutes ses périodes, chacune d'elles devant fournir quelques traits à son caractère. En effet, à l'article *folie*, j'ai donné le dessin et l'histoire d'une fille qui présentait tous les symptômes qu'on prend ordinairement pour les signes de l'idiotisme. Cette fille était terrifiée, et la peur enchaînait l'exercice de toutes ses facultés. J'ai donné des soins à un jeune homme âgé de 27 ans, qui, trompé par une femme, et n'ayant pu obtenir une place qu'il désirait, après un accès de manie, tomba dans un état apparent d'idiotie. Ce malade avait la face colorée, les yeux fixes ou très incertains, la physionomie sans expression ; il fallait l'habiller le matin, le déshabiller le soir, le mettre dans son lit ; il ne mangeait que lorsqu'on lui portait les aliments à la bouche ; ses bras étaient pendants, les mains enflées par cette position, toujours debout, ne marchant que lorsqu'on l'y forçait. Il paraissait n'avoir ni sentiment, ni pensée. Des sangsues appliquées aux tempes, des bains tièdes, des douches froides sur la tête, et surtout une éruption générale, le guérirent. Il m'a dit, après sa guérison, qu'une voix intérieure lui répétait : *ne bouges point, ou tu es perdu ;* la crainte le rendait immobile. Il entendit un jour cette même voix qui lui répétait : *tue quelqu'un de ces hommes, et tu seras sauvé.* Cette voix se fit entendre pendant plusieurs jours de suite ; enfin il se saisit d'une bouteille remplie, il la jeta à la tête de son domestique, sans menace, sans colère, sans émoi, sans fuir après cet acte. Quelques mélancoliques, dominés par des idées érotiques ou religieuses, présentent les mêmes symptômes. Certainement, dans tous ces cas, les facultés intellectuelles s'exercent énergiquement, les apparences trompent, il n'y a point idiotisme.

Donc l'idiotisme, ou mieux l'idiotie, ne peut être confondue avec la démence et les autres aliénations mentales, auxquelles d'ailleurs elle appartient par la lésion des facultés intellectuelles et morales. Au reste, si j'ai insisté sur ces distinctions, c'est qu'elles m'ont fourni l'occasion de mieux faire connaître cette maladie.

Ici se placent naturellement les considérations relatives aux sauvages. Existe-t-il des hommes sauvages ? Non sans doute, si l'on veut parler d'un homme seul, isolé, étranger, à toute civilisation, doué d'intelligence, mais dépourvu d'éducation et de tout moyen propre à la manifestation de ses pensées. Mais il est des peuples qui mènent une vie errante dans les bois, dans les montagnes, sur les bords des fleuves, qui n'ont pu être civilisés ; ces sauvages ont peu d'idées, ils ne peuvent compter au-delà du nombre de trois, ils n'ont que quelques mots pour se faire entendre, mais ils ont des sensations, mais ils comparent, mais ils prévoient, ils vivent en société. Sans doute ils ont moins de sensations, moins d'idées, moins de besoins que nous ; leurs comparaisons sont moins justes, leur prévoyance est moins sûre. Ils sont moins civilisés que les hommes qui habitent dans nos villes, dans nos capitales ; mais il n'y a de différence entre ces sauvages et nous, que celle qui existe entre l'homme qui a reçu une éducation étendue et celui qui est instruit, entre l'homme sans expérience et celui qui en a beaucoup.

Et ces hommes trouvés dans les bois, sur lesquels l'éloquence des philosophes du dernier siècle a appelé l'intérêt du monde civilisé, qu'on a montrés, avec affectation, à la curiosité publique, comme des hommes parfaits, bien supérieurs aux Newton et aux Bossuet ; ces infortunés n'étaient point des sauvages, c'étaient des idiots, des imbéciles abandonnés ou fugitifs, que l'instinct de leur conservation, et mille circonstances fortuites, ont préservé de la mort.

Une mère coupable, une famille infortunée abandonne son fils idiot ou imbécile ; un imbécile s'échappe de la maison paternelle, et s'égare dans les bois, ne sachant se retrouver; des circonstances favorables protègent son existence; il devient léger à la course, afin d'éviter le danger; il grimpe sur les arbres, pour se sauver du péril; pressé par la faim, il se nourrit de tout ce qui tombe sous sa main; il est peureux, parce qu'il a été effrayé; il est entêté, parce que son intelligence est faible: ce malheureux est rencontré par des chasseurs, amené dans une ville, conduit dans une capitale, placé dans une école nationale, confié aux instituteurs les plus célèbres ; la cour, la ville s'intéressent à son sort et à son éducation; les savants font des livres pour prouver que c'est un sauvage, qu'il deviendra un Leibnitz, un Buffon : le médecin observateur et modeste assure que c'est un idiot. On appelle de ce jugement; on fait de nouveaux écrits; chacun veut tirer parti de cet évènement; les meilleures méthodes, les soins les plus éclairés sont mis en œuvre pour l'éducation du prétendu sauvage. Mais, de toutes ces prétentions, de tous ces efforts, de toutes ces promesses, de toutes ces espérances, qu'est-il résulté ? Que le médecin observateur avait bien jugé. Le sauvage n'était autre qu'un idiot. Concluons de ceci que ces hommes dépourvus d'intelligence, isolés, trouvés dans les montagnes, dans les forêts, sont des imbéciles, des idiots, égarés ou abandonnés.

L'idiotie représente deux différences bien marquées, relativement au degré de développement de l'intelligence. Dans la première, les facultés intellectuelles et affectives, n'ont pu se développer, que jusqu'à un certain point: ce défaut de développement caractérise l'*imbécillité*. Dans la seconde, la manifestation des facultés est nulle ou presque nulle; les individus, dans cet état sont appelés *idiots* ou *crétins*.

Premiѐre espѐce. *Imbécillité*. Dans l'imbécillité, les facultés intellectuelles et affectives, n'ont pu se développer que jusques à un certain point, quelqu'éducation qu'aient reçu les imbéciles. Sans être dépourvus de toute intelligence, ces individus n'ont jamais pu s'élever à la raison, aux connaissances auxquelles leur âge, leur éducation, leurs rapports sociaux devaient leur permettre d'atteindre. Placés dans les mêmes conditions que les individus de leur âge, de leur rang, ils ne font jamais le même usage de leur intelligence.

Dans la classe ordinaire du peuple, il est des imbéciles qui se livrent aux travaux les plus grossiers, les plus rudes. Dans un rang plus élevé, ils apprennent à lire, à écrire, et même la musique ; mais ils font très imparfaitement toutes ces choses. Les uns et les autres ne peuvent suivre un projet, prendre une résolution, ils sont d'une imprévoyance complète, ne tiennent à rien ; ils n'ont ni amour, ni haine durables, ils perdent leurs parents sans chagrin ; quelques uns, néanmoins, sont reconnaissants pour les soins qu'on leur donne.

L'imbécillité offre des nuances infinies ; on trouve dans l'intelligence des imbéciles, et dans leurs affections, les mêmes variétés que chez les hommes les plus raisonnables ; ainsi chez les uns, les sensations sont obtuses, faibles ; chez les autres, ces sensations sont multipliées: chez les uns, la mémoire est active ; chez les autres, elle est presque nulle, ou elle est bornée aux choses les plus usuelles. Il en est qui ont des dispositions particulières, un goût prononcé pour certaines choses qu'ils font assez bien ; tandis qu'il sont inhabiles pour toutes les autres. L'habitude a sur leurs actions une grande influence, et imprime à la manière de vivre de quelques imbéciles, une régularité qu'on aurait tort de prendre pour l'effet du raisonnement. Mais tous manquent de force, d'attention ; ils ne peuvent comparer ni combiner leur sensation présente, ni leurs idées. J'ai dit ailleurs, que je n'avais pu modeler en plâtre la figure d'aucun imbécile, quelque désir qu'ils en eussent, parce qu'ils ne pouvaient tenir assez longtemps les yeux fermés pour couler le plâtre ; et cependant, j'ai pu modeler plusieurs maniaques furieux.

Les imbéciles livrés à eux-mêmes, se dégradent, se nourrisent mal, sont malpropres, ne se garantissent pas des injures du temps, des influences nuisibles, ils sont très paresseux, timides. A l'époque de la puberté, ils deviennent quelquefois furieux, masturbateurs, nymphomanes, hystériques, jaloux ; j'en ai vu devenir mélancoliques, comme le prouve l'observation suivante.

Une fille (Obs.) d'une taille élevée, ayant les cheveux châtains, les yeux bleus, la face colorée, la physionomie fixe, quelquefois le rire stupide, fut admise à la Salpêtrière, le 27 mai 1811, elle avait alors 22 ans.

Dès sa première enfance, on s'aperçut que son intelligence ne se développait point dans la même proportion des organes. Elle resta sans pouvoir articuler distinctement, ni rien apprendre. A 14 ans, menstruation ; elle grandit beaucoup ; elle eut des convulsions, particulièrement aux époques menstruelles, quoique les menstrues fussent abondantes. Lors de son admission dans l'hospice, elle avait tout l'extérieur d'une santé parfaite ; elle ne pouvait répondre aux questions les plus simples, les plus ordinaires ; mais elle s'efforçait, pour répondre, faisant signe qu'elle comprenait ; elle poussait des cris et souvent continuait à crier pendant un quart d'heure. Elle mangeait bien, dormait de même, les déjections étaient souvent involontaires, elle ne savait point s'habiller ; mais elle ne déplaçait rien, elle était douce et obéissante ; au mouvement qui se faisait autour d'elle, elle jugeait que c'était l'instant pour se lever, se coucher, et pour aller prendre ses repas ; elle retrouvait très bien son quartier lorsqu'elle allait se promener. En un mot, elle avait l'intelligence des premiers besoins de la vie, mais rien au-delà ; elle n'avait jamais de colère, mais elle était susceptible d'ennui. Au mois de juillet 1812, elle fut frappée par une de ses compagnes ; elle en conçut un si grand chagrin, qu'elle ne voulut plus manger, elle ne buvait que de l'eau, elle maigrit beaucoup, il se manifesta des taches scorbutiques, elle s'affaiblit, s'alita en septembre, vomit du sang, refusa toute espèce de remèdes et d'aliments ; elle fut prise de fièvre lente, et mourut le 31 octobre 1812.

A l'ouverture du corps, faite le 2 novembre, je trouvai le crâne volumineux et épais, la portion frontale de la ligne faciale ayant plus d'un angle droit, la ligne médiane de la cavité crânienne déjetée. Dure-mère très adhérente, sa face interne recouverte d'une fausse membrane, ressemblant à la fibrine du sang ; glande pinéale membrano-cartilagineuse, épanchement albumineux entre l'arachnoïde et la pie-mère ; sérosité à la base du crâne ; arachnoïde légèrement injectée. La membrane qui revêt les ventricules latéraux, avait contracté plusieurs [illegible]érences, ce qui leur avait fait perdre de leur capa[illegible] [illegible]éreux dans le tissu des plexus choroïdes ; pédo[illegible] [illegible]ervelet, tout près de la protubérance annulaire, d[illegible] [illegible] leur substance grisâtre, puriforme dans l'étend[illegible] [illegible] lignes de largeur, et de 6 à 7 de profondeur ; cer[illegible] [illegible] dense. Péritoine, particulièrement dans la cavité [illegible] [illegible]ne, parsemé de petits points noirs ; colon ascendant et cœcum rougeâtres, leur membrane muqueuse brune ; vésicule biliaire très distendue par de la bile épaisse, grenue et très brune ; l'hymen fermait l'entrée du vagin, les ovaires étaient injectés.

Il serait trop long de rapporter ici toutes les variétés sous lesquelles se présente l'imbécillité ; je me contenterai d'indiquer les deux suivantes :

Il est des imbéciles chez lesquels toutes les facutés intellectuelles et affectives sont également bornées, sans être atteintes de nullité. Ce sont des individus qui ne peuvent acquérir qu'un petit nombre d'idées sur chaque objet, ils semblent destinés à être les esclaves, les ilotes de leurs semblables ; ils sont nuls par eux-mêmes, ils ne produisent rien ; tous leurs mouvements intellectuels et moraux leur sont imprimés du dehors, ils ne vivent que par autrui ; ils sont sérieux, parlent peu, ils répondent juste, mais il ne faut pas leur faire beaucoup de questions ; ils approuvent tout, sont prêts à tout, pourvu que ce qu'on exige d'eux ne les force pas à réfléchir, et ne soit pas hors de leurs habitudes et s'ils sont au travail il faut les exciter sans cesse, car ils sont très paresseux. Dans les hospices d'aliénés, ces malheureux sont les serviteurs de tout le monde, ce sont les bonnes gens de la maison : on les appelle plus particulièrement imbéciles, niais.

On appelle *fatuité*, cette variété dans laquelle toutes les facultés de l'entendement ne sont pas également lésées, et dans laquelle la manifestation de quelques facultés a acquis plus d'énergie relative. Ces imbéciles ont beaucoup de rapports avec les maniaques sans fureur ; ils leur ressemblent par leur mobilité, par la versatilité des résolutions, des déterminations, des mouvements et des actions.

Ces imbéciles veulent et ne veulent pas ; ils ne peuvent suivre une conversation, encore moins une discussion, ils prennent au sérieux les choses les plus plaisantes ; ils rient pour les choses les plus tristes ; leurs yeux sont fixes, mais ils ne voient pas ; ils écoutent attentivement, ils ne comprennent pas, quoiqu'ils affectent d'avoir compris. Ordinairement contents d'eux-mêmes, s'ils parlent, c'est avec un ton de satisfaction très plaisant ; ou bien ils cherchent les expressions, auxquelles leur physionomie ne répond point. Leurs gestes, leur pose sont bizarres, et jamais en harmonie avec leurs pensées et leurs discours. Leur ajustement les trahit aussi bien que leur maintien qui est sans contenance et sans but déterminé. Ils sont rusés, malins, menteurs querelleurs et irascibles, mais très poltrons. Bouffis de prétentions, faciles à conduire et à diriger, incapables d'application et de travail, ce sont des êtres parasites qui vivent sans aucune utilité pour leurs semblables, le Mélanque de Labruyère offre une première nuance de cet état.

DEUXIÈME ESPÈCE. *Idiotie.* Nous voilà arrivés au dernier terme de la dégradation humaine: ici les facultés intellectuelles et morales sont nulles, non qu'elles aient été détruites, mais parce qu'elles n'ont jamais pu se manifester : le physique est en rapport avec cette privation totale de l'intelligence.

Les idiots sont tous rachitiques, scrofuleux, épileptiques, paralysés. La tête trop grosse ou trop petite, est mal conformée, aplatie sur les côtés ou par derrière. Les traits de la face sont irréguliers, le front est court, étroit, presque pointu ; les yeux convulsifs, louches, même des deux yeux ; les idiots ont les lèvres épaisses, leur bouche entr'ouverte laisse couler la salive ; les gencives sont fongueuses, les dents mauvaises. Le défaut de symétrie dans les organes des sensations, indique assez que l'action des sens est imparfaite. Ils sont sourds, ou entendent mal, ils sont muets, ou ils articulent avec difficulté ; ils voient mal, ou sont aveugles. Le goût, l'odorat, ne s'exercent pas mieux, car ils mangent tout ce qui tombe sous leurs mains, et ne repoussent les aliments qu'autant qu'ils ne peuvent les avaler.

Une idiote à qui je donnais des abricots, les porta d'abord à sa bouche, mordit dedans ; ne pouvant mordre dans le noyau, elle l'avala, comme elle avait déjà avalé la pulpe du fruit. Elle mangea ainsi neuf abricots de suite, et en eut mangé davantage, si je n'avais craint qu'elle n'en fut malade.

Le toucher n'est pas plus sûr. Les idiots ont les bras, les mains tordus, estropiés, ou privés de mouvement. Ils tendent leurs bras et leurs mains d'une manière vague, ils saisissent gauchement les corps, ne peuvent les retenir, et les laissent échapper de leurs mains. Ils marchent maladroitement, sont facilement renversés à terre ; il en est qui restent où on les pose : d'autres marchent spontanément, se meuvent sur eux-mêmes sans but, sans qu'on puisse deviner ce qu'ils se proposent.

: Ainsi les sens des idiots sont à peine ébauchés, les sensations presque nulles, l'entendement nul. L'intelligence ne peut, chez l'idiot, se produire au dehors, puisque ses instruments sont défectueux. Les sensations ne peuvent se rectifier les unes par les autres, l'éducation ne saurait suppléer à tant de désavantages. Incapables d'attention les idiots ne peuvent diriger leurs sens ; ils entendent mais n'écoutent pas ; ils voient mais ne regardent pas, etc. ; privés de mémoire ils ne pourraient retenir les impressions qui leur pourraient venir des objets extérieurs ; ils ne comprennent rien ; ils ne forment aucun jugement : par conséquent encore, ils n'ont pas besoin des signes qui servent à exprimer les choses et les désirs ; ils ne parlent point. Le langage est inutile à celui qui ne pense pas ; aussi peut-on juger du degré de l'intelligence des idiots par leur langage. Ils poussent quelques sons mal articulés, ou des cris, ou des mugissements prolongés qu'ils interrompent pour écarter les lèvres comme s'ils voulaient rire. S'ils articulent quelques mots, ils n'y attachent aucun sens. Cependant, il en est qui, à la manière des enfants, ont un langage d'action ou articulé qui est entendu seulement de ceux qui vivent avec eux et qui les soignent. Ce langage est borné aux premiers besoins de la vie, et en quelque sorte aux besoins instinctifs qu'ils sont incapables de satisfaire par eux-mêmes. Agissent-ils ? Tout chez eux se fait de travers ; on reconnait le désordre dans toutes leurs manières ; rien ne les intéresse au dehors, ils vivent isolés ; leur intelligence reste ce qu'elle était à leur naissance ou à l'époque à laquelle ils ont été frappés d'inertie. Leurs fonctions digestives n'ont aucune influence sur eux ; ils ne témoignent aucun besoin de manger lorsqu'ils ne voient pas les aliments ; pour qu'ils mangent, il faut pousser les aliments dans leur bouche ; ils font leurs besoins partout et sans honte, et souvent sans se sentir.

La plupart des idiots n'ont pas même les facultés instinctives ; ils sont au-dessous de la brute ; car les animaux ont l'instinct nécessaire pour leur conservation : les idiots n'ont pas cet instinct, ils n'ont pas le sentiment de leur existence, ce sont des êtres imparfaits ; ce sont des monstres voués par conséquent à une mort prochaine, si la tendresse des parents, ou la commisération publique, ne protégeaient leur existence.

Quelques idiots ont des tics très singuliers, ils semblent êtres des machines montées pour produire toujours les mêmes mouvements ; pour eux, l'habitude tient lieu d'intelligence. Un idiot, âgé de vingt trois ans lorsque je l'observais, ayant la taille ordinaire, l'habitude du corps maigre, le front aplati, le teint pâle, les yeux louches, l'articulation des sons à peu près impossible, les déjections involontaires, marchait toujours à une même place, quelquefois il animait sa marche en agitant un de ses bras et riant beaucoup. Si l'on plaçait quelque obstacle dans l'espace qu'il affectionnait, il se fâchait, s'irritait jusqu'à ce qu'on l'eut retiré, jamais il ne le retirait lui-même. Nous avons à la Salpêtrière une idiote incapable de se vêtir, de se nourrir ; ses déjections sont involontaires ; elle est habituellement en chemise et reste indifférente à la pluie, au froid, à l'ardeur du soleil ; elle est bien réglée et a beaucoup d'embonpoint. Aussitôt après qu'elle est levée, elle va s'asseoir sur le bout du même banc et s'y balance d'avant en arrière en frappant violemment ses épaules contre le mur ; ce balancement est régulier, quelquefois il est précipité, plus fort ; alors, elle pousse un cri étouffé ; elle passe ainsi toute la journée. J'ai trouvé dans un h-spice, étendus sur la paille, dans une même cellule, deux petits idiots dont l'un riait toujours et l'autre pleurait continuellement. Les idiots sont sujets quelquefois à la masturbation la plus effrénée, mais tous ne se livrent pas à cet excès. J'ai vu un jeune homme âgé de treize ans, qui dès l'âge de sept ans, avait tous les signes de la virilité, le pénis très volumineux et couvert de poils, il ne paraissait vivre que pour se livrer à la masturbation. Le docteur Hamdorf, qui a fait, en allemand, un bon Traité sur l'aliénation mentale, rapporte l'exemple suivant : l'idiot dont parle ce professeur fut pris dans les montagnes de Rânu, privé de l'usage de la parole, on le conduisit à l'hospice de St-Julien, à Wurtzbourg. On le laissa errer dans les jardins de cet établissement où on le voyait couvert seulement d'une robe de toile. Il se plaisait surtout à tourner dans un cercle au milieu duquel il arrachait l'herbe et amassait des pierres qu'il rejetait aussitôt ; il s'occupait ainsi sans but et sans dessein ; pendant cette agitation, tous ses muscles se contractaient convulsivement. Si on l'empêchait de tourner, d'entasser les pierres, il se mettait à tirailler les diverses parties de son corps, à creuser la terre avec ses pieds nus et couverts de durillons ; si on le gênait encore, il entrait en fureur et tâchait de se mettre en liberté ; dès qu'il était libre, il recommençait son mouvement circulaire et son entassement de pierres. Il mangeait et buvait tout ce qu'on lui présentait ; il revenait toujours aux mêmes endroits prendre ses repas et son sommeil. Souvent il rongeait un morceau de bois et en avalait les rognures ; dès qu'on lui adressait la parole en le regardant fixement, il fuyait et se cachait ; le plus léger bruit le jetait dans la terreur, mais bientôt il revenait pour reprendre son exercice habituel. Il n'y avait en lui aucune apparence d'onanisme. Tous ces actes se répétaient à des époques déterminées.

Les traits de la face étaient égarés; les lèvres saillantes, les dents d'un blanc mat, l'œil animé, sans expression. à moitié relevé, ne laissant point apercevoir la pupille; sa bouche se contournait dans la direction des yeux. La tête, très petite, offrait un aplatissement vertical.

M. Pinel a vu une idiote, âgée de 11 ans, qui avait quelque chose de la brebis, et pour ses goûts. et pour sa manière de vivre, et pour la forme de sa tête. Elle marquait une répugnance particulière pour la viande, et mangeait avec avidité des fruits et des légumes. Ses démonstrations de sensibilité se bornaient aux mots : *bé, ma tante;* elle exerçait des mouvements d'extension et de flexion de la tête, en appuyant sa tête contre le ventre de la fille qui la servait; si elle voulait se venger, elle cherchait à frapper avec le sommet de la tête; elle était très colère; le dos, les lombes, les épaules étaient couverts de poils flexibles et noirâtres; on n'a jamais pu la faire asseoir sur une chaise; elle dormait par terre, le corps roulé. M. Pinel, dans la deuxième édition du *Traité de la Manie*, a publié le dessin du crâne de cette idiote; ce crâne est aussi remarquable par ses dimmenssions que par sa forme.

L'état de dégradation des idiots est tel, qu'il en est quelques-uns qui sont privés absolument de plusieurs sens. Nous avons eu à la Salpêtrière, en 1822, une idiote aveugle, muette et sourde, qui fut couchée à côté du cadavre de sa mère qu'on jugea morte depuis trois jours. Envoyée à l'hospice, le 20 juin, par ordre de la police, cette idiote était âgée de 27 ans, très pâle, très maigre, rachitique, ne poussant que des cris aigus et étouffés; elle ne pouvait marcher, ses jambes étaient contractées sous ses cuisses; il fallait lui pousser les aliments dans la bouche, et elle ne savait ni les mâcher ni les avaler lorsqu'ils étaient solides : elle fut nourrie de potage et de vin; elle mourut au bout d'un mois. Le cadavre ne pesait que 42 livres; sa tête était très petite, les os du crâne diploïques et très légers : je n'ai pu conserver le squelette, les os s'étant détruits par la macération.

Il est mort, en 1817, dans le même hospice, une idiote âgée de vingt-cinq ans qui était muette. aveugle et rachitique; elle ne pouvait rester couchée que sur l'un ou l'autre côté; on avait soin de la retourner de temps en temps; de lui porter les aliments dans la bouche : toujours blottie dans son lit, elle aimait à être couverte, quoique en été. Si on retirait les couvertures, elle poussait des cris rauques, tâchait avec sa main de les ramener sur elle ; mais ne les trouvant pas à sa portée, elle se calmait, cessait ses recherches, et restait pelotonnée sur son lit. Elle disait très imparfaitement *mâ, mâ* : si on la touchait, si elle sentait qu'on approchait d'elle, elle poussait des cris semblables à ceux d'un chien hargneux, même lorsqu'on commençait à lui porter les aliments à la bouche. Elle est morte après quatre mois. Son squelette, que je conserve, est remarquable par l'inégale proportion des os longs, par la quantité de fractures que présentent ces mêmes os, particulièrement les côtes, le corps des côtes aplati, arqué derrière le corps des vertèbres ; les poumons étaient logés derrière les vertèbres sous le scapulum. Le crâne est petit, aplati postérieurement, n'est point symétrique ; le bassin a une configuration très singulière.

Les idiots, les crétins, et même les imbéciles, offrent quelquefois la plus grande insensibilité, quoique jouissant de tous leurs sens. On a vu ces malheureux se mordre, se déchirer, s'épiler. J'ai vu une imbécile qui, avec ses doigts et ses ongles, avait percé sa joue, et s'était déchiré jusqu'à la commissure des lèvres, sans paraître souffrir ; on en voit les pieds gelés, et ne pas y faire attention. J'ai vu une imbécile qui est devenue enceinte, qui a accouché sans qu'elle parut se douter de ce qui lui était arrivé, et qui, le jour de ses couches, voulait quitter son lit disant qu'elle n'était pas malade. Tout cela n'a pas lieu sans douleur ; mais ces infortunés sont dans un tel état d'abrutissement, qu'ils ignorent si leurs actions sont la cause de leur douleur ils ont si peu le sentiment du moi, qu'ils ne savent pas si la partie affectée leur appartient, aussi en est-il plusieurs qui se mutilent ; aussi lorsqu'ils sont malades, ils ne ne plaignent point ; ils restent couchés, roulés sur eux-mêmes sans témoigner la moindre souffrance, sans qu'on puisse deviner les causes de leur mal, et ils succombent sans qu'on ait pu les secourir.

Leur abrutissement moral est en rapport avec la privation de toute sensibilité physique. Un idiot, dit le docteur Haindorf, retenu dans l'hospice de Saltzburg, ne paraissait susceptible d'aucune frayeur ; on voulut essayer s'il n'en ressentirait pas à l'aspect d'un mort qui semblerait ressusciter. Dans cette intention, un infirmier se coucha sur un banc, enveloppé dans un linceul ; on ordonna à l'idiot de veiller le mort. S'apercevant que le mort faisait quelques mouvements, l'idiot l'avertit de rester tranquille ; malgré cet avis, le prétendu mort se soulève, l'idiot va prendre une hache, lui coupe d'abord un pied, et, sans être arrêté par les cris de cet infortuné, il lui tranche la tête d'un second coup ; après quoi il resta calme auprès du cadavre. Lorsqu'on lui fit des reproches, il répondit froidement : si le mort était resté tranquille, je ne lui aurais rien fait.

On trouve encore dans les auteurs allemands, plusieurs faits analogues. Une mélancolique voulait mourir, cependant elle ne voulait pas se tuer, parce que c'est un crime, mais elle voulait s'exposer à mériter la mort par quelque acte criminel. Un jour qu'on la laisse auprès d'une idiote, elle décide celle-ci à se laisser couper le cou, ce qui fut exécuté. On conçoit que les moyens qu'employa cette insensée étaient assez bornés pour faire repentir tout autre individu qu'une idiote, dès les premiers efforts pour accomplir cet affreux dessein.

Le *crétinisme* est une variété bien remarquable d'idiotie. Les crétins sont les *idiots des montagnes* ; quoiqu'on en rencontre quelquefois dans les plaines, ils ne diffèrent pas essentiellement de nos idiots, si l'on n'a égard qu'à l'état des facultés intellectuelles ; mais ils offrent des différences importantes. Le crétinisme est endémique dans les gorges des montagnes et dans quelques plats pays ; il est éminemment héréditaire. Les crétins ont l'extérieur plus lymphatique, ils sont plus pâles, plus blafards, plus enclins à l'onanisme.

Les crétins sont si nombreux dans les pays où le crétinisme est endémique, que dans le seul département des Alpes, on comptait trois mille crétins en 1812, tandis que l'idiotie est un phénomène rare. En effet, dans des hospices d'aliénés, on en compte une trentaine tout au plus.

Dans la table générale des aliénées admises à la Salpêtrière pendant quatre ans moins trois mois, publiée par M. Pinel (*Traité de la manie*, deuxième édition), on trouve que, sur mille deux aliénées admises, il n'y avait que trente-six idiotes.

Les relevés du même hospice, faits depuis l'année 1804 jusqu'à 1814, sur deux mille huit cent quatre, présentent quatre-vingt-dix-huit idiotes.

Il en est de même à Bicêtre ; d'après un mémoire inédit de feu M. Pussin, et surtout d'après les relevés faits par le docteur Hebréard, médecin de cet hospice, relevés publiés dans le beau rapport fait au conseil général des hospices de Paris par M. le comte Pastoret (1816), sur deux mille cent cinquante quatre hommes admis à Bicêtre pendant dix ans, soixante-neuf étaient idiots de naissance.

Le rapprochement de ces relevés justifie ce que je disais plus haut, en annonçant que l'idiotie est un phénomène rare, puisque sur sept mille neuf cent cinquante aliénés des deux sexes, on ne compte que deux cent trois idiots.

M. Pinel (page 186), dit qu'il y a un quart d'idiots dans les hospices de Bicêtre et de la Salpêtrière. On voit évidemment qu'il y a eu ici erreur de rédaction; les tables du même auteur, dans le même ouvrage le prouvent.

Reil et les écrivains qui ont écrit, après le professeur français, ont répété la même chose. L'acception plus précise du mot idiotisme explique d'ailleurs cette apparente contradiction dans les résultats d'observations faites dans les mêmes lieux et dans le même principe.

Pourquoi l'homme seul est-il sujet à devenir imbécile? N'est ce pas, dit J.-J. Rousseau, parce qu'il revient à son état primitif? On s'extasie parce que la brute ne devient pas imbécile : pourquoi n'être pas surpris de ce que les quadrupèdes ne perdent pas la faculté de voler? Nous ne chercherons point les causes de l'idiotie dans de pareils paradoxes, nous les trouverons dans l'organisation même. Les causes de l'imbécillité et de l'idiotie sont toutes idiopathiques.

Parmi les *causes* éloignées, il faut tenir compte des dispositions locales dépendantes du sol, de l'eau, de l'air, de la manière de vivre, de la disposition héréditaire; il n'est pas rare qu'il y ait plusieurs idiots dans une famille J'ai connu deux jeunes gens, seuls héritiers d'une grande famille, qui étaient idiots. Nous avons à la Salpêtrière une idiote dont la mère n'a eu que trois enfants, dont deux filles idiotes et un garçon idiot. Quelquefois aussi, dans une famille, il y a un idiot et d'autres individus maniaques ou en démence. J'ai vu des idiotes devenir mères : Je n'ai pu savoir ce que sont devenus les enfants. Les crétins multiplient beaucoup.

Les causes excitantes sont nombreuses : les affections morales vives de la mère pendant la gestation ont influé sur l'organisation de l'enfant qu'elle portait dans son sein; les fausses manœuvres dans l'accouchement, l'usage anciennement signalé par Hippocrate, où sont certaines matrones de pétrir en quelque sorte la tête des enfants nouveau-nés, en blessant le cerveau peuvent causer l'idiotie; les coups sur la tête, soit que l'enfant ait été frappé, soit qu'il ait fait une chute;

les convulsions quelle qu'en soit la cause, l'épilepsie, produisent aussi cette maladie; quelquefois il suffit d'une convulsion, d'un accès épileptique, pour arrêter les progrès ultérieurs de l'intelligence d'un enfant qui jusque là avait paru très spirituel; l'hydrocéphale aiguë et chronique ont quelquefois des effets aussi funestes; on a vu l'idiotie produite par une fièvre grave qui a éclaté dans l'enfance ou peu avant la puberté.

Parmi ces causes, il en est qui se font sentir dès que l'enfant est venu au monde, c'est l'idiotie innée. Ces enfants ont la tête volumineuse, les traits de la face délicats, ils ont de la peine à prendre le sein, ils tètent mal, ne se fortifient pas, leurs yeux sont longtemps avant de suivre la lumière, et sont ordinairement louches. Ces enfants sont maigres, décolorés, ils ne profitent pas, ne marchent point avant l'âge de cinq à sept ans, et même avant la puberté; ils ne peuvent apprendre à parler, ou s'ils apprennent quelques mots, ce n'est qu'après 7 à 8 ans.

Quelquefois les enfants naissent très sains, ils grandissent en même temps que leur intelligence se développe, ils sont d'une très grande susceptibilité, ils sont vifs, irritables, colères, leur esprit est très développé, très actif. Cette activité n'étant plus en rapport avec les forces physiques, ces êtres prématurés s'usent, s'épuisent trop vite, leur intelligence reste stationnaire, n'acquiert plus rien, et les espérances qu'ils donnaient s'évanouissent. C'est l'idiotie accidentelle ou acquise.

Tous les idiots et la plupart des imbéciles sont rachitiques, scrofuleux, épileptiques, hydrocéphales, paralytiques: parmi les épileptiques, il y en a un tiers d'idiots: aussi parmi les albinos, qui sont de véritables scrofuleux, M. Paw, dans ses *Recherches philosophiques sur les Américains*, dit qu'il y a beaucoup d'idiots; il y a un albinos très-singulier à l'hospice de Bicêtre; mais on ne peut conclure que tous les albinos sont idiots; j'en connais un qui est marié, qui a des enfants, et qui dirige ses affaires.

J'ai dit au commencement de cet article que l'on trouvait ordinairement des vices de conformations dans le crâne des idiots. On a fait beaucoup de recherches sur les crânes de ces individus. Leurs formes varient autant que les formes extérieures de l'espèce humaine; mais il n'y a pas de forme propre pour l'idiotie. Une tête trop petite, proportionnellement à la hauteur du corps, une tête trop grosse, peuvent être la tête d'un imbécile ou d'un idiot ; une face très régulière et une figure déformée peuvent appartenir à un idiot, à un imbécile.

Les recherches sur les vices de conformation de la tête ont eu pour objet les formes du crâne et les traits de la face.

Hippocrate avait signalé la tête trop petite, qu'il appelle microcéphale, comme une des causes d'idiotie. Willis a décrit un cerveau d'idiot qui n'avait pas la moitié du volume qu'il aurait dû avoir ; M. Bown, à Amsterdam, en possède un semblable ; M. Pinel en a un autre ; M. Gall en a deux.

Vésale prétend que les allemands ont la tête aplatie postérieurement, parce qu'ils ont l'habitude de coucher les enfants sur le dos, et il donne le dessin d'un crâne d'idiot dont l'occiput est très aplati.

Prochaska, Malacarne, Akerman ont donné des descriptions de crânes et de cerveaux d'idiots qui diffèrent beaucoup les uns des autres.

M. Pinel a appliqué les calculs de la géométrie à l'appréciation de la capacité des crânes *(Traité de la manie. 2e éd.)* Ce savant professeur a trouvé le crâne aplati, le défaut de symétrie entre les parties droite et gauche du crâne ; chez un idiot, la tête n'avait de hauteur que la dixième partie de la structure de l'individu ; enfin, M. Pinel, parle d'une idiote âgée de 11 ans, dont la tête n'était pas plus volumineuse que celle d'un enfant de 7 ans. Ces vices de conformation, ce défaut de développement du crâne ne peuvent-ils pas être attribués au rachitisme, si fréquent chez les idiots !

Le volume excessif du crâne des hydrocéphales indique assez une lésion du cerveau, et par conséquent explique assez l'état d'imbécillité ou d'idiotie du plus grand nombre des hydrocéphales.

Je possède un grand nombre de crânes d'idiots ; quelques-uns ont les parties supérieures du crâne très développées ; les formes les plus générales sont la petitesse du crâne, l'étendue disproportionnée du diamètre fronto-occipital, l'aplatissement des pariétaux vers la suture temporale, ce qui rend le front de quelques idiots presque pointu, l'aplatissement de l'occipital, celui du coronal. L'inégalité des deux portions droite et gauche de la cavité crânienne, est le phénomène le plus constant et peut-être le plus digne d'attention de la part de ceux qui veulent des explications.

On a conduit à la Salpêtrière, le 15 décembre, dernier une

imbécile de naissance qui offre des particularités bien remarquables. Sa taille moyenne parait petite, à cause de la courbure du rachis, dont la gibbosité fait saillie sur la hanche gauche. La tête est volumineuse, la face est haute, large et comme aplatie, le front droit est surmonté par les pariétaux repoussés en avant par l'aplatissement de l'occipital. Les cheveux sont abondants, châtains ; les yeux châtains, louches parfois : la bouche grande, semble carrée quand elle s'ouvre, les dents sont cariées, les gencives fongueuses ; la voûte palatine forme un angle rentrant à la réunion des os maxillaires, le voile du palais est bifurqué.

La tête, mesurée en divers sens, m'a donné les proportions suivantes : La circonférence de la tête mesurée de la tubérosité occipitale au milieu du front, est de 19 pouces 6 lignes.

La circonférence, mesurée du vertex à l'extrémité du menton, est de 2 pieds 3 lignes.

La distance d'un trou oriculaire à l'autre, passant sur la tubérosité occipitale, est de 11 pouces 1 ligne.

La distance d'un trou oriculaire à l'autre, passant sur le sommet de la tête, est de 15 pouces.

La distance d'un trou oriculaire à l'autre, passant sur la racine du nez, est de 9 pouces 11 lignes.

La distance d'un trou oriculaire à l'autre, passant sur l'extrémité du menton, est de 11 pouces 8 lignes.

La hauteur de la face est de 5 pouces 10 lignes.

La hauteur du front est de 2 pouces 9 lignes.

Les mains de cette imbécile offrent aussi bien que les pieds, une conformation extraordinaire. Les doigts rapprochés par leurs extrémités, sont réunis par la peau, les ongles se touchent quoique distincts ; il y en a cinq à la main droite, et six à la main gauche : les doigts ainsi rapprochés, ne peuvent se fléchir ni s'écarter l'un de l'autre. Les pieds présentent le même vice de conformation ; malgré cette vicieuse disposition, cette imbécile peut filer, manier l'aiguille, attacher une épingle, nouer un cordon.

Quoique d'une intelligence très bornée, elle connaît les personnes qui la servent, elle satisfait aux premiers besoins de la vie, elle mange beaucoup, elle dort, sa menstruation est régulière ; elle a quitté son père avec indifférence et n'en parle point. Elle voit les hommes avec plaisir, elle n'a point de pudeur, elle est très intéressée : en lui montrant quelques pièces de monnaie, on lui fait faire tout ce que l'on veut, elle demande souvent des bijoux, des pendants d'oreilles pour se marier toujours le lendemain. Elle articule avec difficulté, mais avec vivacité ; elle est colère, mais craintive, elle rit et pleure pour la moindre chose.

Morgani a trouvé le cerveau très dense ; Meckel dit que la substance cérébrale des idiots est plus sèche, plus légère, plus friable que celle des individus sains d'esprit.

Malacarne assure que les circonvolutions du cerveau sont d'autant plus nombreuses que l'intelligence est plus grande, et que les feuillets ou lamelles du cervelet sont moins nombreuses chez ceux qui sont privés d'intelligence.

Peut-être a-t-on négligé la capacité des sinus latéraux du cerveau. J'ai trouvé chez presque tous les idiots dont j'ai ouvert le cadavre, les ventricules latéraux, très resserrés et d'une très petite capacité.

Les imbéciles et les idiots ont une physionomie toute particulière qui les fait reconnaître dès qu'on les aperçoit ; Lavater dit que le front rejeté en arrière, et dont la courbure est sphéroïde ; que de grandes lèvres proéminentes et ouvertes, dont les commissures sont très-relevées ; que le menton en forme d'anse ou qui se recule en arrière, signalent l'idiotisme.

Camper fixe à quatre-vingt-dix degrés le terme extrême de la ligne faciale. Il est des idiots dont la ligne faciale a plus de quatre-vingt-dix degrés, et des individus très-raisonnables dont la ligne faciale n'en a pas quatre-vingts.

Les dessins qui sont ajoutés à cet article sont ceux de plusieurs idiotes. Je n'ai pas cherché à exagérer les traits, je n'ai pas choisi les dessins les plus hideux ; pourquoi charger des traits qui par eux-mêmes ont quelque chose de si affligeant ? On remarquera une tête qui offre toutes les proportions et presque tous les caractères d'une tête antique, quoiqu'elle appartienne à une idiote de naissance. Nul doute qu'il n'y a pas de forme propre à l'idiotie ; de là viennent les descriptions différentes données par divers auteurs ; ces descriptions différeront encore de celles que les observateurs pourront publier à l'avenir.

On s'attend bien que je n'ai rien à dire sur le *traitement* d'une maladie essentiellement incurable ; on peut jusqu'à un certain point améliorer le sort des imbéciles, en les accoutumant de bonne heure à quelque travail qui tourne au profit de l'imbécile pauvre, ou serve de distraction à l'imbécile riche. Les idiots ne demandent que des soins domestiques très attentifs et très assidus.

Sans imiter l'espèce de culte qu'on rend aux idiots et aux crétins dans quelques contrées, dans lesquelles on regarde comme une faveur du ciel d'avoir un idiot ou un crétin dans sa famille, on entourera de soins assidus et très actifs ces infortunés qui, abandonnés à eux-mêmes, sont exposés à toutes les causes de destruction ; par habitude, on peut les accoutumer à un régime convenable ; mais leur paresse, leur apathie, leur résistance à tout mouvement, leur saleté, leurs infirmités, qui augmentent cette malpropreté, leur disposition à l'onanisme réclament en leur faveur plus de soins et plus de surveillance. Rien ne saurait prévenir l'imbécillité et l'idiotie ; mais les auteurs qui ont écrit sur le crétinisme, particulièrement M. Fodéré, dans son excellent *Traité du crétinisme*, donnent des conseils précieux pour prévenir la propagation de cette infirmité.

De tout ce qui précède, nous concluons :

1º Que l'idiotie a des caractères propres, qui la différencient des autres vésanies, particulièrement de la démence.

2º Que l'idiotie offre deux espèces, l'une dans laquelle l'intelligence ne peut se développer que jusqu'à un certain point, c'est l'imbécillité ; l'autre dans laquelle l'intelligence ne peut se manifester, c'est l'idiotie. Dans les deux cas, l'intelligence est mal servie par les organes, soit parce qu'ils sont mal conformés, soit parce qu'ils sont constitutionnellement faibles.

3º Que l'imbécillité et l'idiotie admettent des nuances infinies, parmi lesquelles on peut distinguer quatre principales variétés, savoir : l'imbécillité, la fatuité, l'idiotie et le crétinisme.

4º Que les causes de l'idiotie sont toutes idiopathiques.

5º Qu'il n'y a pas de formes de crâne propres à l'idiotie ; quoique presque toujours le crâne et le cerveau des idiots offrent des vices de conformation plus ou moins remarquables.

6º Qu'enfin on ne guérit point l'idiotie : les idiots parfaits ne vivent guère au-delà de vingt-cinq ans.

EXPLICATION DE LA PLANCHE 1.

————

Cette planche offre le dessin de deux femmes en démence, numéro 1 et 6; de six idiotes, et d'une imbécile, numéro 9. Celle-ci est remarquable par la régularité des traits de la face et les proportions de la tête. Les six idiotes, prises au hasard dans ma collection, ont le crâne petit comparativement à la face. Celle du numéro 5 a le crâne pointu, en sorte que le diamètre pris du sommet de la tête au menton, est d'une étendue disproportionnée. Le front du numéro 7 a les bosses frontales très-développées : cette saillie du front est énorme chez l'idiote dont j'ai donné le dessin à l'article *folie*. Ces mêmes idiotes, vues de face offrent des irrégularités de traits et de physionomie plus remarquables que vue de profil.

Je me contenterai de rapporter en abrégé l'histoire de quelques unes de ces idiotes, à laquelle j'aurais donné plus d'étendue dans le texe, si j'avais pu avoir les gravures avant l'impression de l'article.

Nᵒ 3. A., âgée de dix-huit ans, est idiote de naissance. Sa taille est moyenne, ses cheveux sont noirs, abondants, les yeux sont noirs, louches, cachés sous l'orbite ; la lèvre inférieure est très épaisse, les dents sont très belles, la peau est très-brune.

Cette fille ne distingue rien, ne comprend rien, elle ne reconnaît personne, rien autour d'elle ne la distrait ; elle ne parle point ; elle répète le mot *brou*, *brou*, lorsqu'elle est contente ou en colère ! elle est souvent occupée de ses mains qu'elle porte sur ses yeux.

Elle reste couchée sur son lit : si on la lève, elle se blottit par terre et y resterait, par tous les temps, si on ne la retirait ; ou elle est assise, et alors elle se meut convulsivement, ordinairement d'avant en arrière. Lorsqu'on apporte sa nourriture, elle est contente, répète le mot *brou* avec vivacité plusieurs fois de suite; elle flaire ses aliments avant de les mettre dans la bouche qu'elle remplit si fort que la mastication en est gênée. Elle mange d'ailleurs beaucoup et ramasse tout ce qu'elle rencontre pour le manger. Ses déjections sont involontaires, elle fait ses besoins partout où elle se rencontre sans honte, sans pudeur; souvent elle joue avec ses seins; elle se livre à la masturbation; la vue des hommes ne paraît point l'exciter. Elle est menstruée, et très abondamment. Elle est incapable de se vêtir, d'aller prendre sa nourriture: elle ne comprend rien de ce qu'on lui dit ; mais aux signes qu'on lui fait, elle comprend si l'on est faché ou colère contre elle ; mais elle ne s'en affecte point.

Nᵒ 5. Gr., âgée de dix-neuf ans : sa mère la nourrissant, fut effrayée par une folle qui voulut arracher de ses bras cette enfant qui avait alors deux mois. Ses facultés intellectuelles ne se manifestèrent point proportionnellement au développement du corps, à dix-huit mois, elle eut la petite vérole confluente

A deux ans, elle commença à marcher.

A trois ans, maladie grave qui a laissé Gr. dans l'idiotie la plus complète les fonctions de la vie organique se faisaient mal, les déjections étaient involontaires. A quatre ans, son physique se fortifia.

A quatorze ans, menstrues spontanées; mais Gr. devint méfiante, surtout aux époques menstruelles. Jamais cette idiote n'a pu articuler que des monosyllabes que les enfants avec qui elle jouait comprenaient mieux que sa mère elle-même. Elle n'a pu rien apprendre; mais elle comprend les choses les plus ordinaires de la vie. Elle reconnaît sa mère, la personne qui la sert; elle aime beaucoup les enfants, et a toujours une poupée dans ses mains et ne veut pas s'en séparer. Depuis qu'elle est dans l'hospice, elle n'a pas de poupée, mais elle ramasse des chiffons; elle est devenue plus méchante, elle déchire. Elle se lève la nuit, court dans sa chambre sans motif quoique avec l'air préoccupé: si on l'arrête, elle ne paraît pas contrariée ni impatiente, il en est de même le jour. Elle est souvent assise, elle sourit quand elle voit des hommes, une poupée ou des choses qui brillent; il faut l'habiller, lui apporter ses aliments, elle les dévore avec vivacité.

A son arrivée à l'hospice, elle n'a témoigné ni regret ni inquiétude; elle revoit sa mère avec indifférence; elle a engraissé beaucoup. Elle est bien menstruée.

N° 9. Cette fille est imbécile, elle est âgée de dix-sept ans; sa mère, étant grosse; a eu beaucoup de chagrins et de frayeurs. Elle a les cheveux blonds les yeux noirs, la peau blanche, les traits de la face réguliers; elle articule avec difficulté.

Dès l'enfance, on s'aperçut qu'elle avait peu d'intelligence; elle était méchante; entêtée. A l'âge de cinq ans, elle fut effrayée pendant la nuit et fit une maladie grave. Elle n'a jamais pu rien apprendre, elle n'a point de mémoire, elle n'a point d'affection pour ses parents, elle veut marcher, s'agiter et jouer. A onze ans, sa taille étant élevée, son intelligence était celle d'un enfant de cinq ans.

Elle aime à être bien vêtue et paraît très contente lorsqu'elle a un vêtement neuf. Elle pleure quand on la contrarie, ou elle se fâche; elle est paresseuse, indolente. A treize ans, les menstrues ont paru, son caractère est devenu plus difficile, elle s'échappe de chez ses parents courant après les petits garçons dont elle était le jouet. Depuis l'âge de quinze ans, ses traits ont grossi; elle est souvent rouge, et la vue des hommes l'excite, elles les recherche. Elle est méchante, colère, mais incapable de rien faire. Elle comprend quand on lui parle des choses relatives aux premiers besoins de la vie : hors de là, elle ne comprend presque rien.

X.

ESSAI SUR L'IDIOTIE.

Par BELHOMME.

ESSAI

SUR L'IDIOTIE,

PROPOSITION SUR L'ÉDUCATION DES IDIOTS, MISE EN RAPPORT AVEC LEUR DEGRÉ D'INTELLIGENCE.

Par le Dr BELHOMME,

Ancien médecin interne de la Salpêtrière (division des aliénés), président de la société médicale d'émulation, Professeur des maladies mentales à l'Athénée royal, Directeur d'un établissement spécial aux aliénés, etc., etc., etc.

> S'il est possible de perfectionner l'espèce humaine, c'est dans la médecine qu'il faut en chercher les moyens.
>
> DESCARTES.

PARIS,

LIBRAIRIE DE GERMER-BAILLIÈRE,

RUE DE L'ÉCOLE DE MÉDECINE, 13 *bis*.

—

1824-1843.

INTRODUCTION.

Il y a dix-neuf ans qu'étant à la Salpêtrière, je fus préoccupé de cette idée qu'il était possible d'améliorer la position malheureuse des idiots, et qu'une sorte d'éducation pouvait leur être donnée.

Je commençai par les classer en catégories, comme on le verra dans les pages qui vont suivre, et j'arrivai à cette conclusion que les idiots sont éducables suivant leur degré d'idiotie.

Aujourd'hui qu'on est parvenu à réaliser une partie de mes prévisions, il est utile de donner une certaine publicité aux théories que j'ai développées lorsque ma position a favorisé mes recherches.

Les philanthropes qui m'ont suivi paraissent ignorer le point de départ de ces importantes améliorations; il faut leur rappeler que c'est de la Salpêtrière et d'Esquirol que sont parties les premières étincelles qui aujourd'hui ont allumé le flambeau qui les éclaire.

Plus tard, MM. Ferrus et Voisin se sont occupés de cette importante question de l'amélioration des idiots. M. Ferrus a obtenu de l'administration des hospices des réformes importantes. M. Voisin, avec ses idées d'orthophrénie, a fixé l'attention des savants sur la méthode que l'on pourrait suivre dans l'application des moyens de traitement et d'éducation. Enfin M. Séguin, élève de Itard, qui avait observé le sauvage de l'Aveyron, a fait des applications utiles à l'éducation des idiots ; mais, chose remarquable, des auteurs modernes semblent ignorer mes recherches, ils ont omis de me nommer, comme si je pouvais porter ombrage à leurs succès. A chacun ses œuvres! Et l'on verra par la lecture de ce travail, auquel j'ai ajouté des notes qui sont le résultat de mes observations et des leurs, que je sais rendre justice aux travaux de chacun, pourvu qu'on veuille bien apprécier les premiers efforts que j'ai faits.

La thèse que j'ai soutenue en 1824 a été signalée dans les journaux du temps, et Georget a bien voulu lui donner quelques louanges.— De nos jours, le Dictionnaire de M. Fabre rapporte mes observations ; il n'y a que ceux qui paraissent intéressés à se placer les premiers dans ces découvertes, qui semblent ignorer que j'en suis l'auteur (1).

(1) J'ai adressé une lettre à l'Académie des Sciences en 1835, où je réclame la priorité de mes idées sur l'idiotie.

ESSAI

SUR L'IDIOTIE.

RÉIMPRESSION TEXTUELLE.

Avant-propos. — Observations.

Les désordres des facultés intellectuelles ont de tout temps excité l'attention des observateurs. Parmi les anciens, *Celse* et *Cœlius Aurelianus* sont les médecins qui se sont le plus occupés de la folie ; leurs préceptes, remplis de sagesse, font encore l'admiration de ceux qui s'occupent de cette maladie. Plusieurs siècles s'écoulèrent sans que l'on profitât des lumières répandues par ces hommes habiles. Cependant les modernes s'emparèrent des idées de leurs devanciers et les fécondèrent. *Cullen, Sauvage, Dufour* étendirent par leurs observations le domaine de la science. M. Pinel parait destiné pour la gloire de la science, il suit l'impulsion de son siècle, tous ses efforts se réunissent pour améliorer le sort des aliénés ; son ouvrage devient le guide des médecins dans le traitement de la folie. Jusqu'alors les affections mentales présentaient une sorte de chaos. M. Pinel les classe d'après les phénomènes les plus apparents du délire ; il en forme quatre genres la manie, la mélancolie, la démence et l'idiotisme. M. *Esquirol* marchant sur les traces de son illustre maitre, adopta ses idées, mais les modifia quelquefois. Parmi les changements qu'il fit subir à la classification précédente, celui qui a rapport à l'idiotisme est digne de remarque. M. Pinel regarde comme idiots non seulement les individus qui naissent avec oblitération de la pensée, mais ceux qui à tout âge de la vie, sont privés complètement de la jouissance des facultés intellectuelles et affectives. M. *Esquirol* considère l'idiotisme, qu'il nomme idiotie pour des raisons que je développerai bientôt, comme appartenant exclusivement à l'enfance avant l'âge de puberté. J'ai cru devoir adopter cette opinion. L'idiotie offre des nuances à l'infini, depuis celle qui est la plus rapprochée de la raison, jusqu'à l'oblitération la plus complète de l'intelligence. On a peu cherché jusqu'à présent à marquer ces nuances ; je tâcherai d'en établir quelques-unes sur l'observation des malades. Si mes propositions sont incomplètes et hasardées, au moins mes résultats pourront-ils conduire à d'autres plus utiles. Mon principal but est d'intéresser en faveur d'infortunés dont il est possible d'améliorer le sort. Avant d'entrer en matière, j'exposerai cinq observations d'imbécillité et d'diotie, afin que je puisse plus facilement me faire entendre quand je parlerai de classifications.

IMBÉCILLITÉ.

Premier degré. — Flore Destang (23 ans, d'une constitution scrofuleuse, ayant les yeux bleus, les cheveux châtains, le nez volumineux, les dents mauvaises, le visage pâle, la physionomie douce et expressive) est entrée à la Salpêtrière le 9 avril 1818. Le membre inférieur droit est plus court que le gauche; le tibia est courbé en avant. Elle eut des convulsions dans son enfance; ses règles parurent à 14 ans; petite vérole à 16 ans. Sa tête est bien conformée; le front et l'occiput ont les proportions convenables. D'un caractère fort doux, elle est triste et pleure souvent sans motif. Sensible aux reproches, elle s'y expose rarement. Occupée aux travaux de l'aiguille, elle gagne de l'argent qu'elle emploie à acheter des choses utiles. Interrogée, elle répond juste, mais a peu de mémoire et répète souvent ce qu'elle vient de dire quelques instants auparavant. Avant son arrivée à l'hospice, elle a appris à lire et à écrire; souvent elle fait des lectures fort longues. Elle peut soutenir assez son attention pour faire un compte de chiffres, mais il ne faut pas qu'il soit compliqué. Elle est fort bien réglée.

Deuxième degré. — Constance Rosier (24 ans, d'un tempérament sanguin, d'une taille élevée, d'une forte constitution, yeux bleus, cheveux châtains, visage coloré, dents belles, physionomie agréable, membres sains, crâne élevé, bien proportionné) est entrée à l'hospice le 2 mai 1820. Elle fut, dans son enfance, fort maltraitée par ses parents; elle porte sur la tête des traces de coups qu'elle a reçus. Réglée à 17 ans.

Elle est d'un caractère violent, se met souvent en colère, frappe même. Fort entêtée, elle ne cède qu'en écumant de rage. Elle se livre à des ouvrages manuels qui n'exigent pas une grande attention; elle est employée au service des malades. Il ne faut pas qu'on la dérange de ses habitudes, car elle ne peut, comme elle le dit elle-même, se retrouver. Interrogée sur l'époque de son entrée, elle ne se souvient ni de l'année, ni du mois de son arrivée. Elle jouit d'une bonne santé. Les menstrues sont régulières.

Troisième degré. — Marie Chatagnon (vingt-sept ans, d'un tempérament bilieux, taille moyenne, grands yeux châtains, cheveux blonds châtains, dents gâtées, nez aquilin, visage coloré, physionomie hébétée, mais douce; membres sains) est entrée à la Salpêtrière le 17 mai 1823. Sa tête est petite, le front court et rétréci, l'occiput peu développé. Les renseignements que j'ai pris de son père sont les suivants : point de causes morales pendant la grossesse de la mère ; l'enfant n'a pu téter, on fut obligé de la nourrir au biberon ; convulsions très fortes et fréquentes à l'époque de la dentition ; impossible de parler à l'âge ordinaire. A onze ans, elle pouvait à peine marcher.

On voulut lui apprendre à lire, on ne put réussir à lui faire prononcer les premières lettres de l'alphabet. On essaya inutilement de lui faire entreprendre des ouvrages manuels. Absolument incapable d'attention, elle ne pouvait s'acquitter d'une commission, elle apportait un objet pour un autre. Réglée à vingt-deux ans, elle se montra très indocile ; elle s'échappait de chez ses parents, et se perdait souvent. Un jour, elle mit le feu à la maison. Il y a deux ans qu'elle fut abusée, mais ne devint pas enceinte. Depuis son entrée, elle est toujours au même degré de nullité ; elle va chercher ses aliments elle-même. Gourmande, elle mange avec voracité ; elle n'a pas de déjections involontaires ; elle reconnait les personnes qui la soignent et est très affectueuse pour son père. Elle se couche, s'habille elle-même ; elle ne peut articuler que quelques mots : *papa maman*. Elle est fort bien réglée.

IDIOTIE.

Premier degré. — Marguerite Vilduc (vingt et un ans, constitution scrofuleuse, taille petite, yeux châtains, cheveux bruns, dents mauvaises, physionomie sans aucune expression, membres difformes ; les pieds sont fortement portés en dehors, ce qui rend la marche difficile, les mains fortement fléchies) est entrée à l'hospice le 22 juin 1819. La tête est petite, le front court et fuyant, l'occiput aplati. Elle mange elle-même, avec voracité. On est obligé de lui apporter des aliments, car elle mourrait de faim si on ne lui en présentait pas. Lorsqu'elle les aperçoit, elle se jette dessus, et les porte à sa bouche avec empressement. Très colère, elle frappe et déchire ; ordinairement assise par terre, elle se balance d'avant en arrière. On est obligé de la coucher, de l'habiller ; elle supporte des vêtements, mais ne veut rien aux pieds et sur la tête. — Elle reconnaît la fille de service, et lui témoigne quelquefois sa reconnaissance. Elle n'articule aucun mot, et jette un cri aigu. Lorsqu'on l'approche, elle paraît très peureuse, gesticule et redouble ses cris. Cette fille est bien réglée ; ses déjections sont involontaires.

Deuxième degré. — Gaudin, (vingt ans, scrofuleuse, rachitique) a les yeux petits, bleus et louches, les cheveux châtains, les dents belles, le visage coloré, la physionomie immobile. Les membres sont très grêles, et habituellement contractés, surtout à droite. Elle est entrée à l'hospice le 7 avril 1824. On n'a point de renseignements sur son état antérieur. La tête a un volume convenable, mais le front est rétréci ; les régions pariétales, au contraire développées. Complètement absorbée, elle n'a aucune espèce de sentiments ; on est obligé de lui introduire les aliments dans la bouche, et jusque dans la gorge. Ses déjections sont involontaires. Continuellement couchée, elle reste dans la même position Si on la découvre, elle manifeste de l'impatience, ses membres se contractent convulsivement, surtout à droite. Veut-on l'asseoir, elle glisse sur sa chaise, et tombe. Entièrement insensible, on la pince sans qu'elle manifeste de la douleur. On ne s'est point aperçu jusqu'à présent qu'elle fut réglée.

DÉFINITION ET SYNONYMIE (1).

L'idiotie est moins une maladie qu'un état constitutionnel dans lequel les fonctions intellectuelles ne se sont jamais développées, ou n'ont pu se développer assez pour que l'idiot ait acquis les idées, les connaissances que l'éducation donne aux individus placés dans la même condition que lui.

Idiot vient du mot grec ἴδιος, *proprius, solitarius*, qui exprime la situation d'un homme en quelque sorte seul, isolé du reste de la nature, parce qu'il est inhabile à raisonner.

---

(1) *Amentia, ingenii imbecillitas*, de Sauvages, Sagar, Vogel ; *morosis*, de Linné ; *démence originaire* ou *innée* de Cullen et M. Fodéré ; *stupiditas*, Willis ; *idiotisme*, M. Pinel ; *idiotie*, M. Esquirol.

M. *Pinel* a nommé *idiotisme* l'oblitération des facultés intellectuelles et affectives.

M. *Esquirol* a modifié l'expression *idiotisme* qui peut-être revendiquée par les grammairiens, et qui a une autre signification, par celle d'idiotie, qui est plus conforme au langage médical. La définition qu'il en donne est celle que j'ai d'abord énoncée; il la considère comme appartenant à l'enfance primitivement, ou secondairement à la naissance, avant l'âge de puberté. De là résulte cette distinction nécessaire d'*idiotie primitive* et *consécutive*.

Selon **M.** *Pinel*, cette maladie est originaire et accidentelle ou acquise.

M. *Esquirol* ne reconnaît point d'idiotisme accidentel, qu'il considère comme une démence ou une monomanie.

Je crois que cette affection appartient exclusivement à l'enfance, et que toute maladie mentale offrant après la puberté des phénomènes semblables à celle-ci, devra en être distinguée avec soin.

L'idiotie présente des nuances à l'infini, depuis la plus rapprochée de la raison jusqu'au degré où l'oblitération des facultés est complète.

On l'a divisée en deux genres : l'*idiotie* proprement dite, et l'*imbécillité*.

Dans la première, il y a oblitération des facultés intellectuelles et affectives; dans la seconde, les facultés ne sont développées que jusqu'à un certain point, ce qui empêche les individus qui en sont atteints de s'élever au degré de développement intellectuel auquel parviennent ceux qui, placés dans les mêmes conditions, ont le même âge, le même sexe et la même fortune.

Il est fâcheux de changer d'expression pour désigner les nuances d'une même maladie : le mot *idiotie*, auquel on ajouterait l'épithète *complète* ou *incomplète*, ne suffirait-il pas ? Cependant, comme le terme *imbécillité* désigne bien l'impuissance de l'esprit qui empêche l'homme de pouvoir penser, je le conserverai, quoiqu'à regret.

On a distingué plusieurs espèces d'imbéciles. Les uns ont les facultés également bornées, sans être atteintes de nullité ; ils ont des idées bornées sur chaque objet ; les autres présentent une inégalité de lésion de l'entendement ; ils veulent et ne veulent point, entendent et ne peuvent suivre ce qu'on leur dit ; fixent un objet sans le voir, etc. ; on a appelé cette espèce *fatuité*. Le Ménalque de la Bruyère présente cette disposition intellectuelle. Quelques-uns enfin, que les allemands ont appelé *idiots partiels*, manifestent certaines facultés, tandis que toutes les autres sont oblitérées.

Cette division ne donne qu'une idée imparfaite du défaut de développement de l'intelligence. Je crois qu'une classification basée sur le degré d'aptitude qu'apportent les imbéciles dans leurs actions, aptitude qui est en rapport avec leur force d'attention et leur intelligence serait préférable.

Cette pensée est le résultat de l'observation que j'ai faite sur plus de cent imbéciles et idiots. En effet, prenant l'histoire de leur maladie, je remarquai que les uns avaient pu apprendre à lire et écrire, ou se livrer à l'exercice d'un métier ; que les autres n'avaient jamais pu que coudre, tricoter ou faire des choses qui nécessitent moins d'attention et d'intelligence ; que d'autres enfin, complètement incapables, n'avaient jamais pu rien apprendre, mais qu'ils avaient le sentiment de leur existence et pouvaient satisfaire aux premiers besoins de la vie, ce qui forme trois espèces bien distinctes. Dans la première se trouve cette infinité d'imbéciles qui, répandus dans la société, sont susceptibles de lui rendre quelques services, sans pouvoir s'élever au degré d'aptitude auquel ateignent les personnes placées dans la même condition, etc. ; dans la seconde, les individus qui n'ont jamais été susceptibles de se livrer à des ouvrages manuels et à des choses qui nécessitent peu ou point d'attention; dans la troisième, les actions de l'homme ne sont plus le résultat du raisonnement; il obéit à l'habitude, aux besoins de ses organes. Destiné toute sa vie à une nullité presque absolue, il montre cependant le sentiment de sa conversation.

Nous voici arrivés au dernier degré de l'échelle de l'intelligence, bientôt nous n'en trouverons plus. Nous envisagerons un être ravalé au-dessous de la brute, ne pouvant satisfaire à ses besoins, et affecté toute sa vie d'une mobilité automatique : je veux parler des idiots. Les uns, privés des facultés intellectuelles et affectives, conservent encore quelque sentiment de leur existence. Leur présente-t-on des aliments, ils se jettent dessus avec voracité; leurs membres peuvent leur prêter quelques secours. Les autres entièrement nuls, ne connaissent point les aliments; il faut le leur introduire dans la bouche et jusque dans l'œsophage; continuellement accroupis, ils restent où on les place; ce sont de vrais corps végétatifs. Ces derniers forment la seconde espèce. (*Voyez* les observations.)

D'après ce qui précède, on admettra trois degrés d'imbécillité, et deux degrés d'idiotie. Cette classification est loin d'avoir la perfection dont elle est susceptible; cependant je crois qu'avec elle on pourra, plus facilement qu'on ne l'avait fait jusqu'à présent, reconnaitre les défauts de développement de l'intelligence. On a rangé parmi les idiots les crétins, les cagots et les albinos; ce sont autant de variétés d'une même maladie, dont je parlerai par la suite (article *variétés*). On a aussi considéré les crétins comme les idiots des montagnes, comparativement avec les idiots des plaines; les premiers ont, en effet, certains caractères qui les distinguent des seconds (1).

---

(1) M. Dubois d'Amiens a donné une classification des idiots que voici : il admet trois classes d'idiots; dans la première, il place ceux qui présentent

CAUSES.

Une disposition héréditaire, des impressions morales vives pendant la grossesse de la mère, pendant l'allaitement; les fausses manœuvres de l'accouchement; une chute de la mère sur le bas-ventre; les convulsions, l'épilepsie, une maladie grave dans l'enfance, une commotion morale, des études précoces, l'habitude de la masturbation avant la puberté, l'habitation des lieux humides.

Il se joint souvent à ces causes une organisation incomplète; la tête est trop grosse ou trop petite ou présente des vices de conformation; quelquefois cependant c'est le contraire : on en voit même dont la tête, pour la beauté, se rapproche des modèles de l'antiquité. De tout temps on a considéré la petitesse du crâne comme cause d'idiotie. *Hippocrate* a signalé la tête trop petite, qu'il a nommé *microcéphale*, comme appartenant à cette affection. *Willis* a décrit le cerveau d'un jeune homme imbécile de naissance. Cet

---

le plus haut degré d'abrutissement et sont réduits à l'automatisme; la seconde comprend les idiots qui ne possèdent que les instincts; enfin à la troisième appartiennent ceux qui offrent des instincts et des déterminations raisonnées.

Il est évident que ce cadre est trop rétréci et ne donne pas toutes les nuances de l'idiotie. — En effet, prenons la première classe de M. Dubois d'Amiens; dans celle-ci se rangerait l'idiot complet et l'idiot incomplet; le premier n'a même pas le sentiment de sa conservation, on est obligé de le nourrir, sinon il mourrait de faim; le second conserve encore le sentiment de son existence et mange comme une brute, et voilà tout.

Il en sera de même pour les imbéciles. — Il est une nuance, celle dans laquelle l'individu n'obéit qu'à ses instincts, au besoin des organes et à l'habitude, mais il n'y a rien d'intellectuel; l'imbécile est susceptible d'actes manuels que l'éducation peut perfectionner. — Enfin le premier degré d'imbécilité est celui dans lequel l'individu agit et raisonne comme tout le monde, est éducable, mais ne peut arriver au degré de développement intellectuel auquel parviennent le commun des hommes.

Ces cinq catégories me paraissent donc essentielles à admettre, et je maintiens encore aujourd'hui l'énoncé de ma classification comme importante à l'explication de l'idiotie.

Il me paraît d'ailleurs nécessaire de bien limiter les nuances où il y a chance d'éducation si l'on veut fructueusement appliquer les principes du développement intellectuel, car ce serait en vain que l'on voudrait faire naître ce qui n'existe pas.

organe n'avait à peine que la moitié de son volume ordinaire. *Prochaska, Ackermann, Malacarn* ont donné des descriptions de crânes d'idiots qui diffèrent beaucoup les uns des autres MM. *Pinel, Gall, Bown, Esquirol* ont rencontré des têtes d'idiots qui n'avaient point le volume ordinaire. M. *Pinel* a observé dans des crânes aplatis des défauts de symétrie à droite et à gauche; il a remarqué aussi que la hauteur du crâne, relativement à la stature, était moins grande que de coutume chez les idiots. M. *Esquirol* a aussi observé un grand nombre de vices de conformation.

Il a mesuré beaucoup de crânes d'imbéciles et d'idiots. La circonférence serait de 16 à 21 pouces; le diamètre antéro-postérieur, mesuré avec le crânomètre (1), de 7 pouces à 7 pouces 9 lignes, et le diamètre transverse de 3 pouces 3 lignes à 6 pouces 5 lignes.

Ce médecin a fait une très belle collection de têtes et de plâtres sur lesquels il appliquera des mesures comparatives.

Ses résultats paraitront bientôt. Sur 100 imbéciles et idiotes que j'ai observées à la Salpêtrière (2) j'ai obtenu ce qui suit :

Sur 100 : têtes grosses, 15 ; moyennes, 57 ; petites, 28 (3).

Sur 100 : têtes non symétriques, 25 ; en pain de sucre, 10.

Sur 100 : têtes de proportion convenable, 14. Aucun d'idiot.

Examen du front.

Sur 100 : fronts courts, 22 ; fuyants, 13 ; rétrécis, et

---

(1) Pelvimètre.

(2) 90 imbéciles et 16 idiotes.

(3) Cette disposition est principalement celle de la tête des idiots. A la Salpêtrière, sur 10, 2 ont la tête volumineuse, 3 la tête en pain sucre, 7 le front court et fuyant, 7 ont l'occiput aplati, 2 ont le front irrégulier.

plus ou moins pointus en avant, 24; irréguliers (1) à droite, 22; irréguliers à gauche, 3; aplatissement au-dessus du front, 1.

Occiput.

Sur 100 : occiputs développés, 13 ; aplatis, 28 ; irréguliers à gauche, 22 ; irréguliers à droite, 3 ; enfoncements au-dessus de l'occiput, 1.

Bosses pariétales.

Sur 100 : déprimées, 8; saillantes, 10.

D'après ce relevé, on voit sur 100 individus affectés d'idiotie, 14 seulement ont une bonne conformation du crâne ; 86, au contraire, présentent des déformations plus ou moins saillantes. Ce qui m'a frappé le plus dans cet examen, se sont les défauts de symétrie, l'aplatissement du front et de l'occiput. Sur 100, 25 ont le crâne non symétrique, ce qui est plus d'un cinquième, et chose remarquable, c'est que la non symétrie s'annonce particulièrement au front du côté droit, et à l'occiput du côté gauche. Cette irrégularité, ainsi que les autres déformations, sont-elles un indice certain d'imbécilité ? Je ne le pense pas ; car on a observé des hommes dont le crâne était irrégulier, défectueux même et qui n'en n'étaient pas moins des hommes de génie. *Bichat* et autres avaient le crâne irrégulier, cependant on peut dire qu'en général les individus affectés d'idiotie présentent des vices de conformation qui coïncident avec leur affection.

Peut-on, par l'inspection du crâne, juger du degré d'imbécillité ? Je ne le crois pas. On a vu des idiots dont les diamètres de la tête égalaient ceux d'un homme raisonnable, et qui étaient dépourvus d'intelligence, tandis que des imbéciles, dont la tête était

---

(1) C'est-à-dire que le front fait une saillie plus considérable d'un côté que de l'autre.

petite et inégale, se distinguaient par une certaine capacité (1).

SYMPTOMES.

En entrant dans une division d'aliénés, le médecin le moins versé dans l'étude des maladies mentales peut reconnaître facilement les malheureux qui sont

---

(1) Pendant le cours de l'année 1839, il a paru dans *l'Escalape* un travail sur l'idiotie de M. Desmaisons Dupellans sur cette question : Existe-t-il dans l'idiotie, une relation constante entre le volume et la forme de la tête de l'idiot, et l'arrêt de développement intellectuel? L'auteur prétend que la doctrine phrénologique répond affirmativement. C'est avec douze faits que l'auteur a combattu cette théorie, qu'il n'a peut-être pas suffisamment étudiée.

Gall n'a jamais prétendu établir ce qu'annonce M. Desmaisons, cette relation constante du volume et de la forme de la tête avec l'idiotie; mais il a affirmé ce que nous affirmons tous qu'une tête trop petite coïncide nécessairement avec l'idiotie. — Souvent chez l'idiot, on trouve une tête énorme mais ne sait - on pas que l'hydrocéphalie est cause de ces grandes dimensions du crâne? est-il étonnant alors que l'intelligence se trouve arrêtée dans son développement lorsque le cerveau a été ou est encore malade?

M. Desmaisons a fait graver 5 figures; la première est celle du Sauvage de l'Aveyron dont parle M. Itard, que ce médecin s'est efforcé de soumettre, sans succès, a une éducation raisonnée; l'auteur la désigne comme bien conformée, et cependant l'individu était idiot automate. D'abord connait-on bien l'origine de ce prétendu sauvage, et sait-on dans quelles circonstance s'est confirmée cette idiotie? Ce seul fait d'ailleurs n'infirmerait pas cette opinion, que la microcéphalie amène constamment l'idiotie.

La deuxième figure représente l'idiote d'Amsterdam, qui est gravée dans l'ouvrage de Pinel ; elle est tout a fait en faveur de la doctrine de Gall.

La troisième représente une idiote que j'ai observée moi-même à la Salpêtrière, et que M. Esquirol et moi avons toujours regardée comme hydrocéphale.

La quatrième figure représente la forme de tête signalée par M. Foville. Il attribue cette déformation à l'habitude, répandue dans certaines provinces, d'entourer la tête des enfants d'un bandeau très serré. Mais M. Foville ajoute que cette habitude peut nuire au développement normal du cerveau et par conséquent à l'intelligence. La planche cinquième offre une forme bizarre de la tête qui coïncide avec l'idiotie; ce fait ne contredirait pas ce que nous avançons nous-même.

En résumé, le travail de M. Desmaisons n'ajoute rien aux connaissances que nous possédons sur l'idiotie et ses conclusions, basées sur un petit nombre de faits, ne contredisent en rien celles que nous avons posées.

Il n'y a pas de forme particulière de la tête propre à l'idiotie; mais le plus souvent il y a des vices de conformation du crâne. La relation de la petitesse du crâne n'est pas constamment en rapport avec le défaut de l'intelligence; mais n'y a-t-il pas à examiner le cerveau lui-même, qui est souvent imparfaitement développé, comme l'a signalé Gall, et dans ces derniers temps, M. le docteur Fossati, dans le *Dictionnaire de la Conservation*.

affligés de l'oblitération des facultés. Le physique, le plus souvent dégradé, donne la mesure de l'imperfection de l'intelligence. Leur physionomie n'exprime pas les différents sentiments qu'ils éprouvent; comment le pourrait-elle? L'air est hébété; le visage n'a pas cette mobilité qui le rend le miroir de l'âme. A côté d'eux, d'autres aliénés, qui présentent, du reste, les mêmes phénomènes de maladie, offrent, au contraire, des traits de leur noblesse primitive. Le monomaniaque est une peinture souvent animée de l'idée qui le domine. L'homme en démence exprime sur sa figure, un reste de sensation qu'il éprouve.

Si nous examinons successivement les dégradations du physique, du moral et de l'intelligence, on observe que la taille des idiots est généralement petite, qu'ils sont d'un tempérament lymphatique (1), souvent scrofuleux; leurs cheveux sont blonds ou châtains; les yeux bleus ou d'une couleur peu foncée, souvent louches, convulsifs; les dents gâtées, les lèvres épaisses, la bouche béante. La tête, comme je l'ai déjà dit, a une forme défectueuse; les membres, inégaux par rapport à la hauteur et à la grosseur du tronc, sont contournés, amaigris, atrophiés, souvent paralysés; la marche est mal assurée, le moindre obstacle les renverse; souvent ils restent dans l'immobilité; les sens sont obtus ou oblitérés; ils ne peuvent se suppléer les uns les autres, car ils sont également imparfaits; l'œil voit mal ou pas du tout. — Souvent sourds-muets, ils perçoivent difficilement les sons; bien différents des sourds-muets de naissance, qui malgré leurs infirmités, jouissent de l'intégrité de l'intelligence. La prononciation est nulle; ils jettent des cris, des hurlements; quelquefois ils laissent échapper quelques monosyllabes; ils ne distinguent ni odeurs ni saveurs, et mangent indifféremment tout

---

(1) A la Salpétrière, sur 100 individus affectés d'idiotie, 42 ont un tempérament lymphatique; 23, sanguin; 8, bilieux; 7 nerveux; 20 sont scrofuleux.

ce qui leur tombe sous la main. Le fait suivant vient à l'appui de cette dernière assertion. Une idiote, à qui M. *Esquirol* présenta des abricots, les porta d'abord à sa bouche, mordit dedans; ne pouvant mordre le noyau, elle l'avala, comme elle avait fait de la pulpe du fruit; elle mangea ainsi neuf abricots de suite, et en eût mangé davantage, si l'on n'avait pas craint de la rendre malade. (Voir p. 28.)

Les idiots paraissent préférer les choses d'une forte saveur; ils mangent les matières fécales, du tabac, boivent leur urine, l'eau des ruisseaux.

Les fonctions assimilatrices se font bien; ils mangent avec voracité, leur digestion est facile, les déjections involontaires, les menstrues sont abondantes et régulières. La peau, noircie par le soleil, auquel ils s'exposent inconsidérément, ne donne qu'un toucher imparfait. La main, son principal organe, est revêtue d'une enveloppe rugueuse et inégale. Saisissant mal les objets, ils les laissent tomber.

La sensibilité est tellement obtuse, qu'on les pince souvent sans qu'ils en aient la conscience. On a vu des idiots se laisser couper le cou avec des instruments même peu tranchants, sans chercher à se soustraire à la douleur. M. *Esquirol* a observé des individus dévorés du scorbut et de gangrène sans paraître souffrir; il n'est pas rare d'en voir mutilés par les rats sans qu'ils s'en aperçoivent. Une idiote, à la Salpêtrière, s'est percé la joue à force de la gratter; elle passait ensuite son doigt dans la plaie, et exerçait des mouvements de traction. Les maladies qui les affectent ne font sur eux aucune impression, ou bien s'ils souffrent, ils ne se rendent pas compte de leurs souffrances : on les voit se rouler par terre ou sous leur lit, et mourir sans qu'on ait pu deviner le siège de leur mal. Je crois que leurs maladies doivent avoir un caractère, une marche et une terminaison différentes de celles qui affectent l'homme intelligent et jouissant de la sensibilité à l'état normal. Exemple : une imbécile au 3ᵉ degré, d'un tempérament lymphatique, scrofuleuse, reçoit des coups sur la tête et sur les membres ; plaies énormes au cuir chevelu, meurtrissures aux extrémités, commotion violente du cerveau. (Saignée abondante, application de sangsues à l'épigastre et derrière les oreilles). Cette fille semblait vouée à une mort prochaine, absorbée par la commotion. elle répondait à peine. Les plaies suppurent ; des abcès se forment dans plusieurs endroits de la surface du crâne ; on les ouvre ; la connaissance revient chaque jour ; en moins d'un mois elle est complètement rétablie. L'imbécillité persiste Ce fait seul n'affirme rien ; cependant si l'on réfléchit au degré d'insensibilité qui afflige ces infortunés, au défaut d'affection morale qui accompagne leurs maladies, ne peut-on pas croire que les phénomènes qui s'observent alors doivent présenter un caractère particulier? Ce n'est que par des observations répétées que l'on arrivera à la confirmation de cette proposition.

Nous venons d'exposer un tableau bien hideux du physique des idiots ; si nous examinons celui des imbéciles nous le voyons moins repoussant ; quelquefois même la nature s'est plue à lui donner toutes les perfections dont il est susceptible.

Les dégradations du moral et de l'intellect sont encore plus effrayantes. L'homme, privé du plus beau don qui lui soit accordé, l'intelligence, est soumis aux lois de l'organisme animal. Cette dépendance est démontrée par l'observation des imbéciles ; on peut la suivre chez eux à mesure qu'ils s'avancent vers l'idiotie. J'ai admis trois degrés d'imbécillité. Dans le premier, l'intelligence est assez grande pour modifier les déterminations animales ; dans le second celles-ci prennent de l'influence ; les penchants, les passions se montrent avec énergie ; enfin dans le troisième, l'homme est entièrement maîtrisé par l'organisme. Chez l'idiot, plus de facultés ; c'est un être presque végétatif ; sous l'empire des fonctions organiques. Les animaux ont le sentiment de leur existence, l'instinct de leur conservation. L'homme avant que les facultés intellectuelles soient en état, pour ainsi dire, de diriger ses sensations internes, est soumis à une espèce d'instinct qui préside à ses besoins, et d'où dépendent ses penchants, ses passions. Chez l'individu affecté d'idiotie, dont l'enfance se prolonge, l'intelligence ne vient pas modifier ou ne modifie qu'en partie cette disposition organique. Chez l'homme au contraire, le plus élevé par son intelligence, l'équilibre est rompu en faveur des facultés intellectuelles. Nous le voyons entièrement maître de ses déterminations animales. A-t-il des passions il ne s'y porte pas par un entrainement irréfléchi, il raisonne encore au milieu de ses travers.

Les qualités du cœur se conservent quelquefois intactes au milieu de ce désordre intellectuel : on voit des idiots même manifester de la reconnaissance, de l'attachement envers ceux qui les soignent. Les imbéciles sont susceptibles d'amitié, de reconnaissance, de compassion, de dévouement, d'autant plus qu'ils se rapprochent de la raison. Mais, en général, ils sont enclins à mal faire. Leur dégradation morale est quelquefois difficile à concevoir. Le docteur *Haindorf* (1) rapporte qu'un idiot que l'on voulut éprouver pour savoir jusqu'où irait sa frayeur fut placé auprès d'un infirmier qui contrefit le mort ; voyant qu'il exécutait quelques mouvements, il saisit une hache, lui coupa un pied, et lui trancha la tête d'un second coup, malgré les cris de ce malheureux.

Penchants. — Si les hommes qui se distinguent par l'étendue de leur intelligence ont des penchants auxquels ils ne résistent pas, à plus forte raison des individus dont les facultés ne peuvent contrebalancer leurs inclinations ; c'est en effet ce qu'on observe. Ils ont des

---

(1) Professeur allemand.

goûts, des dispositions, des penchants très prononcés, les uns pour certains arts mécaniques, la musique, etc. M. *Esquirol* parle d'un imbécile de cinq à six ans qui retenait un air dès qu'il avait été chanté et le répétait ensuite toute la journée. D'autres ont de la propension au vol, à des actes de violence. Ils dérobent des objets qui sont en rapport avec leur degré d'intelligence. L'idiot prend des aliments; l'imbécile des vêtements, de l'argent.

Les auteurs allemands rapportent des exemples de penchants horribles. M. *Gall* parle d'un idiot qui, ayant tué ses deux frères, vint le raconter en riant à son père. Un autre voulait tuer son frère, et le brûler en grande cérémonie. *Herder* raconte qu'un idiot ayant vu égorger un porc, en fit autant à un homme.

Passions.— Nous avons vu précédemment que les passions étaient d'autant plus développées, que les déterminations intellectuelles étaient moins puissantes; c'est encore dans l'observation que nous trouvons la preuve de cette vérité. Les individus affectés d'idiotie sont généralement colères, entêtés, jaloux (1); leurs emportements vont souvent jusqu'à la fureur: ils frappent, déchirent, mordent. On est alors obligé d'employer des moyens de répression. Orgueilleux, susceptibles, ils sont blessés de la moindre plaisanterie. Péniblement affectés de l'injustice, on a vu des imbéciles devenir mélancoliques. Ils sont craintifs, obéissants, et les malfaiteurs abusent de cette disposition pour leur faire exécuter des crimes, mettre le feu aux maisons, etc. A l'âge de puberté, ils deviennent amoureux, et se livrent à la masturbation d'une manière effrénée, parce qu'ils n'en connaissent ni n'en prévoient le danger. Les filles sont coquettes, hystériques. On reçoit souvent à la Salpêtrière, des filles de 14 à 18

---

(1) A la Salpêtrière, sur 100 individus que j'ai observés, 86 sont colères, 57 sont remarquables par leur entêtement.

ans parce que, devenues pubères, elles couraient après les hommes, et devenaient indociles envers leurs parents.

Dans cet établissement, je n'ai pas remarqué que la masturbation fut très répandue ; sur 100 individus que j'ai observés, il n'y en a que 24 qui s'adonnent à l'onanisme ; et, chose remarquable, la plupart sont épileptiques. M. *Esquirol* rapporte dans ses cours un fait fort curieux. Une imbécile qui gagnait quelques sous dans la maison amassait une petite somme d'argent, qu'elle allait porter à un ouvrier qui lui faisait un enfant ; dès qu'elle était enceinte elle n'y retournait plus.

Habitudes. — Les imbéciles et les idiots ont quelquefois des habitudes singulières. Les uns ont des mouvements d'avant en arrière, ou latéralement ; d'autres exécutent des mouvements de rotation. Le docteur *Haindorf* (1) parle d'un enfant de 11 ans qui tournait sans cesse en cercle, arrachant l'herbe, et enlevant les pierres qui se trouvaient dans le cercle qu'il décrivait : il s'irritait si on l'empêchait de tourner.

M. *Esquirol* a vu un idiot qui, toute la journée, à la même place et dans le même espace, marchait du même pas, sans écarter ni éviter les obstacles qu'on mettait devant lui. Le même médecin a vu deux idiots dont l'un riait toujours, et l'autre pleurait sans cesse. Il y a maintenant à la Salpêtrière une imbécile qui tous les soirs jette de l'eau dans son lit. M. *Pinel* rapporte l'histoire (2) d'une idiote qui avait les goûts et les habitudes du mouton : elle criait, *bé, bé, ma tante ;* et frappait avec la tête les personnes qui l'entouraient.

Facultés intellectuelles. — Ce qui élève l'homme au-dessus des animaux, ce qui lui donne cette supério-

---

(1) *Traité des maladies de l'âme.*
(2) *Traité de l'aliénation mentale.*

rité si remarquable c'est l'intelligence. En est-il privé, il est frappé dans ses caractères distinctifs; il devient le plus faible des êtres, puisqu'il ne peut même pourvoir à ses besoins.

Quel tableau, pour le médecin philosophe, que celui d'un idiot! D'autres individus moins mal organisés offrent un aspect moins pénible; ils sont susceptibles d'actions qui prouvent encore plus ou moins d'intelligence. Ce qui leur manque principalement, c'est l'attention : en effet, sans attention, peu ou point de sensations, point d'idées; par conséquent, le reste des opérations de nos facultés ne peut avoir lieu. M. *Esquirol* n'a jamais pu mouler des imbéciles malgré qu'elles s'y prêtassent de bonne volonté : il en a même vu pleurer, parce qu'elles ne pouvaient se contenir assez longtemps pour laisser couler le plâtre. La mémoire est souvent nulle, quelquefois, au contraire, très étendue; les uns ne se rappellent point ce qu'ils ont fait la veille, quelques heures auparavant; les autres racontent les circonstances les plus détaillées de leur position. Si nous examinons la lésion du jugement et du raisonnement, nous les voyons toujours plus ou moins affectés, enfin oblitérés. Comment ne le seraient-ils pas, puisque les principes de ces facultés le sont aussi? Ce n'est que chez l'imbécile au premier degré qu'on les retrouve d'une manièr· distincte.

Educabilité.—J'appelle *éducabilité* l'aptitude qu'apporte en naissant l'homme, à recevoir de l'éducation. Cette aptitude est elle-même plus précoce. Si l'intelligence est moins développée qu'elle ne doit l'être relativement à l'âge, au sexe, etc., cette aptitude est aussi moins grande. Il en résulte que les individus frappés de cette faiblesse originaire parviennent difficilement ou ne peuvent arriver au degré d'éducation dont sont susceptibles les enfants placés dans les mêmes conditions qu'eux. On les nomme *imbéciles*, c'est-à-dire *incapables.* Cette difficulté à recevoir de l'éducation est donc en rapport avec le degré de défaut de développement de l'intelligence ; de sorte qu'un individu qui a reçu en partage un certain degré de développement intellectuel ne peut recevoir que l'éducation qui est en rapport avec ce développement. Il est donc important de savoir distinguer la portée de l'intelligence des enfants lorsqu'on les instruit. Les facultés intellectuelles se manifestent souvent très inégalement. Les uns ont reçu une certaine dose de facultés au-delà de laquelle ils ne peuvent s'élever ; d'autres ont une ou plusieurs facultés dominantes, et peuvent recevoir l'éducation qui est en rapport avec ces facultés. On en voit chez qui l'intelligence se développe jusqu'à un certain point et reste à ce degré ; d'autres présentent un grand développement d'abord, qui s'arrête tout-à-coup. Enfin, d'autres individus n'ont d'intelligence que pour ce qui est relatif à certaines inclinations, certains penchants. Ces variétés de développement des facultés prouvent que tous les individus ne doivent pas être susceptibles d'éducation au même degré.

Les imbéciles riches, qui ont certain degré de facultés, apprennent à lire, à écrire, à compter, la musique, mais ils le font mal. Ils ont besoin d'être continuellement surveillés et excités à l'étude. Ceux de la classe du peuple, qui n'ont pu apprendre à lire, se livrent à l'exercice d'un métier ; mais ils restent toujours médiocres. D'autres, moins intelligents, ne peuvent faire que des ouvrages manuels ; ils sont excessivement paresseux, indifférents, imprévoyants : ils sont prêts à ce qu'on leur ordonne, pourvu qu'on ne les oblige pas à réfléchir, à se souvenir, à prévoir, ou qu'on ne les fasse pas sortir de leurs habitudes. Placés dans les hospices, on les emploie aux différents travaux de la maison. Ils obéissent plutôt à l'imitation, à la répétition des mêmes actes, qu'au raisonnement, car pour peu qu'ils soient dérangés, ils ne se retrouvent plus, il faut de nouveau les mettre sur la voie. En général, les objets extérieurs ne font, sur les imbéciles, que des impressions légères et fugaces; et, pour me servir des propres expressions de M. Esquirol, ils retiennent des comptes faits, mais ne peuvent compter eux-mêmes. Les imbéciles au dernier degré et les idiots sont, en général, fort peu ou absolument incapables d'acquérir par l'éducation. Cependant on observe quelquefois des progrès qui ont lieu, il est vrai, en plusieurs années, mais qui méritent toute l'attention des observateurs. A la Salpêtrière, des idiotes qui étaient dans un état d'abrutissement presque complet sont devenues susceptibles d'actions qui prouvent un certain degré d'intelligence.

Je rapporterai, entr'autres observations, l'histoire des deux idiotes, que M. *Esquirol* a fait graver à la suite de ses articles du *Dictionnaire des sciences médicales*, et qu'il a présentées comme des exemples d'idiotie complète; le texte de l'auteur sera suivi de la situation présente de chacune d'elles.

OBSERVATION I (1).

« Ce profil est celui d'une idiote âgée de 21 ans, entrée à la Salpêtrière le 3 mai 1813. Sa taille est volumineuse et irrégulièrement conformée, son front haut fait saillie, en sorte que la ligne faciale a plus de 90°. La bosse frontale du côté gauche est plus saillante que celle du côté droit; ses cheveux sont blonds, ses yeux châtains, son regard est louche; ses dents sont blanches et son teint est très brun et hâlé. Elle mange avec gloutonnerie, sans discernement, poussant avec les doigts les aliments dans la bouche; elle n'est point capable d'aller les prendre aux heures de distribution. Ses déjections sont involontaires, ses menstrues sont régulières et abondantes; elle marche peu, tous ses mouvements sont convulsifs; elle traine le

____

(1) Publiée en 1816, article *Folie* du *Dictionnaire des sciences médicales* gravure 4, p. 236.

côté gauche de son corps et se sert difficilement du bras gauche. On est obligé de l'habiller lorsqu'elle se lève, et de la coucher comme un enfant. Insensible à toutes les intempéries,
elle ne sait se garantir ni du chaud, ni du froid, ni de la pluie.
Elle reconnait la personne qui la sert et l'embrasse souvent.
Pour exprimer sa joie, sa reconnaissance, elle baise sa main
et sourit en hochant la tête. Elle a soin de se couvrir la gorge
lorsqu'on l'habille et qu'on la couche : si l'on parait vouloir
soulever ses vêtements, elle écarte les mains ; elle ne rougit
point alors, ce qui prouve qu'elle n'est pas susceptible de pudeur, et que ces marques de décence tiennent à l'habitude
contractée dans l'enfance. Elle n'articule que les monosyllabes suivantes : *papa maman*, qu'elle répète à toute occasion,
autant pour exprimer sa colère que pour témoigner sa joie ;
elle a retenu une phrase d'un air devenu populaire, qu'elle
chante plusieurs fois de suite avec l'expression du contentement. On n'a pu avoir aucun renseignement sur ses parents,
ni sur les soins qu'on lui a donnés avant son entrée dans l'hospice. Depuis trois ans, son état est resté le même, sans aucun
changement.

Depuis 1816, voilà quels sont les progrès qu'elle a faits.....
Cette fille va chercher les aliments elle-même, sait se faire
servir, et réclame si elle a été oubliée; elle mange avec discernement, rejette ce qui ne lui plait pas; ses déjections ne sont
involontaires que pendant la nuit, le jour elle va aux commo-
dités; elle marche beaucoup, est toujours en mouvement, et
joue avec ses camarades. On est obligé de l'habiller, mais elle
aide l'infirmière, et met quelquefois ses bas elle-même. Le
plus souvent, elle ne veut rien souffrir aux pieds et sur la tête.
Sensible à toutes les intempéries, elle recherche la chaleur du
poêle pendant l'hiver, le soleil au printemps, évite la pluie.
Elle aime beaucoup sa fille de service, qu'elle embrasse souvent.
Elle vient l'avertir de mettre en loge celles qui font du bruit
ou qui se battent. Elle articule une infinité de mots, mais fort
mal ; elle s'efforce de répéter tout ce qu'elle entend dire; elle
a une tendance remarquable pour l'imitation et fait des grimaces auxquelles elle attache un sens, une idée : elle a donné
des sobriquets à plusieurs personnes, et les répète différemment, selon qu'elle est plus ou moins contente. Elle est très
obéissante, très passionnée, elle se met souvent en colère et
frappe; elle est entêtée, jalouse. Elle ne vole plus, ce qu'elle
faisait il y a quelques années : Son physique est toujours dans

le même état ; sa santé est fort bonne ; elle dort bien ; ses règles sont abondantes.

OBSERVATION II (1).

Andry, âgée de 18 ans, est idiote de naissance. (Voir à la page 40, la première partie de cette observation.)

Progrès depuis 1817. — Audry ne va pas chercher ses aliments, mais elle sait fort bien montrer par des signes qu'elle n'est pas servie. Elle mange moins gloutonnement ; elle souffre des vêtements, aide sa fille de service à l'habiller, et depuis un an elle se coiffe elle-même.

Elle ne se blottit plus par terre, mais s'asseoit sur une chaise percée sous laquelle elle a soin de placer un vase pour recevoir ses déjections. Très obéissante, elle va se promener et laver ses mains toutes les fois qu'on le lui ordonne. Elle ne joue plus avec ses seins, mais se livre à l'onanisme. Elle a un goût décidé pour le tabac, qu'elle prise avec sensualité. Elle a combiné pour s'en faire donner ; aperçoit-elle quelqu'un, elle fait des signes qui annoncent son désir ; si ces moyens ne suffisent pas, elle descend de sa chaise, et fait des efforts de mimique pour obtenir ce qu'elle souhaite. Elle ne parle pas davantage, répète le mot *brou, brou,* avec vivacité, ce qui lui fait donner le surnom de *bourdon.* Cette fille se porte bien, ses règles sont abondantes.

OBSERVATION III.

Guillot, âgée de trente-trois ans, d'un tempérament sanguin, taille petite, yeux bleus, pupilles dilatées, cheveux châtains, dents mauvaises et en petit nombre, peau jaune, physionomie hébétée et douce, présentant une faiblesse des membres droits, est entrée à l'hospice le 30 mai 1809. Sa tête est petite, le front fuyant et l'occiput aplati. A son arrivée, elle pouvait être prise pour le type de l'imbécillité au troisième degré. Absolument incapable d'attentions au-delà de celles qui sont

---

(1) Publiée en 1817, article *Idiotisme* du *Dictionnaire des sciences médicales,* gravure 3, p. 520.

relatives aux premiers besoins de la vie, elle allait chercher ses aliments, mangeait elle-même, se levait, se couchait, s'habillait seule. Très colère, elle frappait, devenait furieuse; elle ne parlait pas. Depuis trois ans, elle a appris à rendre service dans la salle où elle se trouve, elle balaye, porte des seaux d'eau, fait des commissions qui sont en rapport avec le degré d'intelligence acquis. Très obéissante, elle est aussi très affectueuse; elle prononce quelques mots : *là-bas, Guillot, aime bien*, etc. Elle jouit d'une bonne santé, est bien réglée, et n'a pas de déjections involontaires.

On voit d'après ces faits, auxquels on pourrait en ajouter d'autres, qu'il est possible, malgré le degré d'abrutissement dans lequel se trouvent les malheureux idiots, de rendre leur sort moins affreux, en les soumettant à une sorte d'éducation. Il en est peu qui soient susceptibles d'une amélioration aussi évidente, parce qu'il y a absence d'intelligence que l'on ne peut faire naître, mais chez les imbéciles à différents degrés, l'éducation développerait certainement le peu de facultés qu'ils ont reçues de la nature, si l'on savait les diriger.

Dans la première observation, c'est une idiote qui a fait de tels progrès en plusieurs années qu'elle ne peut être comptée que parmi les imbéciles au troisième degré.

Dans la seconde, l'idiotie est déjà de beaucoup diminuée; peut-être dans quelques années devra-t-on ranger cette fille dans une espèce supérieure.

La troisième observation offre l'histoire d'une imbécile au troisième degré, qui depuis trois ans est devenue capable de faire quelques ouvrages manuels, ce qui la range dans la seconde espèce.

MARCHE.

L'idiotie n'affecte pas une marche régulière les enfants naissent privés d'intelligence, et restent tels pendant toute leur vie; ou bien, ils se développent jusqu'à un certain point, et restent à ce degré. Quelquefois ils ont un développement extraordinaire des facultés intellectuelles, qui est suivi d'affaissement, d'idiotie. On a vu des cas tout opposés. Un enfant reste jusqu'à l'âge de dix ou douze ans dans un état d'imbécillité, tout à coup l'intelligence se développe. Enfin, on en a observé d'autres qui perdent la jouissance de leurs facultés à la suite de maladies violentes.

Dès les plus tendres années, les petits êtres qui doivent être frappés de cette paralysie de l'intelligence offrent des signes que leurs parents remarquent avec peine. Les sens restent inactifs; ils ne cherchent pas à s'instruire; leur physionomie n'a pas cette mobilité si remarquable dans l'enfance; on ne voit pas le développement des passions qui naissent avec l'homme, ou bien elles sont exagérées; ils sont colères, entêtés, d'une jalousie insupportable. A l'âge où les enfants commencent à parler, à marcher, à peine peuvent-ils articuler quelques mots, et se soutenir sur leurs jambes. Tristes, moroses, quelquefois presque inanimés, ils n'ont point le sentiment de la faim; leurs déjections sont involontaires. A l'âge de puberté, il s'opère quelquefois un changement salutaire, mais ordinairement l'idiotie persiste.

Enfin ces individus sont répandus dans la société, ou, suivant leur capacité, ils se livrent à différents travaux. L'idiot, au contraire, reste toujours au même degré d'inutilité. Voué à une mort prochaine, ses parents et la charité publique veillent à prolonger son existence.

Durée et Terminaison.

Cette maladie commence et finit ordinairement avec la vie des individus qu'elle affecte; cependant nous avons vu qu'elle pouvait se développer après la naissance; mais une fois déclarée, le plus souvent elle se termine avec les jours de l'infortuné ; M. *Esquirol* pense que la durée de la vie est en rapport avec le degré d'idiotie ; plus elle est complète, moins la vie est longue. Le terme de leur existence est de quinze à trente ans. Cependant on rencontre des exceptions ; les crétins, comme nous le verrons, arrivent à une vieillesse très avancée. Comment expliquer cette brièveté de la vie ? On ne saurait le faire dans l'état actuel de la science. L'affaiblissement général et constitutionnel des organes, l'exposition continuelle des causes de maladie, la marche ignorée de celles-ci, telles sont les conjectures que l'on peut raisonnablement faire. Mais pourquoi ces causes prochaines de mort qui entourent l'idiot des plaines ne se font-elles point sentir sur les idiots des montagnes ? Faut-il se contenter de citer les faits, sans chercher à en expliquer la cause ? L'idiotie ne peut être considérée que comme cause éloignée de la mort des individus qu'elle affecte ; une maladie secondaire se développe et les fait périr. On trouve à l'autopsie des inflammations aiguës et chroniques, comme nous le verrons par la suite.

COMPLICATIONS.

Les idiots et les imbéciles sont scrofuleux, rachitiques, hydrocéphales, paralytiques, épileptiques, gouteux, affectés de maladies de la peau. Les filles sont hystériques. On observe des accès de manie, mélancolie. Souvent estropiés, ils sont manchots, boiteux, les membres sont contournés atrophiés. Enfin, ils sont exposés à toutes sortes de maladies.

Nous avons vu que, sur cent individus, que j'ai observés à la Salpêtrière, il y en avait quarante-deux d'un tempérament lymphatique, et vingt d'une constitution scrofuleuse. Cette proportion prouve assez la prédominance du système lymphatique ; ce qui les conduit fréquemment au rachitisme, qui n'est que l'exagération de l'affection scrofuleuse. Quelquefois hydrocéphales

leur tête a un volume monstrueux. La paralysie frappe
une partie du corps ou les membres inférieurs. A la
Salpêtrière, sur cent, cinq présentent une hémiplégie
simple, cinq sont hémiplégiques avec atrophie et contracture des membres, dix sont paraplégiques, ou présentent un affaiblissement des extrémités inférieures ;
qui fait un total de vingt et un cinquième. L'épilepsie
rend leur situation plus pénible encore ; avaient-ils
besoin de ce surcroît d'oblitération des facultés On
remarque quelquefois des affections rhumatismales
et goutteuses. Il faut bien se garder de confondre alors
la difficulté qu'ils éprouvent dans leurs mouvements
avec la paralysie, qui est toujours symptomatique. Ils
sont souvent couverts de dartres rebelles. Les imbéciles ont de vrais accès de manie, pendant lesquels ils
divaguent sur le peu d'idées qu'ils peuvent avoir. C'est
surtout la manie avec fureur que l'on observe : ils sont
alors fort à craindre, parce qu'ils ne voient point le
danger ; ils se précipitent sur tout ce qui leur offre un
obstacle. Quelquefois mélancoliques, on a vu mourir
à l'hospice une imbécile qui devint chagrine d'un coup
qu'on lui avait donné (1). Il se développe souvent des
affections internes qui ont une marche lente, et qui
les conduisent ordinairement au tombeau.

Lésions cadavériques.

Ce qu'il importait le plus de constater dans les
ouvertures de corps de ces individus, c'était la lésion
du cerveau, des nerfs de la vie animale et organique.
Les auteurs anciens ont principalement recherché les
lésions cérébrales. *Morgagni* (2) a trouvé le cerveau
très-dense. *Willis* parle de la petitesse de cette organe.
Mekel dit que la substance cérébrale est plus légère,

---

(1) *Dictionnaire des sciences médicales*, art. *Idiotie.* — Voir plus haut, p. 25.
(2) *De sedibus et causis morborum*, lib. 1, epist. 8.

plus sèche chez les idiots que chez les hommes sains. *Malacarne* a remarqué que les circonvolutions du cerveau et du cervelet étaient moins nombreuses ; il a de plus trouvé dans le crâne d'un idiot la gouttière basilaire de l'occipital (1) offrant une direction presque horizontale, de sorte que la moelle était comprimée avant son entrée dans le rachis. M. *Esquirol* a observé que les ventricules latéraux étaient rétrécis et imparfaitement développés. J'ai ouvert plusieurs idiots, le cerveau était très dense, les circonvolutions cérébrales peu profondes et moins nombreuses. Le scalpel avait une résistance à surmonter dans la direction de la substance médullaire principalement. On a négligé d'ouvrir le canal rachidien et d'examiner les nerfs de la vie organique. Cependant l'on voit, dans une thèse soutenue sur l'idiotisme, en 1819, par M. Cayre, la description d'une seule autopsie faite sur un idiot de naissance. L'auteur rapporte que les ganglions du grand sympathique étaient très-volumineux, les ganglions cervicaux fort gros, surtout les supérieurs, qui avaient un volume trois fois plus grand que de coutume; ceux du thorax étaient aussi plus gros que dans l'état sain. Les ganglions semi-lunaires, dont le volume était augmenté, donnaient naissance à des nerfs nombreux et développés.

Si l'on examine les désordres des organes de la poitrine et du ventre, les altérations sont souvent effrayantes. Les poumons sont désorganisés par la phtisie, les plèvres remplies de sérosité, les intestins enflammés, ulcérés, perforés. Il est rare, en effet, de ne pas trouver à l'autopsie des idiots des inflammations intestinales, qui ont produit pendant leur vie des diarrhées qui les ont épuisés.

Je rapporterai l'autopsie d'une imbécile au troisième degré, qui a présenté des désordres effroyables. Picard, âgée de vingt-six ans, d'un tempérament lymphatique, sur le compte

---

(1) *Journal scientifique de Turin*, p. 341.

de laquelle on n'a pu se procurer aucuns renseignements anté-
cédents à son entrée, allait chercher ses aliments elle-même,
et n'avait point de déjections involontaires.

D'un caractère fort doux, elle se mettait rarement en colère,
se laissait même battre sans rien dire. Elle ne parlait pas,
balbutiait quelques mots inintelligibles. Ses règles étaient
abondantes. Vers la fin du mois de septembre 1823, elle s'a-
lita. Son physique annonçait de la douleur, mais elle ne pouvait signaler le lieu de ses souffrances. Complètement insensible, elle ne laissait échapper aucune plainte. Refusant toute
espèce de médicaments et de soins, elle ne tarda pas à succomber. On ne remarqua point de dévoiement.

Autopsie. — Le crâne a dix-huit pouces de circonférence.
Os minces, diploé rare, dure-mère saine, arachnoïde injectée, circonvolutions cérébrales antérieures peu profondes, et
moins nombreuses que celles de la région postérieure. Substance corticale de couleur et de consistance naturelles. Substance médullaire très dense, surtout antérieurement. Ventricules latéraux dans l'état naturel. Cervelet moins dense que
le cerveau. Protubérance et bulbe rachidien durs.

Poitrine. — Double hydrothorax, plus considérable à gauche: le poumon de ce côté est tellement refoulé, qu'il est
réduit au volume du poing ; très dense, comme carnifié ; il
est absolument imperméable à l'air ; il est recouvert de fausses membranes. Le poumon droit est moins diminué de volume, mais est très peu perméable. Cœur petit et flasque.

Abdomen. — Surface péritonéale des petits et gros intestins recouverte de tubercules miliaires. Leur surface interne
est rouge. Matières moulées dans les gros intestins. Foie de
couleur marbrée, d'une densité considérable. Rate fort dense.

DIAGNOSTIC.

Nous voici arrivés au point le plus important de l'histoire de l'idiotie. Il faut tâcher de prouver que cette
maladie est bien tranchée, et ne doit point être confondue avec d'autres qui ont à peu près les mêmes caéac-
tères. La démence et la monomanie sont les deux affections qui peuvent en imposer au médecin. Le célèbre

M. *Pinel* a rapporté des observations d'idiotisme qui ne sont que des exemples de démence. Dans son *Traité d'aliénation mentale*, on lit ce qui suit : Idiotisme produit par des affections vives et inattendues ; idiotisme, espèce d'aliénation guérie par un accès de manie, etc. On voit que M. *Pinel* s'en rapportait principalement aux symptômes, dans l'application qu'il faisait de l'idiotisme qu'elles qu'en fussent les causes ; cependant, il reconnait un idiotisme de naissance, qu'il regarde comme incurable. Cette affection appartient exclusivement à l'enfance, et doit-être soigneusement distinguée d'autres maladies qui surviennent lorsque les facultés intellectuelles sont arrivées à leur entier développement. Dans le premier cas, il y a obstruction ou empêchement des facultés. Dans le second, l'affaissement ou l'oblitération ont suivi l'entier développement de l'intelligence. Il est donc important de saisir cette différence, afin de ne pas tourmenter par des remèdes intempestifs les individus que la nature a fait naitre imparfaits, et laisser au contraire, une lueur d'espérance et même la certitude de guérison pour ceux que l'on rapprochait de l'état des premières.

On distinguera facilement l'idiotie de la démence. La première est une maladie le plus souvent incurable, la seconde est susceptible de guérison. L'une commence avec la vie, ou dans un âge qui précède l'entier développement de l'intelligence ; l'autre se manifeste après la puberté ; celle-ci appartient exclusivement à l'enfant ; celle-là est principalement une maladie de la vieillesse. L'idiot offre des traces d'une organisation incomplète, l'homme en démence parait seulement avoir l'organe cérébral affaibli. L'un est tout ce qu'il peut-être relativement à son organisation ; l'autre est hors de sa nature ; le premier ne vieillit pas, le dernier peut parcourir une longue carrière. A l'autopsie, les idiots offrent des vices de conformation, d'organisation, tandis que dans la démence, on trouve des lésions organiques plus ou moins récentes.

La monomanie peut tromper les praticiens qui ne sont pas familarisés avec ce genre d'affection. Un homme perd tout à coup la parole, il n'exécute aucun mouvement, il fait ses besoins là où il se trouve, toutes les facultés intellectuelles et affectives semblent anéanties, est-il idiot ? Une idée dominante le retient, l'enchaine à la même place. Lorsqu'il est guéri, il rend compte de ce qu'il éprouvait, et des motifs qui l'empêchaient de parler et d'agir. Un jeune homme, posé, assis, étendu là où on le plaçait, ne mangeait pas si l'on ne lui portait ses aliments à la bouche ; les déjections semblaient involontaires ; il fallait l'habiller ; il ne parlait pas, il ne donnait aucun signe de sensibilité, et se laissait piquer par les insectes. Lorsqu'il fut guéri il avoua qu'une voix intérieure lui répétait sans cesse : *Si tu bouges, tu es mort.* Ce fait, rapporté dans l'article *Idiotisme* du Dictionnaire des sciences médicales, aurait été cité comme exemple d'idiotisme avant que M. *Esquirol* eût fixé l'attention des médecins sur ce genre de monomanie (1).

VARIÉTÉS.

Les crétins et les cagots présentent les seules variétés que l'on remarque dans l'idiotie. Les albinos, comme nous le verrons, ont été à tort réunis à ces derniers. Les crétins sont les idiots des montagnes, quoiqu'ils se rencontrent quelquefois dans les plaines. Les lieux où ils s'observent en plus grand nombre sont : les gorges du Valais, les vallées d'Aoste et de Maurienne, les Cordillières et les monts Krapaks. Ils ont des caractères qui les font différer des idiots des plaines ; une prédominance lymphatique énorme, des goitres qui souvent descendent jusqu'au ventre. Cette maladie est endémique, l'idiotie est sporadique.

____

(1) C'est bien là un exemple de stupidité ou démence aiguë.

On a beaucoup varié sur les causes du crétinisme. M. *Desaussure* (1) observe qu'on ne rencontre point de crétins dans les villages élevés de cinq à six cents toises au-dessus du niveau de la mer. M. *Fodéré*, leur compatriote, a fait un excellent *Traité du goître et du crétinisme;* il l'attribue à l'air échauffé et humide que respirent les habitants, à la malpropreté, au défaut de circulation des vents dans les gorges des montagnes. Il a combattu les opinions des auteurs qui prétendaient que les eaux crues, plâtreuses et provenant de la fonte des glaces, produisaient cette affection ; ce qu'avait signalé avant lui M. *Desaussure*. Il rejette aussi l'influence de l'ivrognerie et de la débauche, la dégénération de lymphe par suite d'une maladie lépreuse. Une cause spécifique, pour M. *Fodéré*, serait la compression des artères carotides par les masses goitreuses, qui gênerait la circulation cérébrale. L'influence de l'humidité a été constatée par ses expériences hygrométriques, qui prouvent que le nombre des crétins est en rapport avec la progression de l'humidité dans le Valais. M. *Ramond* croit que le mépris et l'avilissement qui entourent les crétins ont dû contribuer à la production du crétinisme. Cette supposition n'est point admissible pour les crétins de la Suisse, qui sont un objet de vénération pour les familles, qui les regardent comme des êtres privilégiés. M. *Vyn*, allemand (2), croit qu'il est dû à la grande fraicheur des soirées et au passage subit d'une température très chaude à une autre très froide. Il est aisé de s'apercevoir que les observateurs se sont trop appesantis sur chaque cause en particulier, et que cette affection dépend de l'action de ces causes réunies; si l'on fait, en outre, attention qu'elle est souvent héréditaire, que, d'après les observations de M. *Fodéré*, une personne saine unie à un crétin donne

---

(1) *Voyage dans les Alpes.*

(2) *Voyage en Suisse.*

naissance à un demi-crétin, on voit que la cause primordiale du crétinisme est puisée dans la genération.

Cette maladie affecte, en général, une marche plus régulière que celle de l'idiotie des plaines. La plupart des enfants qui doivent être crétins naissent avec un petit goitre de la grosseur d'une noix, ou bien ils sont bouffis, volumineux; ils tètent difficilement, dorment toujours. A l'âge où les autres enfants commencent à parler, à peine peuvent-ils prononcer les voyelles sans les consonnes. Jusqu'à l'âge de dix ou douze ans, ils sont souvent incapables de porter leur main à leur bouche. Ils sont aussi très tardifs à marcher. La tête n'est pas proportionnée au volume de leur corps; petite en général, elle est plate au sommet. Le visage est carré, les yeux sont petits, enfoncés; le regard est fixe et égaré, la poitrine étroite et aplatie; les doigts sont longs et maigres, les pieds souvent difformes. La puberté est tardive; les organes génitaux prennent alors un développement énorme. Les crétins se livrent avec fureur à l'onanisme. Les membres inférieurs sont, à cette époque, capables de les supporter; la marche est vaillante, ils vont de leur lit au foyer, du foyer à leur lit : cette distance est pour eux un voyage; s'ils rencontrent un obstacle ils ne l'évitent point, ils se frappent et tombent souvent. Arrivés au terme de leur accroissement, leur taille est de quatre à cinq pieds; la peau devient brune : on les nomme *marrons*. La sensibilité est très obtuse; le froid, le chaud, les coups ne les affectent point; les matières fécales s'échappent sans qu'ils s'en aperçoivent. La plupart sont sourds et muets. Leur indifférence est extrême; ils n'ont aucun sentiment de reconnaissance. Beaucoup meurent de vieillesse, étant peu sujets aux maladies.

Les crétins ne sont pas toujours plongés dans cet état de nullité. M. *Fodéré* en a observé plusieurs dont les facultés étaient assez étendues. Cette affection diminue depuis qu'on a fait cesser l'influence d'une

partie des causes qui la produisaient. L'usage adopté
de faire nourrir les enfants dans les plaines par une
bonne nourrice, l'assainissement des habitations, le
dessèchement des marais, la coupe des bois qui entouraient les maisons, l'endiguement des rivières, l'établissement de routes larges, l'esprit d'industrie qui
règne dans le Valais, tout concourt à faire diminuer
un fléau qui faisait honte à l'espèce humaine.

On appelle *cagots, cagneux, capots,* etc., une race
d'hommes que l'on rencontre dans les Pyrénées, le
Béarn, la Navarre et dans les marais de la Guyenne
et de la Basse-Bretagne. Ceux-ci, voués de temps immémorial à la misère, à l'ignominie et aux infirmités,
séparés du reste de la population, ont des facultés
intellectuelles très bornées. M.*Ramond* (1) fait descendre cette peuplade des Ariens et des Goths. Ils prétendent que les familles étaient originairement lépreuses,
que la lèpre à fait dégénérer la lymphe ; et que le crétinisme est dû à cette dégénération. Ce savant n'a pu
donner que des conjectures sur la persistance de cette
race qui présente les mêmes caractères de malheur
dans les différentes provinces, et qui vit hors de la
société, qui la dédaigne. La cause de cette dégradation serait, selon lui, la misère, le mépris et l'avilissement qui les environnent. On ne peut accuser l'humidité et le défaut de circulation de l'atmosphère,
car beaucoup des contrées qu'ils habitent sont saines ;
ni la paresse, les habitants du Béarn et de la Navarre
sont très actifs. Sans chercher à résoudre une question aussi difficile, je crois que la persistance de cette
maladie est due à l'alliance que sont obligés de contracter ces individus rejetés du sein de la société ;
qu'il serait d'un gouvernement sage de les disséminer, afin d'empêcher leur union (2).

----

(1) Observations faites dans les Pyrénées.

(2) Dans ces derniers temps, M.Marchant, qui avait entre les mains un ex-

On a confondu les *albinos* avec les idiots. M. Paw, dans ses *Recherches philosophiques sur les Américains*, dit qu'il y a beaucoup d'idiots parmi les albinos, ce qui ne veut pas dire que tous les albinos soient des idiots. C'est donc une erreur de les regarder comme formant une variété de l'idiotie. On a nommé *albinos* (1) des hommes de certains climats chauds, dont la peau, au lieu d'être fortement colorée, présente sur toute la surface du corps un blanc mat assez désagréable. Ces individus sont nés de parents noirs, cuivreux ou olivâtres. On les nomme *albinos* dans l'isthme de Pana-

---

6° Les différences physiques, intellectuelles et morales des Pyrénées dans leurs rapports avec les localités où on les constate, sont fort tranchées dans l'exemplaire de ma thèse et qu'il m'a dit avoir consultée, sans cependant me nommer, a fait un travail sur le crétinisme qui ne manque pas d'intérêt.

Voici les principales observations faites sur les habitants des Pyrénées pour déterminer les causes du crétinisme.

1° La conformation physique de l'homme présente de nombreuses dissemblances dans les Pyrénées, soit que les études des populations des vallées diffèrent, soit que, dans la même vallée, on compare entr'eux les habitants des villages qu'elle renferme.

2° Cette conformation varie selon la position géographique des villages ; elle est plus avantageuse sur les hauteurs et dans le voisinage de la plaine, qu'elle ne l'est dans les vallées profondes et entourées de hautes montagnes. Ainsi le type physique des habitants du centre de la chaîne est moins régulier, moins beau que le type physique des Pyrénées qui occupent l'extrémité orientale et surtout l'extrémité occidentale de cette chaîne de montagnes. Entre ces deux extrémités, le centre, la taille de l'homme et sa constitution se trouvent en rapports déterminées avec l'élévation des montagnes et la profondeur des vallées qu'elles circonscrivent.

3° La conformation physique des habitants des Pyrénées est en rapport direct avec leurs aptitudes intellectuelles et morales.

4° La population pyrénéenne peut se diviser en deux grandes catégories : la première se compose d'hommes robustes, bien conformés, très-actifs, très-intelligents ; la seconde comprend des êtres petits, sans harmonie de proportion des diverses parties du corps, d'une intelligence très-bornée et d'une grande indolence. Entre ces deux catégories extrêmes, dont l'une habite les hauteurs et le voisinage des plaines, l'autre les vallées basses et profondes, il est possible d'établir une échelle proportionnelle par rapport à l'organisation physique de l'homme et aux différents degrés de son intelligence.

5° Une conformation irrégulière, un défaut d'harmonie entre les membres et le tronc, nous paraissent être les premières empreintes du crétinisme. Cette affection n'est pour nous qu'une exagération, un degré plus avancé des traits physiques et intellectuels qui distinguent les Pyrénéens de la seconde catégorie. De telle sorte que dans les Pyrénées il nous semble possible d'étudier le crétinisme dans la marche d'évolution, ce qui devrait favoriser les recherches sur l'étiologie de cette affection.

(1) *Albus*, blanc.

Idiotie, I.

ma, *doudos* en Afrique, *bedas* à Ceylan, *chacrelos* à Java, *nègres blancs* parmi nous. Le lieu où on les rencontre en plus grand nombre est l'isthme de l'Amérique, contrée remarquable par l'humidité, la chaleur et l'insalubrité du climat. Ils ont, en général, la peau très blanche, les yeux rouges, les cheveux et les poils blancs; ils sont héméralopes.

Il y a, dit-on, beaucoup d'idiots parmi eux. Cependant on en voit qui, bien loin d'être privés d'intelligence, ont les facultés intellectuelles très-étendues; quelques-uns sont cités comme possédant plusieurs

---

tous les points habités par une population commerçante, industrielle et civilisée; ce qui explique très bien l'influence de la civilisation sur l'homme.

7° D'après ce qui a été dit sur les rapports qui existent entre le crétinisme et le type physique de quelques habitants des Pyrénées, il est facile de comprendre qu'étudier les causes de ce type, c'est étudier certaines causes du crétinisme.

8° Il existe des rapports incontestables entre la richesse de la végétation et la constitution physique de l'homme; ces rapports toujours inverses, sont-ils de simples rapports de coïncidence? ou bien une végétation trop vigoureuse peut-elle exercer une influence fâcheuse sur les populations qui vivent au milieu d'elle?

9° L'humidité du sol, celle de l'atmosphère, semblent jouer un très grand rôle dans la production du goître et du crétinisme; cette condition hygiénique peut être considérée comme une de celles qui coïncident le plus fréquemment dans les Pyrénées avec la présence du goître et du crétinisme. Elle manque cependant dans quelques villages dont les habitants sont décimés par ces affections; le goître et le crétinisme ne sont endémiques que dans les vallées basses et profondes.

10° Il est incontestable que l'usage pour boissons de certaines eaux peut être préjudiciable à la santé de l'homme. L'usage des eaux dans les Pyrénées n'est pas une cause indispensable du goître et du crétinisme.

11° La malpropreté et la misère, une alimentation de mauvaise nature, étant des conditions hygiéniques communes à toutes les localités des Pyrénées, on ne peut les regarder comme les causes déterminantes du goître.

12° Les habitants de chaque village ne s'allient que fort rarement dans les Pyrénées à ceux d'un village voisin. De cette funeste habitude doit nécessairement résulter, à la longue, la dégradation de la population.

Voici ce que renferme de plus saillant l'exposé des doctrines de M. Marchand, qui viennent confirmer ce que j'ai avancé, que c'est surtout à empêcher les alliances que doivent tendre les efforts des philanthropes; quant à la cause essentielle du crétinisme par rapport aux localités, il est certain que l'assainissement des habitants, le percement des routes, l'écoulement facile des eaux, seraient des moyens d'hygiène fort convenables dans les vallées où les améliorations ont tant de peine à s'introduire.

langues. M. *Esquirol* a connu un individu appartenant
à une très grande famille, qui est albinos. Il est rempli de raison et d'esprit ; il a deux enfants qui ne sont
pas comme lui. Pour se donner plus d'assurance
dans le monde, il a soin de se peindre les cheveux
et les sourcils. Il existe de nos jours un albinos qui
se montre publiquement, et qui répond fort juste à
toutes les questions qui lui sont adressées. On ne doit
donc pas classer les albinos parmi les idiots, mais les
considérer comme une variété accidentelle de l'espèce
humaine.

TRAITEMENT.

Quand on dit *traiter* on ne dit pas guérir, car on
peut traiter sans guérir ; mais si l'on traite, on désire
toujours soulager l'homme malade. C'est dans cette
intention que je propose un traitement pour l'affection
dont il s'agit, affection qui est, dit-on, nécessairement
incurable. Il existe un vice de conformation, la maladie
est congéniale ; elle est quelquefois héréditaire, et tout
ce qu'on peut tenter est inutile, voilà ce qu'on ne cesse
de répéter. Il est bien certain que l'on ne peut faire
éclore l'intelligence chez un idiot ; mais n'existe-il pas
des êtres moins imparfaits dont on pourait améliorer le
sort en développant, s'il est possible, le peu de facultés
qu'ils ont reçues en partage ? N'avons-nous pas vu,
en outre, qu'il existait une idiotie secondaire qui
peut permettre, jusqu'à un certain point, l'espoir d'une
guérison ?

Dans tous les cas, rien ne peut excuser l'espèce
d'abjection et d'avilissement dans lequel sont tombés ces malheureux disgrâciés de la nature. Mais,
s'il en est ainsi parmi nous, ils sont bien vengés par
les préjugés, qui, dans certains pays, les font regarder comme privilégiés. Les habitants du Valais s'estiment fort heureux quand ils ont dans leur maison
un crétin, que le ciel, disent-ils, s'est plu à combler

de ses bienfaits. Ce n'est point de la vénération que je réclame aujourd'hui, c'est de l'humanité! Déjà la bienfaisante adminitration des hôpitaux et hospices civils de Paris a recueilli dans son sein beaucoup de ces infortunés; elle les a confiés à des médecins éclairés, qui veillent sans cesse à leur conservation. Chargé de la division dans laquelle ils se trouvent réunis, j'ai dû les observer et tâcher de pénétrer s'il n'existe pas des moyens d'*améliorer leur sort. Je crois qu'on peut le faire en les soumettant dès l'enfance à une éducation tout à la fois intellectuelle et médicale.* On apprécierait avec soin leur degré de capacité, et l'on proportionnerait leurs travaux à leur intelligence ; le médecin les entourerait de toutes les précautions hygiéniques convenables, et favoriserait les efforts de la nature. A l'âge de puberté, on profiterait de l'énergie qui se développe à cette époque pour leur donner une direction quelconque. On aurait soin de régulariser leurs actions, ce qui ménagerait leur attention. L'habitude et l'imitation seraient, pour beaucoup d'entre eux, les seules causes de progrès ; mais qu'importe pourvu qu'ils devinssent utiles ! l'expérience et la philanthropie détermineraient bientôt quelles sont les règles les plus convenables à suivre dans ces différentes circonstances (1).

---

(1) C'est ce qu'ont essayé de faire avec plus ou moins de succès MM. Félix Voisin et Séguin.

En 1834, M le dr Voisin s'est adressé à l'Académie des sciences, afin de signaler le besoin de l'époque pour la création d'un établissement dit orthophrénique. Ce médecin s'exprimait ainsi :

« N'est-ce donc pas un immense service rendu aux hommes en particulier et à la société en général, que la fondation d'un établissement spécial si l'on fait pour l'intelligence, pour le dévelopement des facultés effectives, pour le redressement dangereux, pour la guérison des vices de cœur, ce qu'autre part on fait pour les diformités du corps ? »

On sait le peu de succès qu'ont eu les premières tentatives de M. Voisin pour fonder un établissement de ce genre; il y avait d'ailleurs, comme je l'ai exprimé dans une lettre à l'Académie des Sciences, une sorte de danger de rapprochement de ces êtres disgraciés de la nature, qui souvent épileptiques et indomptables ne pouvaient que donner un funeste exemple à leurs camarades. Je dois ajouter cependant qu'un établissement pareil où des divisions distinctes permettraient d'établir des catégories d'idiots et d'enfants gâtés,

Si nous remontons aux causes de l'idiotie, nous voyons qu'elle peut dépendre d'études précoces, de maladies violentes. Combien d'enfants nés avec les dispositions les plus heureuses perdent ainsi la jouissance de leurs facultés! Dans les premiers cas, les enfants se livrent à des études au-dessus de leur âge, ils sont des prodiges; mais bientôt, si l'on ne tempère cette activité cérébrale, ils tombent dans l'affaissement. Il faut donc prévenir ce résultat funeste par une conduite sage et modérée. Dans le second cas,

---

ou, comme le dit M. Voisin, enfants nés extraordinairement présenterait une utilité qui donnerait de bons résultats; mais il faudrait qu'un tel établissement fut monté sur une grande échelle et dirigé habilement par un médecin ayant sous ses ordres des maîtres d'une patience à toute épreuve. Voyons maintenant les services rendus par M. Séguin à la classe des idiots.

Ici des faits et des résultats. M. Séguin n'est pas médecin; mais c'est un homme intelligent, qui a étudié et compris ce qu'est un idiot, un être inattentif. En le fixant, en lui faisant exercer régulièrement les membres, les actes et les idées on peut, comme je l'ai indiqué s'adresser directement au mécanisme de l'intelligence et la développer jusqu'à un certain point; car ne croyez pas aux succès immenses, il ne faut pas chercher à éblouir les esprits crédules qui pourraient croire qu'un idiot peut être tellement modifié qu'il puisse devenir homme normal.

M. Séguin a aussi fait des tentatives d'un établissement privé destiné à l'éducation des idiots, mais sans avoir pu le faire fructifier; il fallait qu'il s'adressât d'abord aux hopitaux, là ou il y a un grand nombre de sujets et des capitaux considérables pour qu'une entreprise de ce genre pût être soutenue. L'administration des hospices a recueilli favorablement les essais heureux de M. Séguin, et lui a d'abord donné sous la direction un service d'idiots à l'hospice des Incurables, où il y a prouvé en moins d'une année de succès indubitables. Quels sont les moyens employés par M. Séguin? Il commence par obtenir le silence, fait mettre en rang les idiots, obtient qu'ils marchent régulièrement; pour assurer l'équilibre du corps, il leur fait porter aux mains des dombelles qui manœuvrent avec eux. Vient ensuite l'exercice de l'échelle; les enfants s'exercent à monter échelon par échelon. Tout se fait avec une sorte de résistance de la part de ces pauvres élèves; mais avec une force de volonté et une patience au-dessus de toute éloge, M. Séguin obtient plus ou moins de progrès par cette gymnastique.

Il essaye enfin le développement de l'intelligence. Il commence par s'assurer de la prononciation de certaines lettres labiales pour arriver aux linguales; il arrive à la lecture, à la notion des couleurs, des formes, au rapport de la figure avec son nom, au rapport du mot écrit et prononcé avec l'idée qu'il représente.

Relativement à la moralité, les enfants idiots gagnent généralement: ils deviennent obéissants, et on a obtenu que leur impatience diminue. On les punit lorsqu'ils commettent des fautes, et l'on domine leurs penchants et leurs passions.

M. Séguin, dans un travail qu'il m'a remis, cherche à éclaircir quelques

l'affaissement intellectuel peut coïncider avec une faiblesse générale, qui peut se relever avec les forces du malade. Mais si cet état persiste, devra-t-on abandonner l'enfant à son triste sort? Je pense que, dans ces deux circonstances, il faudra le soumettre à une seconde éducation, ménager ses progrès, et l'amener, s'il est possible, à un nouveau développement de l'intelligence.

Les femmes enceintes devront éviter avec le plus

---

points obscurs de l'idéologie. Les notions, dit-il (et non pas comme on l'a prétendu, les idées), s'acquièrent par les sens. Ce principe posé lui a servi à la [illegible]te des premières études des idiots. En effet, attention, comparaison, jugement sont des abstractions et pour M. Seguin, il n'y aurait dans tout phénomène intellectuel que sensation, notion, idée, dont dérive l'intelligence. Ce n'est pas ici l'occasion de discuter longuement sur ces principes; mais il ne peut y avoir de notions sans perception, et la perception du cerveau ne peut-être exacte que lorsque l'organe est dans un état normal. De la perception viendrait la notion; phénomène acquis, et enfin l'idée; mais l'idée d'une chose n'a de valeur qu'autant qu'elle est applicable par la comparaison ou l'idée des rapports d'où dérive l'appréciation, le jugement, et enfin le raisonnement. Eh bien, je dis que vous pourrez donner à l'idiot des perceptions plus régulières, des notions exactes, quelques idées; mais il ne fera jamais de ces idées ce que peuvent faire ceux qui, ayant une bonne organisation cérébrale, les appliquent à des comparaisons multipliées et à des jugements étendus.

Terminons en disant que des tentatives heureuses sont faites pour l'éducation des idiots, qu'il faut persévérer dans cette excellente voie, et qu'il est probable que l'on pourra utiliser ces êtres infortunés dont on développe simultanément le physique et le moral, à des ouvrages manuels qui prouveront un certain développement intellectuel; mais ne croyez pas à ce qu'on pourrait appeler une *guérison*, c'est-à-dire à un perfectionnement intellectuel entier; il y a quelque chose de plus fort que tous vos moyens; c'est un vice d'organisation qui subsistera comme subsiste un membre déformé ou un tendon rétracté.

Dans une visite que j'ai faite à Bicêtre dans ces derniers temps, j'ai vu en effet des idiots manœuvrer devant moi suivant la méthode de M. Séguin, et j'ai admiré ses procédés et quelques-uns de ses succès; mais j'ai vu aussi que parmi ces idiots à figures caractéristiques il y avait un mélange d'épileptiques. Je suppose qu'ils ont été placés là pour servir de moniteurs à leurs voisins et pour les rectifier dans leurs mouvements. J'aurais désiré aussi qu'on me désignât les insuccès, car je ne puis croire que certains idiots ne soient réfractaires à ces tentatives d'éducation (1).

Toujours est-il que les philanthropes ne peuvent qu'encourager les soins attentifs de M. Seguin et la bonne direction médicale de MM. Voisin et Leuret.

---

(1) Ces manœuvres avaient lieu devant un des membres de la commission de l'Institut.

grand soin tout ce qui peut faire sur elles une impression physique ou morale. Combien de mères ont à se reprocher des imprudences pendant la gestation ! Combien font ainsi le malheur de leurs enfants et de leur famille ! On évitera les coups et les chutes sur la tête de l'enfant en lui faisant porter un bourrelet suffisamment garni. On se gardera de l'exposer à des impressions morales vives, et surtout à celle de la peur. On l'éloignera des lieux humides, qui disposent d'ailleurs à l'affection scrofuleuse.

Les idiots seront traités avec d'autant plus d'égards que leur position est plus affreuse. Il faut surtout entretenir autour d'eux la plus grande propreté ; leurs aliments seront de bonne qualité, abondants, sans superflu, afin d'éviter qu'ils en abusent, ce qui leur arrive toujours. Les soins et les bons procédés ne sont pas toujours perdus ; ils peuvent amener des progrès, comme nous l'avons vu dans le courant de cette dissertation.

Conclusions.

1° L'idiotie est primitive ou consécutive à la naissance avant l'âge de puberté.

2° L'idiotie présente deux genres, l'*imbécillité* et l'*idiotie* proprement dite. La première offre trois espèces principales qui sont établies sur le degré d'aptitude correspondant au degré de développement de l'intelligence. La seconde présente deux espèces mesurées sur l'absence presque totale des facultés intellectuelles et affectives.

3° Il n'y a point de forme de crâne propre à l'idiotie ; mais cette affection s'accompagne fréquemment de vices de conformation.

4° La vie des idiots des plaines est d'autant moins

longue que les facultés intellectuelles ne sont pas arrivées à leur entier développement, ce qui la distingue
des affections avec lesquelles on l'avait confondue.

5° L'idiotie est une maladie qui se développe à la
naissance ou lorsque les facultés intellectuelles présentent une oblitération plus complète.

6° Les crétins et les cagots présentent les seules variétés que l'on remarque dans l'idiotie.

7° Cette maladie peut être traitée avec avantage,
mais non pas guérie.

Je terminerai cette dissertation par l'observation
fort curieuse d'une fille hydrocéphale, imbécile au troisième degré, et par celle d'un imbécile au premier
degré, qui est mort dernièrement dans mon établissement (1).

Marguerite Vergne, âgée de 18 ans, petite de taille, d'un
tempérament lymphatique, scrofuleuse, rachitique, a les
yeux gris, louches, les pupilles dilatées ; les cheveux sont
blonds, les dents et les gencives mauvaises ; la physionomie
est douce, mais sans expression ; le visage est bouffi. Paralysie
des membres inférieurs, et surtout à droite. Le membre
inférieur de ce côté est moins long que le gauche ; il est amai-
gri, atrophié, rétracté. Le bras droit est dans le même état.
La tête, énormément développée, a 21 pouces et demi de
circonférence ; les sutures paraissent entièrement formées.
Elle est entrée à la Salpêtrière le 23 juin 1823. Elle mange
sans qu'on l'aide et irait même chercher ses aliments si elle
n'était estropiée. Elle est réglée abondamment ; ses déjections sont involontaires. Elle marche et monte les escaliers
en s'appuyant sur une chaise qu'elle porte devant elle. Dans
son dortoir, elle s'avance assise ; et, s'aidant de son bras non
paralysé, elle fait exécuter à son siège des mouvements qui
la font avancer. Epileptique d. , sa plus tendre enfance, les

***

(1) **Rue de Charonne, à Paris.**

membres du côté sain sont agités de mouvements convulsifs. Très colère, méchante, elle mord et frappe ; gourmande, elle cherche à prendre les aliments des autres. Elle se livre avec fureur à l'onanisme. Lorsqu'on l'interroge, elle répond à ce qu'on lui demande, pourvu que ce soient des choses qui la concernent. Elle répète souvent d'une voix grêle : *Je dirai dix, cent* Pater *pour vous.* Elle a le sentiment de la reconnaissance ; elle est même caressante pour la personne qui la sert. Elle voit sa mère avec plaisir. Avant son entrée à l'hospice, elle venait de perdre son père ; elle en fut affligée ; elle dormait peu et paraissait agitée la nuit. Pendant le jour, elle se vautre souvent dans la boue, et s'expose à la pluie, au soleil. Elle ne paraît pas craindre le froid.

Vers le mois d'octobre 1823, elle eut un vomissement de sang. Elle entra à l'infirmerie. (Application de sangsues; tisane adoucisssaate; repos et diète). Le vomissement cessa ; mais il survint un dévoiement qui se prolongea plusieurs mois. Les matières âcres enflammèrent la peau correspondante au sacrum; il en résulta une ulcération qui ne fit que s'agrandir malgré tous les soins possibles. Cette fille se plaignait souvent de maux de tête, de pesanteurs, de chaleur au visage. Elle succomba le 10 avril 1824.

Autopsie. Proportions générales du crâne considérablement augmentées ; les os sont durs, et opposent de la résistance à la scie ; leur épaisseur est d'une ligne et demie. On observe des os wormiens à la réunion de l'occipital avec les pariétaux. La dure-mère a suivi le développement du cerveau ; elle est saine. L'arachnoïde est légèrement injectée, et adhérente à la substance corticale, principalement en avant de l'hémisphère gauche.

Le cerveau est énormément distendu par de la sérosité ; ses hémisphères forment deux espèces de poches. A leur surface, la substance corticale est ramollie et facile à enlever, particulièrement à la partie antérieure et gauche. Les circonvolutions sont presque entièrement effacées de ce côté, et dans quelques points, l'amincissement est tel, que le moindre effort a suffi pour déterminer une rupture ; à droite l'amincissement est beaucoup moins considérable.

Les ventricules, énormément dilatés, laissent échapper une grande quantité de sérosité. Le ventricule gauche présente : 1° des parois très minces, formées par les substances médullaires et corticales, réduites à une couche très mince dans plusieurs endroits ; 2º des brides assez nombreuses de nature médullaire, s'étendant d'une paroi à l'autre ; 3º à la partie postérieure de la cavité, un prolongement médullaire qui s'étend du pédoncule du cerveau à la partie extérieure et inférieure de la poche cérébrale et qui semble être les restes de la couche optique ; 4º un léger renflement, situé en avant et en dehors de ce prolongement, qui parait être le résultat de l'atrophie du corps strié. La corne d'Ammon est saine. Le *septum lucidum* est entièrement détruit. Le ventricule droit contient beaucoup moins de sérosité ; ses parois sont plus épaisses ; la substance médullaire est consistante. La couche optique, le corps strié et la corne d'Ammon sont sains.

Le cervelet est plus volumineux, plus étendu à gauche qu'à droite ; ses deux lobes ne sont point parallèles.

L'arachnoïde, supérieure et inférieure à ceux-ci, est épaissie ; une matière purulente verdâtre est infiltrée au-dessous d'elle dans plusieurs points de sa surface. La substance corticale du lobe gauche est d'un gris ardoisé, et ramollie. La substance médullaire est de consistance naturelle. A droite, la substance corticale est saine, la substance médullaire compacte et résistante.

La protubérance annulaire est dans l'état naturel. Le prolongement spinal offre une coloration verdâtre qui s'étend jusque dans son intérieur.

Thorax. Plèvre adhérente à droite dans l'étendue de la paume de la main. Poumons sains. Cœur petit et flasque.

Abdomen. Estomac peu injecté. Les intestins grêles sont agglomérés à la partie inférieure. La membrane muqueuse est rouge dans plusieurs points de son étendue, mais sans ulcération. Les gros intestins contiennent des matières jaunes et liquides. Les autres organes sont sains.

OBSERVATION *d'un idiot partiel ayant les facultés du calcul et de l'ordre, mort en 1842. Autopsie.*

M. D.., âgé de quarante-huit ans lorsqu'il entra dans l'établissement, était d'une assez bonne constitution ; d'un caractère doux, il avait toujours eu l'intelligence peu développée ; ce n'est qu'à force de maîtres et des soins qu'on était parvenu à lui apprendre à lire, à écrire et à compter. Il possédait une faculté extraordinaire, celle de dire assez promptement à quel quantième de l'année correspondait tel jour qu'on lui désignait; et, chose extraordinaire, il ignorait souvent dans quelle année il vivait. Il se faisait aussi remarquer par son esprit d'ordre et de rangement, et aimait voir les objets placés deux à deux; s'il voyait une fenêtre ouverte, il en ouvrait une seconde; si on le touchait au bras, il se faisait toucher au bras opposé ; si même il s'était fait mal à une jambe il se frappait l'autre; un jour une bûche lui tomba sur le pied droit, il saisit la bûche et se la fit tomber sur le pied gauche.

Ces facultés, ces tendances si distinctes, devaient frapper les phrénologistes, qui distinguèrent positivement les protubérances de l'ordre et du calcul. L'examen du crâne était assez curieux ; voici ses dimensions: Circonférence : 21 pouces (560 millimètres); diamètre transverse, 5 pouces et demi (155 millimètres) ; diamètre antero-postérieur, 7 pouces (190 millimètres). Le crâne est assez bien conformé, le front est assez large, mais fuyant. (Lorsque je rédigeai cette observation, en 1836, j'annonçai que les os devaient être fort épais.)

En 1836, on s'aperçut que sa marche était difficile. Il avait les prodromes d'une péraplégie. Il resta dans un état stationnaire pendant une année, après laquelle il eut plusieurs petites attaques d'apoplexie accompagnées de pâleur extrême du visage; le malade perdait connaissance, et revenait bientôt de son affaissement. Le 20 août 1842, il eut une très forte attaque d'apoplexie, qui fût suivie de spasmes et de convulsions qui avaient tous les caractères épileptiques, le côté gauche du corps surtout se trouvait affecté de convulsions. Saignées, ventouses au cou, sinapismes. Sous l'influence de ce traitement, les accidents parurent céder; mais un travail inflammatoire se faisait au cerveau, les accès épileptiques se renouvelèrent avec contracture à gauche, il s'affaiblit successivement, et succomba au milieu de ses accès qui persistèrent constamment.

Autopsie. — Maigreur du cadavre, cachet de la souffrance sur le visage.

La tête est volumineuse, le cuir chevelu est assez épais. Les os du crâne sont épais à la région frontale, et avec une épaisseur normale à la région postérieure et latérale de la tête. Au niveau du sinus longitudinal supérieur, on remarque que les os sont amincis et logent des glandes de Pacchioni développées.

La dure-mère est soulevée et même percée par les glandes dont je viens de parler, pour aller soulever les tables de l'os qui était translucide; l'arachnoïde ouverte laisse échapper de la sérosité en assez grande quantité; elle est épaissie à la surface convexe du cerveau et normale à la base. La pie-mère est aussi épaissie et adhérente à l'arachnoïde, elle s'enlève assez facilement. La substance corticale paraît saine, si ce n'est au lobe moyen et postérieur, surtout à gauche, où l'on enlève cette couche corticale avec les membranes. A l'hémisphère droit, la surface corticale est rougeâtre, mais ne s'enlève pas avec les membranes.

Coupée couche par couche, la substance médullaire est généralement ramollie, et présente çà et là des foyers apoplectiques d'un aspect jaunâtre, et un ramollissement qui les entoure. Ces foyers sont très nombreux et coïncident avec les attaques qui se sont multipliées dans les derniers temps de la vie du malade; plus on se rapprochait des cloisons du ventricule, plus ces foyers se multipliaient. A gauche, l'hémisphère est moins parsemé de ces petits foyers, mais il y a en arrière une assez grande étendue de ramollissement.

Il y a aussi une remarque que j'ai oublié de mentionner dans l'examen général de la masse cérébrale : c'est que les lobes antérieurs étaient fort petits, ce qui coïncide avec l'épaisseur considérable du coronal.

Portant mon investigation vers les centres du cerveau, on trouve un ramollissement presque général ; la cloison centrale est en bouillie, la couche optique droite est moins consistante, les corps striés sains. La voûte a trois piliers, la protubérance et une partie du bulbe rachidien, partagent l'aspect de ramollissement. Le cervelet était petit.

Thorax. — Les poumons étaient gorgés de sang, surtout en arrière ; on trouve un peu de sérosité dans les plèvres. Le cœur est flasque, le péricarde renferme une certaine quantité de sérosité.

Abdomen. — L'estomac est à l'intérieur arborisé, la membrane muqueuse paraît saine ; les intestins grêles sont phogosés légèrement dans quelques points.

RÉFLEXIONS.

Chez cet imbécile le cerveau était assez volumineux et la tête assez bien conformée; aussi avait-il un certain degré d'intelligence, et l'éducation avait fait quelque chose pour lui. Cependant le front était très fuyant et les tempes aplaties. On pouvait supposer, ce que j'avais dit depuis longtemps, que les os du crâne étaient épais. L'autopsie à confirmé plus tard cette prévision.

Il y a un autre point sur lequel je vais appeler l'attention, c'est cette sorte d'atrophie du cerveau qui peut exister avec le développement de la boite osseuse; ici encore, nous avons trouvé que le cerveau présentait comparativement moins de volume que le crâne lui-même, en raison de l'épaisseur de l'os coronal (1).

Quant aux facultés partielles qui peuvent exister chez les idiots, *Gall* a rapporté un grand nombre de faits de ce genre; il faut donc que les hommes qui se vouent à l'enseignement des idiots saisissent toutes les nuances de l'intelligence de ces enfants, afin de les diriger et de développer leurs tendances naturelles, et d'en tirer le meilleur parti possible.

NOTES ADDITIONNELLES.

La rapidité avec laquelle j'ai reproduit mes premiers essais sur l'idiotie m'a empêché d'être plus explicite sur les lésions pathologiques du cerveau des idiots. Voici quelques faits à ajouter à ceux que j'ai rapportés.

Malacarme a, le premier, signalé le petit nombre des circonvolutions cérébrales. *Pinel, Gall*, M. *Ferrus* et moi, avons ensuite signalé cette atrophie.

---

(1) J'ai signalé des faits pareils dans les mémoires que j'ai publiés sur la localisation de la folie; 1833, 1836, 1839.

M. *Ferrus* parle de l'atrophie des circonvolutions antérieures surtout ; M. *Esquirol* a trouvé les ventricules étroits et imparfaitement développés. MM. *Cruveilhier*, *Foville* et *Delaye* ont également rapporté des exemples de cette sorte d'atrophie ; tantôt les circonvolutions sont plus petites et moins nombreuses par simple arrêt de développement d'un seul ou des deux côtés du cerveau, ou dans quelques points de cet organe ; tantôt elles sont en même temps altérées, ratatinées, inégales, frangées, indurées, jaunâtres ou décolorées, disposition que M. *Rostan* a considérées comme le résultat d'un ramollissement suivi d'absorption ; quelque fois même les circonvolutions n'existent pas. M. *Jadelot* a présenté à l'Académie de médecine le cerveau d'un idiot dont les hémisphères n'offraient aucune trace de circonvolutions, mais seulement une couche uniforme de substance médullaire recouverte d'une couche mince de substance corticale.

L'atrophie a été aussi observée plus profondément ; on l'a vue atteindre les couches optiques, les corps striés, le centre ovale de Vieussens, et les diverses parties blanches du cerveau. MM. *Lallement*, *Breschet*, *Andral*, *Foville*, *Delaye*, ont dit avoir trouvé la partie supérieure du cerveau remplacée par une ou plusieurs poches celluleuses pleines de sérosité, et l'organe cérébral réduit à un moignon informe reposant sur la base du crâne. Reil a constaté l'absence complète du corps calleux chez une idiote de 30 ans.

Il est probable que les désordres effrayants qui coïncident avec le défaut absolu d'intelligence sont le résultat d'un arrêt de développement organique où d'affections cérébrales durant la vie intra-utérine ; car ils eussent entraîné rapidement la mort si les désordres avaient eu lieu après la naissance.

M. *Natalis Guillot*, en injectant des cerveaux d'idiots, a plusieurs fois fait la remarque que la vascularité était moindre et inégalement répartie dans ces cerveaux.

M. *Couerbe* a aussi établi par ses recherches que le cerveau des idiots est moins riche en phosphore que les cerveaux d'hommes intelligents.

Ainsi, on voit par cette note et par tout ce que j'ai signalé précédemment, qu'il faut tenir compte tout à la fois de la composition, de la forme et du volume du cerveau.

M. *Parchappe*, en mesurant des crânes d'idiots, a été conduit à cette conclusion, que leur intelligence n'est pas rigoureusement proportionnelle au volume du crâne ; mais néanmoins que l'avantage, sous ce rapport, est du côté des plus intelligents.

Résumé général.

C'est en 1823 et 24 que les premières idées de soumettre les idiots à une sorte d'éducation, ont été écrites page 48. Avant-propos et observations, page 49. Définition et synonymie, page 51. Classement des idiots, basé sur l'aptitude native des idiots, page 53. Trois degrés d'imbécillité et deux degrés d'idiotie proprement dite, page 54. Classification de M. Dubois d'Amiens, page 54. Causes physiques et morales, causes organiques, microcéphalie, déformation du crâne, quatre-vingt-six idiots sur cent présentent des vices de conformation, page 56. Mémoire de M. Desmaisons-Duppellans, page 58. Symptômes et signes certains d'idiotie, page 58. La sensibilité est tellement obtuse chez les idiots que les maladies font des ravages effrayants sans qu'ils manifestent de la douleur, page 60. Penchants, passions, habitudes, chez les idiots, page 62, 65. Facultés intellectuelles, page 64. Educabilité des idiots, page 65. Observations qui prouvent que plusieurs idiots ont gagné en intelligence par l'occupation à laquelle on les soumettait,

———

La *Dissertation sur l'idiotisme* de J. B. M. CAYRE, dont il est question à la page 74, n'offre qu'un médiocre intérêt et ne mérite pas d'être réimprimée (1). L'auteur répète les idées de Pinel et confond l'idiotie avec la démence. L'idiotie comprend, écrit-il, une série de « nuances dont on pourrait faire une échelle de gradation dont la niaiserie occuperait le premier degré et le crétinisme le dernier. » Il insiste assez longuement sur le crétinisme, s'appuyant sur les travaux de Fodéré, rapporte le cas de Pinel résumé à la page 23 de ce Recueil, celui du Dr Haindorf mentionné à la page 32, donne quelques détails sur l'anatomie pathologique d'après Malacarme, Pinel, Willis, puis il ajoute ce passage auquel Belhomme fait allusion :

« Chez les sujets qui ont succombé étant affectés depuis longtemps de cette vésanie acquise, la tête conserve sa forme, quoique le cerveau ait beaucoup diminué de volume ; alors le plus grand développement des os et des méninges en épaisseur fait que le vide se trouve rempli.

« Toutes les recherches qui furent faites n'eurent lieu que sur la forme de la tête, sur l'état du cerveau, sur la grandeur, la profondeur de ses circonvolutions, etc. ; on avait négligé de

---

(1) Thèse de Paris, 1819.

fixer son attention sur le système nerveux proprement dit, sur ces cordons conducteurs de nos sensations et de nos volontés. Le hasard fit que je disséquai la névrologie sur le cadavre d'un homme mort idiot. Je fus étonné d'y rencontrer les différences que je vais indiquer, et que j'eus l'occasion de voir plusieurs fois sur des personnes mortes atteintes de la même maladie.

« Les nerfs cérébraux étaient minces, jaunes et comme atrophiés, de telle sorte que la préparation en était très pénible ; je rencontrai le nerf qu'on appelle *grand sympathique* présentant une disposition inverse : ses ganglions cervicaux étaient très volumineux, surtout les supérieurs, qui étaient au moins trois fois plus gros que dans l'état ordinaire ; ceux situés dans le thorax offraient le même état ; les ganglions semi-lunaires participaient du même développement, ainsi que les nerfs qui en sortent ; les viscères abdominaux étaient aussi très volumineux. »

J. M. B. Cayre termine par des considérations plus ou moins vagues sur le traitement. « On cherchera, dit-il, à réveiller chez les malades quelques sentiments d'attachement et de reconnaissance ; on perfectionnera par l'éducation la petite portion d'esprit qui peut leur être départie. Mais le plus souvent, le médecin a la douleur de voir tous ses soins infructueux. »

BOURNEVILLE.

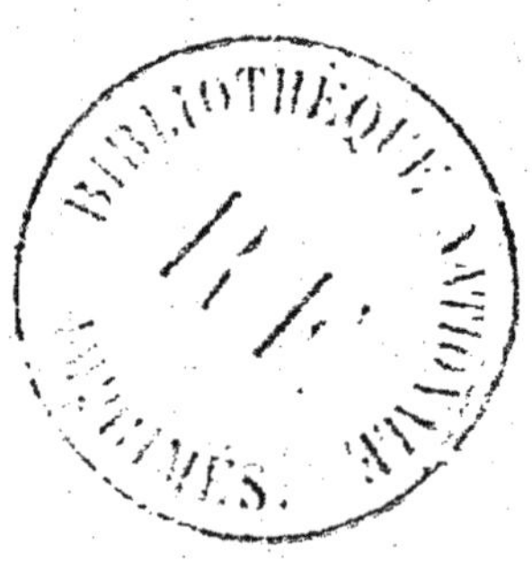

XI.

DE L'IDIOTIE

Par FERRUS (1).

§ I.— *De l'idiotie proprement dite.*

L'idiotie est caractérisée par cet état d'abrutissement dans lequel se trouvent placés les malheureux dont les facultés intellectuelles ne se sont jamais manifestées, ou qui ont subi de bonne heure un arrêt de développement dans l'organe central du système nerveux.

M. Ferrus considère l'idiotie comme le résultat d'un vice organique, *inné* dans la plupart des circonstances, mais quelquefois aussi, comme la conséquence de certaines maladies de l'enfance. Dans le premier de ces cas, il existe ordinairement un défaut d'organisation complète; ce n'est pas que la boîte encéphalique ne soit souvent remarquable sous le rapport de la masse qu'elle présente; mais considérée dans son ensemble, elle n'offre aucune forme bien dessinée, et l'organe qu'elle renferme manque des conditions matérielles intimes qui le rendent habile à fonctionner; c'est alors surtout que l'obtusion des sens et des facultés intellectuelles est complète; car avec une petite masse encéphalique bien développée dans quelques-unes de ses parties, l'individu peut montrer de l'aptitude à certaines fonctions; mais lorsque l'ensemble de l'organe, malgré son énorme structure, est frappé d'une lésion qui détruit son arrangement moléculaire, modifie ses rapports, pervertit sa nutrition ou dénature ses perceptions, sa fonction doit nécessairement être altérée, et souvent même anéantie.

La non éducabilité des sens peut encore être rangée parmi les causes les plus fréquentes de l'idiotie; en effet, combien de sourds-muets, incapables par leur organisation, de recevoir les impresssions qui doivent mettre en

---

(1) *Gazette médicale*, 1834. p. 756.

jeu leurs sentiments affectifs ou les pouvoirs de leur intelligence, restent dans cet état d'abrutissement, malgré les éléments capables de les rendre égaux aux autres hommes par la force de la pensée. M. Ferrus a montré à ses auditeurs des exemples d'idiotie que l'on pouvait, à juste titre, rapporter à cette cause, sans négliger pourtant de faire la part des maladies de l'enfance, qui bien souvent compliquent, et peuvent même engendrer cet état de dépérissement intellectuel. Alors, il est vrai, la maladie s'accompagne ordinairement de paralysie et d'atrophie de membres, et il est peu de praticiens qui n'aient eu l'occasion de vérifier ce fait.

Les idiots constituent une famille d'aliénés bien moins nombreuse que les auteurs l'ont avancé. Cette exagération dans les chiffres qu'ils ont transmis, tient sans doute à ce qu'ils ont confondu l'idiotie avec la démence et l'imbécillité. Cependant ces divers états de l'aliénation mentale présentent des caractères bien tranchés et tout-à-fait différenciels.

La démence est l'abolition accidentelle de la pensée ; l'idiotisme est l'oblitération complète des facultés intellectuelles et affectives. Un faible degré de plus dans l'intelligence constitue l'imbécillité. Les idiots manquent de langage et se rapprochent de la brute ; quelquefois même ils occupent un échelon inférieur dans les degrés de l'animalité ; car au défaut des facultés perceptives s'associe chez eux l'absence des facultés innées ou instinctives, qui restent nulles et sans rapport. Insensibles à la main qui les flatte ou les rudoie, ils ne sont susceptibles d'aucun sentiment de reconnaissance et de vengeance. Les temps, les lieux, les personnes, rien ne peut frapper leur attention ; l'avenir est pour eux comme s'il n'existera jamais, et le passé ne leur a laissé aucune impression de plaisir ou de regret. Leur instinct est dans un anéantissement ou affaiblissement déplorable ; ils se laisseraient mourir de faim si une main charitable ne veillait à leur conservation ; ils croupiraient dans l'ordure si des serviteurs zélés ne leur prodiguaient, malgré cette indifférence, les soins de propreté les plus assidus. Le relâchement des sphincters de l'anus explique pourquoi chez les idiots les matières fécales ne peuvent séjourner longtemps dans le dernier intestin. Leur insensibilité rend aussi raison de leur insouciance pour les premiers besoins de l'homme. Les fonctions génératrices sont les seules qui conservent quelquefois chez eux un degré d'aptitude remarquable. Les idiots ont la peau terreuse, le regard sans expression, stupide, et la sensibilité presque entièrement paralysée. M. Ferrus nous a cité le cas d'une jeune idiote qui avalait du lait bouillant sans témoigner le sentiment de la plus légère douleur. Les facultés perceptives sont entièrement abolies dans les cas d'idiotie avec conformation volumineuse du crâne ; c'est alors surtout qu'il y a lieu de soupçonner l'existence d'une altération organique palpable des centres nerveux ; mais combien il est difficile d'assigner la nature et le siège de cette lésion. Nous ne cesserons de le répéter : il n'y a pas d'altération, il n'y a pas de formes de crâne propres à l'idiotie. Nul doute, comme le fait judicieusement observer M. Ferrus, que dans la majorité des cas, les individus qui en sont atteints présentent des vices de conformation remarquables : mais nous sommes loin d'ajouter à ce fait la même importance et d'en tirer surtout, à l'exemple des phrénologues, des conclusions qui nous paraissent peu logiques. L'histoire d'une foule d'idiots ne fait mention d'aucune organisation vicieuse de la cavité crânienne, d'aucune altération sensible de l'organe encéphalique, et l'on n'ignore pas qu'un seul exemple bien constaté et contradictoire aux idées généralement admises, peut renverser de fond en comble le système qu'elles ont servi à fonder.

M. Ferrus, qui toujours dans ses cours a procédé avec méthode, n'a pas manqué de motiver ses opinions par un grand nombre de faits ; un idiot nommé Ricard, dont nous rapporterons l'observation, lui a servi d'exemple pour motiver ses idées sur la *microcéphalie.* Le second désigné par la dénomination de l'*Inconnu* offrait au contraire un développement énorme de la tête, et cependant ses facultés étaient dans un abrutissement encore plus complet. Comment expliquer phrénologiquement cette différence ! Le professeur a cru trouver raison de l'idiotie de l'*Inconnu*, dans le manque de formes de différents points de la voûte crânienne, et dans une altération sensible de la substance encéphalique. Cette fois du moins, l'ouverture du corps est venue confirmer les prévisions de M. Ferrus. Mais de ce fait on ne doit pas conclure pour les faits à venir ; ceux qui lui ressemblent sont d'ailleurs en trop petit nombre pour détruire le doute ou déraciner les croyances généralement admises. L'obtusion des sens, avons-nous dit, peut dans quelques cas déterminer l'idiotie. Tel est l'exemple de Bauvinet, jeune idiot, que le professeur a montré aux élèves. Sourd-muet et rachitique, ce malheureux n'a pu donner à ses facultés intellectuelles, le développement dont elles auraient été peut-être susceptibles, si la conformation de l'organe des sens avait permis de mettre en jeu chez lui les ressources de l'éducabilité.

Les *albinos* malgré les dispositions heureuses de l'organisation de leur tête, offrent souvent des exemples d'idiotie. C'est à un vice de constitution ou à quelque maladie acquise que M. Ferrus rappo.. e leur état d'abrutissement. Nous admettons avec M. Br... ..., que la teinte des yeux tient chez eux à un défaut de pigmentum de la membrane choroïde. Ils sont nictalopes, tandis que les yeux noirs supportent bien mieux l'éclat du soleil. Le réseau muqueux de la peau manque également dans l'albinisme, d'après certains auteurs, mais cette opinon nous parait encore basée sur un trop petit nombre de faits pour emporter une conviction entière.

Si l'examen du cadavre des idiots ne donne, dans plusieurs circonstances, aucune altération organique capable d'expliquer les désordres fonctionnels, d'autres fois la nécropsie offre des résultats satisfaisants pour la science. Quelques autopsies de la Salpêtrière ont montré tantôt l'absence des parties les plus importantes du cerveau, et comme phénomène le plus saillant, l'épaisseur des os du crâne qui varie ordinairement de trois à six lignes. On a relaté encore au nombre des lésions cadavériques, le peu de profondeur des circonvolutions cérébrales, leur petitesse et l'aplatissement des lobes antérieurs du cerveau. L'atrophie de cet organe ou de quelques-unes des parties qui le constituent est un symptôme des plus constans, et quelquefois la destruction en est complète chez les hémiplégiques. Georget a signalé à l'attention des observateurs, l'injection des nerfs des membres paralysés ; en un mot. rien n'est plus varié que les diverses lésions anatomiques qui accompagnent l'idiotie.

Parmi les maladies de l'enfance qui coïncident avec le développement de cette aliénation, l'hydrocéphalie chronique occupe le premier rang, et les résultats cadavériques fournis par cette maladie sont plus constans et plus avérés. On rencontre alors un épanchement de sérosité tantôt dans les ventricules, tantôt à la surface du crâne ; d'autres fois, enfin, la complication d'altérations diverses, telles que le ramollissement des parties superficielles de la pulpe cérébrale. A ces maladies du jeune âge préside le plus souvent un vice scrofuleux, rachitique, etc., et ces différentes détériorations de l'économie, loin de nous mettre sur la voie de la découverte de la cause principale de l'idiotie, ajoutent encore à notre incertitude, et nous prouvent combien sont fautives toutes les applications phrénologiques exclusives, ne tenant compte que de la forme de l'organe dans l'étude de cette affect'on.

Nous devons sous ce rapport à M. Ferrus, qui, malgré les applications fréquentes de la doctrine de Gall à l'étude des maladies du système nerveux, ne néglige pourtant aucune considération relative aux modifications organiques capables, comme les vices de conformation, d'engendrer l'idiotie.

Terminons ce court exposé par deux observations d'idiotie que le professeur a communiquées aux élèves en plaçant les deux aliénés sous leurs yeux.

OBSERVATION I.

Ricard, âgé de 17 ans, idiot de naissance, présente à l'examen un corps bien développé, bien conformé. La tête seule est petite et dirigée en arrière en forme de pain de sucre. La circonférence, mesurée de la tubérosité occipitale au milieu du front, donne 17 pouces 9 lignes.

Les organes des sens n'offrent, autant qu'on peut en juger, aucune altération notable ; il n'en est pas de même des sens eux-mêmes, qui paraissent assez imparfaits. L'ouïe est peu sûre, le goût et l'odorat sont grossiers. Les corps les plus odorans ne sauraient impressionner la membrane pituitaire. Le toucher n'est pas sûr. Les membres supérieurs, quoique bien conformés, ne se dirigent qu'en tremblant vers les objets et ses mains n'arrivent que péniblement vers eux et ne les saisissent qu'avec difficulté.

Mal servie par ses organes, l'intelligence de Ricard doit-être bien peu développée ; aussi ce n'est qu'avec peine qu'il dirige son attention vers les objets. il fait entendre quelques mots mal articulés : *A mort, à Bicêtre*, et comme un vrai perroquet, il les répète sans en connaître la signification.

Quoi qu'il en soit, l'attention n'est pas aussi nulle qu'on pourrait le croire au premier abord ; étourdi sans doute par les questions qu'on lui fait, Ricard regarde d'un air hébété et ne répond rien ; mais pour peu qu'on simplifie ces questions, qu'on stimule vivement son attention en lui pressant les mains ou en lui frappant les genoux, et surtout en excitant son appétit par l'appât de la nourriture, il répond par oui, par non, répète les derniers mots des phrases qu'il entend. Souvent aussi il revient à ses deux mots favoris (Bicêtre, à mort); quelquefois même on peut tirer de lui des chants d'une monotonie remarquable.

Du reste, Ricard n'a aucune reconnaissance pour les personnes qui le soignent ; il leur sourit, mais il sourit également à tout inconnu.

La faim ne le fait jamais remonter à son dortoir. On est obligé de lui apporter ses aliments ; il les reçoit avec empressement et jette les hauts cris si on les lui enlève. Il rend ses urines, ses matières stercorales partout où il se trouve, dans son lit, dans sa robe, sans être retenu par aucune considération.

OBSERVATION II.

Inconnu. La taille de l'inconnu est de 4 pieds 4 pouces. La tête assez volumineuse, ne présente, sous d'autres rapports, rien de remarquable. Sa circonférence, mesurée de la tubérosité occipitale au milieu du front, donne 20 pouces 2 lignes.

Le corps entier de l'inconnu est peu développé, aussi ne lui donne-t-on pas plus de 14 à 15 ans. L'abdomen a un volume considérable. Le thorax, au contraire, présente dans tous ses diamètres une diminution sensible. Malgré ce rétrécissement, la respiration n'éprouve aucune gêne.

L'inconnu est sourd et muet, et pour toute expression de langage il fait entendre, tantôt une espèce de mugissement, tantôt un grognement continuel. Le goût et l'odorat sont imparfaits. Les corps les plus odorants et les aliments les plus sapides ne paraissent pas impressionner ses organes. Le toucher n'est pas sûr : ce n'est qu'avec peine qu'il saisit les objets. Quoique sa vue paraisse assez bonne, l'inconnu ne conduit que maladroitement sur les objets ses yeux dépourvus, du reste, de toute expression.

L'inconnu ne conserve pas la connaissance des lieux ; il ne retrouve qu'avec peine son lit ; souvent même il lui arrive de prendre une couche plus ou moins éloignée de la sienne, pour celle qu'il occupait la veille.

L'inconnu ne manifeste le sentiment de la faim par aucune expression de physionomie ou de langage ; si on lui présente les aliments, il les prend maladroitement, et pour les porter à la bouche, il avance fortement la tête qu'il approche des mains. Le goût de l'inconnu est tellement dans l'enfance qu'il ne peut manger que du pain et de la viande ; il rejette toute nourriture. Au dire des infirmiers, l'inconnu, pressé par la soif, prendrait une tasse, puiserait de l'eau dans un seau, replacerait la tasse après avoir bu.

Les mêmes signes lui suffisent pour manifester sa joie ou sa colère ; il pince ou mord les doigts des individus qui le flattent ou lui font mal. Lorsque nous visitâmes l'inconnu, il était arrivé à un degré de dépérissement et de marasme voisin de la mort ; il a succombé depuis quelques jours, et voici les résultats qui nous ont été transmis sur son autopsie.

Crâne. Les parois du crâne ont une épaisseur considérable d'environ 4 à 5 lignes. Les tables externes et internes n'ont point participé à cette augmentation. La cavité du crâne est inégalement développée des deux côtés : à droite le développement est plus considérable qu'il n'est à gauche, de sorte que cette cavité n'offre point la symétrie ordinaire. En considérant cette cavité, on est porté à croire qu'une force interne agissant sur toutes ses parois, les a rejetées en dehors, aussi la partie inférieure de l'occipital offre avec la partie supérieure du même os, un angle plus obtus que dans l'état normal.

Certaines éminences telles que l'apophyse *crista galli*, les extrémités des apophyses ptérygoïdes; la partie osseuse qui complète en bas le conduit auditif osseux, offrent un volume considérable, tandis que d'autres, telles que les apophyses d'Ingrassias, sont peu développées, quoique soudées de bonne heure avec leurs bases.

Membranes. La dure-mère n'offre aucune altération; dans l'intérieur de l'arachnoïde se trouve épanchée une once environ d'un liquide séroso-sanguinolent.

L'arachnoïde, la pie-mère paraissent cependant bien saines, quoiqu'elles soient un peu plus pâles que dans l'état normal.

Cerveau. Les circonvolutions du cerveau sont nombreuses, peu développées; les anfractuosités cérébrales sont peu profondes; la substance cérébrale parait infiltrée d'un liquide séreux qui lui enlève beaucoup de sa consistance.

Les ventricules latéraux sont énormément dilatés; ils ont au moins quatre fois leur ampleur normale. Le septum lucidum est déchiré en partie, et parait formé de filamens fibreux la substance cérébrale n'existant plus, par suite de cette déchirure les ventricules communiquent facilement l'un avec l'autre.

Le cinquième ventricule a aussi un développement considérable; on sépare facilement et dans une grande étendue, les lambeaux de ses parois latérales, qui forment en même temps le septum lucidum. Le troisième ventricule est dilaté; la commissure molle est déchirée; la protubérance et le cervelet sont dans l'état normal.

Thorax. Les poumons peu développés sont sains.

Abdomen. État sain dans la totalité, si ce n'est le rectum qui est fortement gorgé de sang et offre quelques altérations peu étendues.

§ II. — *Imbécillité.*

Nous avons vu les idiots incapables de combinaisons intellectuelles, non susceptibles d'éducabilité, et n'ayant pas même, par le défaut des facultés perceptives, la conscience de leur individualité. Ces êtres disgrâciés, réduits à une vie purement végétative, doivent être soumis à la tutelle la plus absolue. Ils restent, en effet, au-dessous de la brute; car le défaut de perception détermine non seulement l'obtusion de l'intelligence, mais encore celle de l'instinct départie par la nature à tous les animaux. Nous allons nous occuper d'une classe d'individus moins déchus des privilèges de notre espèce, c'est celle des imbéciles, qui présentent dans leur état différents degrés de la dégradation humaine.

L'imbécillité, dit M. Ferrus, peut-être native ou acquise, comme l'idiotie. On peut la diviser aussi en plusieurs, suivant qu'elle est le produit ou d'un arrêt de développement ou le résultat des maladies de l'enfance, ou bien consécutive aux accidents survenus avant la puberté. Après cette époque de la vie, la perte ou l'affaiblissement des facultés intellectuelles reconnaît d'autres causes et prend des noms différents. Les arrêts de développement qui déterminent l'imbécillité peuvent dépendre tantôt d'un vice héréditaire, d'autres fois ils ne reconnaissent d'autres causes que la tendance des espèces à dégénérer; le plus souvent aussi ils proviennent des accidents survenus pendant la vie fœtale.

L'imbécillité acquise est le plus souvent consécutive aux maladies de l'enfance, telles que les convulsions, le strabisme, les exanthèmes répercutées l'épilepsie, et les épanchements ou exhalations de la sérosité, soit à la surface du cerveau, soit dans les cavités intérieures.

Les imbéciles sont doués du langage; mais il est rare que, même dans ses moindres degrés, l'imbécillité ne soit pas accompagnée de quelques vices de la prononciation, et que la parole chez ceux qui en sont atteints ne soit pas tardive. Les caractères anatomiques et physiologiques qu'ils présentent sont à peu près semblables à ceux des idiots, mais à un degré plus faible. Les imbéciles sont rusés, voleurs, libidineux et gourmands; ils manquent de mémoire, de force, d'attention et de persévérance dans ce qu'ils entreprennent; ils ont dans les classes élevées de la société, des velléités pour apprendre ou imiter ce qu'ils voient faire aux autres ; ils ne peuvent se livrer qu'à des futilités ; dans le monde, ils sont parfois des types de fatuité ; ils ont des prétentions à l'esprit, à l'instruction, aux agréments extérieurs ; tout, en un mot, dans leurs manières, décèle la prétention, la suffisance et l'impéritie. La durée de leur vie est à peu près celle des idiots ; ils dépassent rarement la vingt-cinquième année. La constitution générale est plus saine chez les imbéciles, les ravages du vice scrofuleux ne délabrent pas aussi profondément leur santé que celle des idiots ; heureux si l'on pouvait vaincre leur paresse ! leur organisation se raffermit alors, et ils deviennent capables de supporter d'assez rudes travaux. M. Ferrus a insisté sur la nécessité de bien étudier les principaux caractères de la physionomie des imbéciles ; car les questions de médecine légale leur sont quelquefois applicables, et leur examen n'est pas toujours sans difficultés. L'oblitération de l'intelligence n'étant que partielle chez eux il est impossible d'en mesurer et d'en déterminer précisément le degré ; et c'est plutôt d'après leur conduite que sur des règles fixes que l'on doit baser son diagnostic. Toutefois, ajoute M. Ferrus, l'étude de l'organisation est ici fort utile, et l'on peut sur cette classe d'individus faire l'application des observations phrénologiques avec bien plus de succès que sur les autres aliénés et le commun des hommes. La dissimulation, en effet, et l'instruction ne sont pas des moyens que les imbéciles exploitent pour fasciner les yeux. Incapables de calculs profonds et de persévérance, ils se montrent à l'œil de l'observateur à découvert et sans réserve.

Nous nous sommes prononcés ailleurs sur la valeur des appréciations phrénologiques dans l'aliénation mentale, pour ne pas entamer ici une nouvelle discussion. Malgré les réfutations les plus sérieuses, la manie de tout mesurer par le compas phrénologique subsistera encore longtemps. Je ne serais pas surpris, si l'on établissait bientôt dans cet examen des règles de proportion ; si l'on prétendait, par exemple, que le degré d'imbécillité est toujours en raison inverse du volume ou de la saillie de telle circonvolution cérébrale, et que l'idiotie est toujours en raison directe du degré de son aplatissement. Rapportons à l'appui de ces opinions quelques exemples d'imbécillité pris encore dans les leçons cliniques de M. le professeur Ferrus.

OBSERVATION III.

Desprès, dit Savolte, est âgé de 52 ans. Dans son enfance, ses camarades le disaient timbré. De l'âge de 14 ans à 29 ans on le fit travailler dans la menuiserie ; mais l'inaptitude de Desprès au travail, les pertes qu'il faisait éprouver à ses parents par sa maladresse, le forcèrent de quitter ce métier. Ce fut alors que ne pouvant rester à charge à sa famille et vivre sans rien faire, il fut conduit à Bicêtre où il est depuis 1811.

La circonférence de sa tête, de la tubérosité occipitale au milieu du front est de 19 p. 1/2. Desprès est d'une petite stature, ses membres sont bien conformés, les organes génitaux ont un développement considérable, l'organe vocal est, au contraire peu développé, aussi la voix de Desprès est-elle grêle et féminine. L'intelligence de Desprès est si bornée sous certains rapports qu'on peut, sans trop blesser son amour-propre l'assimuler à la brute.

Il est d'une gourmandise extrême ; si on épie ses actions, on le surprend à chercher dans les ordures des restes d'aliments ; il les fait cuire dans du suif qu'il ramasse sur des chandeliers et confectionne ainsi un ragoût qu'il avale gloutonnement. Desprès se livre aussi effrontément à la masturbation ; il est vif et rampant ; s'il aborde ceux qu'il craint, il se prosterne à deux genoux et se traîne ainsi jusqu'à leurs pieds.

En opposition à ses vices, Desprès a des qualités remarquables. Il s'attache aux personnes qu'il sert, et conserve de la reconnaissance pour les services qu'on lui rend. Domestique probe, il a un soin particulier de ce qui appartient à son maître, et si par hasard un objet est égaré chez lui, Desprès est dans des transes mortelles jusqu'à ce que l'objet soit retrouvé, sa complaisance est extrême mais il faut l'avouer, la crainte que lui inspirent les hommes, ou l'espoir d'une récompense, sont les principaux mobiles de sa bonne volonté.

Savolte est d'une galanterie extrême auprès du sexe, il est rempli d'égards et de petits soins pour les dames. Je voudrais, dit-il, une maitresse ! que je serais heureux si elle était belle femme ; du moins pourrait-elle me défendre ! Ses facultés intellectuelles n'offrent pas un développement ordinaire. Savolte ne sait pas bien lire, il n'a jamais pu apprendre à écrire. Il passe quinze années de sa vie dans la menuiserie, et jamais il ne put parvenir à faire le moindre ouvrage. Aujourd'hui toutes ses paroles, toutes ses actions se ressentent de cette demi-imbécillité, et cependant les fonctions de l'intelligence s'éxécutent assez bien. Il a de la mémoire, il peut exercer son attention, sa comparaison, son jugement ; mais le seul mobile de ses actions, et c'est ce qui le rapproche encore plus de la brute, parait être l'amour de soi, l'amour de sa conservation ; l'égoïsme, en un mot, porté au plus haut degré.

OBSERVATION IV.

Denis Cacou âgé de 45 ans ; Simon Cacou âgé de 42 ans.

1° *Conformation du crâne de :*

Denis CACOU	Simon CACOU
La grande circonférence du crâne est de 19 pouces 17 lignes. La masse cérébrale est en général portée en haut et en arrière ; les lobes postérieurs sont assez proéminents. Le diamètre qui s'étend d'une apophyse mastoïde à l'autre est de 4 pouces 1 ligne ; le front sans être resserré est peu élevé.	La grande circonférence de cette cavité a 20 pouces 10 lignes. La masse cérébrale est allongée d'avant en arrière. Les tempes font une saillie assez remarquable. Le front est assez haut d'une apophyse mastoïde à l'autre, il y a 4 pouces 4 lignes, le front s'élargit supérieurement en fuyant vers les tempes.

2° *État intellectuel des deux frères.*

Il est impossible de tirer de grands renseignements des deux frères. Tous les deux font les mêmes réponses ; l'un répète ce que l'autre a dit ; ils ont tous les deux 3 ans, 4 ans, l'âge que l'on veut.

Ils ont même nom, même prénom ; Pierre, Jean-Denis, etc. ; cependant par instant le plus jeune répond plus juste que son frère. Il se dit âgé de 40 ans, demeurant à Bicêtre depuis 1813. Il a appris l'état de tanneur mais il n'a pu vivre.

Tous les deux se rappellent d'avoir été à l'école ; l'aîné surtout ne peut oublier les coups qu'il a reçus de son maître ; il les date seulement de quelques mois. Il connait tout ce dont on lui parle et répète d'une manière inintelligible et en bredouillant les phrases les plus incohérentes ; il parait le plus souvent n'y ajouter aucun sens. L'attention du jeune se fixe assez facilement ; celle de l'aîné est d'une difficulté extrême à fixer.

Les sens paraissent chez Simon dans leur intégrité. Chez Denis l'ouie et la vue sont imparfaites. Le premier se rappelle que la veille il a été au parloir, aux colonnes neuves, où il s'y est fort ennuyé.

Le second se rappelle qu'il a vu son frère ; mais il ne sait pas quel jour, dans quel lieu. Il me prend même pour son frère et me fait des caresses ; l'un parait bon c'est le jeune ; l'autre s'emporte et est très irascible. Il ne veut pas cependant l'avouer ; il craint un châtiment. Aussi flatte-t-il les gens qui lui font ce reproche. Le jeune est occupé à tourner la roue du grand puits. Il passe pour bon travailleur. L'aîné ne sait rien faire ; à peine s'il peut trainer maladroitement une voiture. Il a cependant quelques bonnes qualités. Il est rempli de sentiments d'affection ; aussitôt qu'il vit son frère il courut à lui et le combla de caresses. Le jeune se livre moins à des sentiments affectueux, il regrette bien son pays, où il voudrait retourner ; mais bientôt l'oubliant, il demande instamment à aller aux bons pauvres. Simon vit donc dans l'avenir ; il espère un changement dans sa position. Denis, au contraire, ne s'occupe que du présent ; le travail a peu d'attraction sur lui. Il a cependant un avantage immense sur son frère, celui de la conscience de son imbécillité ; Simon ne se croit pas différent des autres hommes. Tous les deux sont bien constitués et d'une santé robuste.

XII.

DE L'IDIOTIE.

PAR FOVILLE (1).

L'idiotie consiste, comme la démence, dans l'oblitération, la destruction plus ou moins complète de l'intelligence ; elle en diffère, en ce que cette oblitération est primitive, congéniale chez l'idiot, tandis qu'elle est accidentelle, consécutive chez l'individu en démence.

Il existe encore cette différence entre l'idiotie et la démence, que le travail morbide d'où résulte la première est arrêté depuis longtemps, tandis que le travail morbide qui constitue la démence n'est, pour ainsi dire, jamais arrêté complètement, et tend sans cesse à faire de nouveaux progrès.

Quelques auteurs, Georget entre autres, ne comprennent pas l'idiotie dans l'aliénation mentale, se fondant sur ce que cette maladie est congéniale et dépend le plus souvent d'un vice de conformation du cerveau. Ces raisons me semblent insuffisantes. Est-ce que la cataracte congéniale, parce qu'elle est congéniale, ne doit pas être étudiée avec la cataracte accidentelle ? Est-ce que le bec-de-lièvre, le spina-bifida, ne doivent pas, chacun, trouver leur place dans une distribution méthodique des maladies des lèvres et du rachis, parce qu'ils sont des vices de conformation ?

M. Esquirol divise les idiots en idiots proprement dits et en imbéciles : les idiots sont ceux chez lesquels l'oblitération, intellectuelle est portée au plus haut point d'intensité. Il y a plusieurs degrés d'idiotie : quelques idiots n'ont pas assez d'idée pour porter à leur bouche les substances alimentaires, mais il suffit d'introduire ces substances dans la bouche pour que les idiots en exécutent la mastication et la déglutition ; tandis que dans les degrés plus prononcés d'idiotie, cela ne suffit pas encore : il faut pousser jusque dans le larynx le bol alimentaire, qui, soumis alors aux contractions musculaires de la vie organique, est conduit dans l'estomac.

Les imbéciles sont ceux qui, sans avoir assez d'intelligence

---

(1) *Dictionnaire de Médecine et de Chirurgie pratiques*, par Andral, Bégin, Foville, Londe, Magendie, etc., etc. Paris, 1829. — Fragments de l'article : *Aliénation mentale.*

pour remplir les fonctions ordinaires de la société, sont néanmoins susceptibles d'une sorte d'éducation (page 512).

. . . .

L'enfance est l'âge de l'idiotie, de l'imbécillité; les imbéciles et les idiots sont tels, en effet, soit par suite d'une conformation vicieuse de l'organe de l'intelligence, soit par suite d'une altération accidentelle, profonde, survenue dans le sein de la mère, ou dans les premiers temps de la vie extra-utérine. Les aliénations accidentelles, au contraire, sont très rares chez les enfants. M. Esquirol en cite trois exemples. J'en ai vu un moi-même, chez un enfant de dix ans, que la lecture assidue des romans de chevalerie avait conduit à se croire un des héros de ces ouvrages. Il passait des journées entières à se battre contre les arbres, les murailles, qu'il prenait pour des infidèles. Enfin nous avons reçu il y a quelques jours, une petite fille de sept ans et demi, aliénée depuis dix-huit mois à la suite de la rougeole (p. 516)…..

Idiots. — J'ai cru devoir rapporter à part les altératious rencontrées chez les idiots, craignant la confusion en les incorporant à celles qu'on observe dans les aliénations accidentelles.

Les altérations observées chez les idiots doivent être rapportées : 1º à des vices de conformation : 2º à des altérations de texture.

Vices de conformation. Chez beaucoup d'idiots, le volume de la tête et du cerveau est peu considérable. Des idiots adultes n'ont pas un volume de tête plus fort que des enfants bien conformés, âgés de quelques mois, un ou deux ans. La petitesse des parties n'est pas leur seul vice; on trouve souvent en outre, dans ces cas, le crâne épais, très dense, éburné; le cerveau assez dur, les circonvolutions très minces, séparées par de larges intervalles. On a vu même les circonvolutions manquer sur une étendue considérable.

En 1825, M Payen, alors interne à l'hôpital des enfants, a trouvé un cerveau d'idiot dont les circonvolutions inférieures étaient seules développées. Dans les régions supérieures, la substance grise très-mince formait, comme chez les rongeurs, une membrane parallèle à la courbure de la voûte du crâne.

On se rappelle qu'à une époque de la formation du fœtus, le cerveau n'offre pas de circonvolutions. L'altération dont je parle ici pourrait à juste titre être regardée comme la persistance de cet état, en d'autres termes, un arrêt, une suspension de développement. Du reste, il n'y avait dans l'apparence de la substance grise ou de la blanche aucune altération. La petitesse remarquable du cerveau, et surtout l'absence complète de ses circonvolutions dans une étendue considérable ne pouvaient être que des vices de conformation. Les autres altérations que je vais indiquer sont, au contraire, des maladies accidentelles, survenues dans le sein de la mère ou dans les premiers temps de la vie extra-utérine.

Altérations de texture. — Quelquefois on ne trouve chez les idiots et les imbéciles que l'adhérence générale des membranes à la substance corticale des circonvolutions. J'ai vu plusieurs cas où cette adhérence était si intime et si générale qu'après l'ablation des membranes, le cerveau se trouvait véritablement dépouillé de substance corticale.

D'autres fois, sans que les membranes soient adhérentes, il existe une destruction très étendue de la substance corticale extérieure; d'où il résulte que les circonvolutions, au lieu de leur aspect ordinaire, ne présentent qu'une surface irrégulièrement frisée, comme la feuille de certains végétaux. Dans quelques endroits, on trouve encore des fragments qui ont assez bien l'aspect normal; mais la plus grande partie de la surface des hémisphères n'offre que de petites végétations jaunâtres, dures, coriaces, granulées.

Dans plusieurs cas de cette espèce que j'ai examinés, les circonvolutions de la base de cerveau n'avaient point participé à l'altération; elles étaient petites, leurs anfractuosités peu profondes; mais leur substance ne semblait nullement altérée, tandis que les traces de circonvolutions qui restaient dans les régions supérieures n'avaient plus rien des caractères propres à l'état normal, les végétations. les petites tumeurs agglomérées ou distinctes qu'on remarque dans ces parties étaient différentes de volume, de forme; les unes, polygonées, d'une étendue de cinq à six lignes; les autres, mamelonnées et dégénérant de la grosseur d'un poids à celle d'un grain de millet, offraient une couleur jaunâtre, qui, dans les plus grosses, se rapprochait un peu du gris ordinaire de la substance corticale et dans les plus petites, se confondait avec celle de la substance blanche. Il semblait qu'un réseau celluleux général recouvrait cette altération; du moins la consistance des parties, la résistance qu'éprouvait la pointe d'un scalpel promené à leur surface, pouvaient en donner l'idée. J'ai pu néan-

Idiotie, I.

moins, dans des cas simples, séparer une membrane celluleuse évidente.

Quelquefois cette altération est bornée à la substance corticale ; d'autres fois, elle fait partie d'une altération plus profonde que M. Esquirol a nommée *atrophie du cerveau*, laquelle correspond constamment à quelque atrophie des membres.

Dans ces cas d'atrophie des membres, assez communs parmi les idiots, et dont on trouve quelques exemples chez des individus qui ne le sont pas, la substance grise présente dans une étendue quelquefois très considérable, d'autres fois très petite, l'altération que je viens d'indiquer. Cette altération forme le contour d'un trou plus ou moins vaste, pratiqué aux dépens de la substance blanche, s'avançant assez souvent jusqu'au ventricule latéral. Une membrane celluleuse bien distincte, parfaitement organisée, sépare ce trou du ventricule d'un côté, le ferme à la surface du cerveau de l'autre côté, tapisse ses parois et se perd insensiblement sur les portions de substance corticale altérée. La perte de substance ne s'étend pas toujours jusqu'au ventricule. J'ai fait, avec mon collègue Delaye, dans le service de M. Esquirol à la Salpêtrière, l'ouverture d'une idiote dont les membres étaient arrivés au plus haut degré d'atrophie, contournés dans tous les sens, incapables d'aucun mouvement ; chez elle le cerveau avait subi cette altération dans une grande partie de sa masse ; il ne restait qu'une portion de la base de l'organe et quelques fragments irréguliers, qui s'élevaient dans différentes poches celluleuses, remplies de sérosité, on ne reconnaissait ni couche optique ni corps strié. Le cas le plus intéressant de ce genre que j'aie vu est celui d'une idiote qui mourut pendant la durée du cours de clinique de M. Esquirol, en 1823, et dont l'autopsie fut vue de tous les élèves qui suivaient ce cours.

Chez elle, il n'y avait qu'un côté du corps, le droit, qui fut atrophié. Les deux membres de ce côté, réduits en quelque sorte à leurs os, à leur enveloppe, étaient plus courts de beaucoup que ceux du côté opposé, incapables du moindre mouvement. Les membres du côté gauche, au contraire, avaient un développement convenable et jouissaient de tous leurs mouvements.

Le volume de la tête était petit, les os du crâne n'offraient rien de particulier.

La plus grande partie de la substance corticale de la convexité des deux hémisphères offrait l'altération que j'ai décrite tout-à-l'heure, au lieu de circonvolutions, on ne voyait que de petites granulations irrégulières, dures, jaunâtres, plus volumineuses à la circonférence de l'altération, et diminuant assez régulièrement en s'approchant de son centre. Cette altération existait seule à la surface de l'hémisphère droit; dans le gauche, au milieu d'une semblable altération de la substance corticale, existait une lacune considérable dans la substance blanche, en dehors et un peu au-dessus du corps strié et de la couche optique. Une membrane celluleuse assez ferme tapissait cette cavité et la fermait de manière à constituer une poche assez considérable, remplie d'un fluide demi-transparent (1). Toutes les autres parties du cerveau avaient leur aspect normal.

Si la substance corticale des circonvolutions jouissait d'une influence indispensable dans la production des mouvements, les membres du côté gauche n'auraient-ils pas dû aussi présenter chez cette idiote une altération proportionnée à celle de la substance corticale ?

Il est probable que les altérations de ce genre sont la suite de quelque travail morbide aigu, d'un ramollissement, par exemple, développé à une époque où le peu de résistance des os du crâne a pu céder assez au développement inflammatoire, pour prévenir une compression mortelle, et où la grande activité de l'absorption a pu enlever et éliminer les parties ramollies et détruites. Cette explication, que je trouve très-vraisemblable, est déjà donnée par M. Rostan dans son ouvrage sur le ramollisssement ; mais si l'on peut rattacher à des maladies connues de pareils désordres, il en est d'autres qui me semblent peu susceptibles d'explication.

M. le docteur Payen, lorsqu'il était élève interne à l'hôpital des enfants m'a montré le cerveau d'une idiote dont les circonvolutions avaient la forme, le volume et la couleur ordinaires; mais en passant la main à leur surface, on est frappé de rencontrer dans plusieurs places une résistance énorme.

Cette résistance était la même que celle qu'auraient pu produire de gros tubercules crus placés très près de la superficie des circonvolutions; et cependant une incision pratiquée

---

(1) Il s'agit là des lésions décrites aujourd'hui sous le nom de *porencéphalie.* — Voir dans le compte rendu du Congrès international de médecine mentale, notre travail avec M. Sollier (B.).

à travers ses parties si dures ne montraient rien de particulier ni dans leur couleur ni dans leur texture.

Cet endurcissement cessait brusquement; immédiatement à côté, la substance cérébrale avait la consistance ordinaire.

Le cerveau de cet idiot contenait un grand nombre de portions ainsi endurcies, On aurait façonné et appliqué avec art des circonvolutions de carton, qu'on aurait produit au toucher un effet très analogue à celui qu'il présentait (1).

Quelques idiots sont hydrocéphales; cette altération n'offre pas toujours chez eux des différences essentielles à noter; l'un d'eux, dont M. Belhomme a rapporté l'observation dans sa thèse (2) avait les deux membres du côté droit atrophiés, la couche optique et le corps strié n'existaient pas dans l'hémisphère gauche: sans doute ils avaient été détruits par un travail morbide.

Telles sont, sommairement, les altérations principales que l'anatomie pathologique a permis de constater chez les idiots.

On peut dire d'eux comme des aliénés, la phthisie pulmonaire, les gastro-entérites chroniques, ou des maladies aigües variées les emportent le plus souvent (p. 552 à 555).

---

(1) Il est probable que la lésion était celle que nous avons décrite sous le nom de *sclérose hypertrophique* ou de *sclérose tubéreuse* (*Archives de neurologie,* T. I. 1880, p. 81, 397; — *Compte rendu de Bicêtre* pour 1881, page 3 et *Société anatomique,* 1881; voyez aussi la thèse de Guibal, 1888).

(2) Voir cette observation p. 88.

XIII.

Nouvelles inductions philosophiques appliquées à l'étude de l'Idiotisme.

Par F. Dubois (d'Amiens) (1).

Le mémoire de Dubois (d'Amiens) est relatif non seulement à l'*idiotie*, mais aussi à la *démence*. L'auteur cite son travail antérieur ayant pour titre : *De l'instinct et des déterminations instinctives dans l'espèce humaine*. Il rappelle que dans ce travail il a établi :

« 1° Que dans l'homme, il y a spontanément ou sous l'influence de divers excitants, des réactions nombreuses, des déterminations variées, ou mieux des actes qui sont à proprement parler les *manifestations extérieures de la vie*.

« 2° Que ces manifestations extérieures de la vie peuvent être rangées sous trois chefs principaux, être partagées en trois séries bien distinctes. Les unes, en effet, sont purement *automatiques*, c'est-à-dire non seulement sans acte intellectuel préalable, mais encore sans but déterminé, sans résultat de conservation pour l'individu ou pour l'espèce, en un mot, sans but intentionnel. Les autres, au contraire, sont *instinctives* c'est-à-dire spontanées impérieuses, vives, brusques arrachées, pour ainsi dire, à l'organisme, et dont le caractère invariable consiste dans un but de conservation, soit de l'individu, soit de l'espèce. D'autres enfin sont *intellectuelles*, c'est-à-dire amenées par les volitions, consenties, graduées, perfectibles modifiées par la nature des idées. »

Suivant Dubois (d'Amiens), « les déterminations intellectuelles sont l'œuvre du cerveau ; les réactions instinctives surgissent du système nerveux ganglionaire ; les actes automatiques tiennent à toute partie de l'organisme pourvue de fibres contractiles. »

Dans son nouveau mémoire, il a voulu faire une application pratique des idées que nous venons de résumer. Et il a choisi parmi « les individualités morbides dans l'étude des quelles

<hr>

(1) *Mémoires de l'Académie royale de médecine*, tome V, p. 553.

ses distinctions psychologiques pouvaient apporter quelques lumières » l'*idiotisme* et la *démence*.

Nous ne reproduisons ici que la première partie de son mémoire (B.)

. . . .

Pinel avait confondu certains cas de démence avec l'idiotisme : sa définition d'ailleurs était extrêmement vague ; pour lui l'idiotisme était une stupidité plus ou moins prononcée, ce qui reculait la difficulté en donnant un mot pour un autre, car il lui restait à définir la stupidité. Cet auteur avait ajouté toutefois que, dans l'idiotisme, le cercle des idées est très borné et le caractère nul. Bien que ceci ne soit pas encore suffisant pour déterminer en quoi consiste l'idiotisme, il faut savoir gré à Pinel d'avoir essayé le premier de débrouiller le chaos dans lequel étaient plongées toutes les affections mentales et d'en avoir fait un genre d'aliénation.

M. Esquirol, après Pinel, a précisé encore d'avantage en quoi consiste l'idiotisme. Il a distingué dans ce genre les idiots dont l'intelligence ne s'est jamais développée, et les individus chez qui l'intelligence s'est dégradée consécutivement à d'autres affections. Georget a admis cette distinction, bien qu'il ait admis d'un autre côté la stupidité consécutive, la démence, sous cette dénomination.

L'idiotisme paraît consister, du moins en général, dans la privation congéniale du principe des déterminations raisonnées, ou dans l'arrêt du développement de ce principe lors de la première époque de la vie. Les individus compris dans cette classe sont fort nombreux, comme le remarque Georget ; car elle renferme tous ceux dont l'intelligence est plus ou moins tronquée, depuis la nullité la plus complète jusqu'à ce degré équivoque qui permet à peine de distinguer, dans la société, ceux qui n'ont pas de *caractère*, pour nous servir des expressions de Pinel.

Dans l'histoire de l'idiotisme on n'a pas seulement à parler de certains actes, de certains faits organiques, comme caractères de la maladie ; il faut aussi connaitre certaines dispositions matérielles, certains vices de conformation qui peuvent, jusqu'à un certain point, rendre raison de l'oblitération de l'intelligence. Or, dans l'appréciation des causes, il faut tenir compte de ces dispositions matérielles. Lorsqu'on réfléchit, en effet, sur les vices de conformation, on ne tarde pas à voir qu'ils sont souvent liés à la maladie scrofuleuse, et conséquemment que dans beaucoup de cas ils ont dû se développer sous l'influence des mêmes causes; mais ceci nous conduirait trop loin ; nous aurions à tracer l'histoire du crétinisme et rappeler tout ce qui est relatif aux localités dans lesquelles on observe ces infirmités; circonstances étrangères à nos inductions.

Suivant nous, l'histoire symptomatique de l'idiotisme n'a pas encore été bien conçue; on s'est généralement borné à dire que les individus qui en sont affectés sont des êtres *plus ou moins* privés d'entendement, ce qui laisse dans un vague complet sur l'étendue et la nature de cette dégradation intellectuelle on n'a pas su établir des degrés bien déterminées dans cette maladie; et lorsqu'on à cherché a distinguer les idiots des imbéciles, on n'a pas pu y parvenir, parce qu'on n'avait pas de carractère différentiel sur lequel on pût s'appuyer.

Les idiots et les imbéciles restent dans cet état toute leur vie, dit Georget, et cet auteur ajoute que, chez les imbéciles, l'éducation peut quelquefois développer jusqu'à un point les facultés intellectuelles, et puis il ajoute encore que quelques idiots acquièrent aussi un petit nombre de connaissances : où est dès lors la différence? est-elle fondée sur le fait que les imbéciles vivent plus longtemps que les idiots? on ne sait où s'arrêter, parce qu'on n'a rien déterminé.

Nous allons offrir quelques idées à ce sujet : on jugera de la valeur.

Nous divisons les idiots en trois classes et cela sans exception, à quelque variété des auteurs qu'ils appartiennent, qu'ils soient *crétins, cagneux, imbéciles, capots, colibets, gahets,* etc.

Dans la première variété, qu'on appellera, si l'on veut, le plus haut degré d'abrutissement, nous rangeons tous idiots réduits à *l'automatisme,* c'est-à-dire incapables d'avoir non seulement des déterminations raisonnées, mais encore des déterminations instinctives. Dans la seconde, nous plaçons tous les idiots réduits à l'instinct, c'est-à-dire capables d'avoir des *déterminations instinctives,* mais aucune trace de déterminations raisonnées. Dans la troisième classe enfin, nous trouvons les idiots pourvus encore d'instincts, mais capables d'offrir quelques *déterminations raisonnées*; déterminations faibles, sans doute, annonçant la dégradation de l'intelligence, mais réelles et facilement appréciables. Décrivons au reste ces divers états.

Première variété de l'idiotisme. On voit des idiots, dit Georget, qui ont une existence presque végétative ; ils paraissent étrangers à toutes espèces de sensations; ils ne sentent ni le froid, ni la faim ni aucune espèce de douleur; on leur met des aliments dans la bouche et ils les avalent; s'ils ouvrent les yeux c'est sans apercevoir les objets. N'est-ce pas là de l'automatisme pur? Les sensations ne sont point perçues ; ces êtres ne font rien pour éviter la douleur; il n'y a plus de vie de relation chez eux; et quant à cet acte d'avaler des aliments placés dans leur bouche, ce n'est pas même une détermination instinctive, c'est un acte de la vie organique, analogue au mouvement du cœur, qui se contracte sous l'influence d'un excitant quelconque; la déglutition a lieu chez eux, comme la défécation, sans que la volonté intervienne ; ils exécutent des mouvements mais sans intention, sans but, sans motif; ils sont réduits, en un mot, à la vie *végétative*; l'expression de Georget est exacte, et si on veut leur conserver l'existence, il faut en prendre soin comme des végétaux qu'on cultive.

Deuxième variété de l'idiotisme. — Les idiots que nous plaçons dans cette catégorie ont des déterminations instinctives bien évidentes, et même assez prononcées, assez énergiques, mais rien que des déterminations instinctives. Ils évitent les sensations douloureuses et recherchent celles qui leur sont agréables. Lorsqu'on vient à les pincer, ils savent très bien se soustraire à la douleur; de grands mouvements de locomotion ont lieu *dans ce but.* Leurs mouvements sont donc *intentionnels*, quoique non *raisonnés*. Ils contractent vivement leurs paupières, et ferment les yeux dès qu'ils s'aperçoivent de l'approche d'un corps qui peut les blesser.

Les sons désagréables les impressionnent d'une manière pénible, tandis qu'il se tournent vers les lieux d'où partent des sons agréables, et qu'ils se plaisent à les entendre; ils se jettent sur les aliments qu'on leur présente, et ils ne s'arrêtent que lorsqu'ils sont complètement rassasiés. On voit que chez ceux-ci il n'y a plus seulement vie végétative, mais que l'instinct se montre dans toutes leurs déterminations constituent une vie de relation; vie très bornée, sans doute, parce que chez l'homme il est absolument besoin de déterminations raisonnées; sa faiblesse est telle, en effet, que, si celles-ci ne viennent s'y joindre rien n'est plus précaire que son exitence.

Je dois ajouter que, chez ces idiots, il y a des cris de joie et des cris de douleur accompagnés de certains gestes, c'est à dire *un langage d'action*, le seul qui appartienne à l'inctinct. On a eu tort de dire qu'ils ne savent faire aucun usage des corps extérieurs; sans doute, ils ne savent pas se vêtir complètement et méthodiquement; mais ils ne savent, pour éviter le froid, se placer sous des couvertures et s'abriter avec soin. Ces idiots vont quelquefois chercher leur nourriture; mais ils sont incapables d'aucun travail, d'aucune perfectibilité; ils restent assis ou blottis tout le long du jour, ou bien ils se promènent çà et là instinctivement.

Ainsi, je le répète, il n'y a pas seulement vie végétative, automatisme, quand aux fonctions de relation; il y a déterminations instinctives. Ces idiots se trouvent dans les conditions de certains ordres d'animaux.

Voyons notre troisième classe.

Troisième variété de l'idiotisme. C'est dans cette catégorie que M. Esquirol a placé les imbéciles, c'est à dire les idiots dont les facultés intellectuelles sont développées jusqu'à *un certain point*; Georget a adopté cette division; mais les auteurs n'ont pas eu de ligne de démarcation précise; tout repose dans leur classification sur l'appréciation de ce *certain point*; de sorte qu'on verra un imbécile dans un être qui ne sera qu'un idiot pour tout autre et *vice versâ*. Quant à nous, nous voyons des idiots appartenant à la troisième variété, dès que nous reconnaissons des déterminations qui n'ont pu avoir lieu qu'après une délibération morale, quelque faible et imparfaite que soit celle-ci; car c'est précisément dans la faiblesse et dans l'imperfection de l'intelligence que consiste ici l'idiotisme.

Ces idiots ont donc des idées, mais des idées très peu étendues ; ils sont capables de quelques raisonnements très limités; les occupations qu'ils sont en état de remplir doivent être simples, uniformes et toujours les mêmes.

Aussi ces malheureux, comme chacun sait, ne sont guère employés dans les maisons de détention et dans les hospices qu'à des soins de propreté ; on ne peut en effet les charger que de commissions très simples, et dès qu'on vient à y mêler quelque calcul, quelque prévoyance de l'avenir, ils ne peuvent plus les exécuter ; ils savent pourvoir à leurs besoins, mais dans de certaines limites et avec des idées toutes du moment. Ainsi ils savent bien se vêtir, les petites filles y mettent même une sorte de coquetterie ; ils recherchent l'union des sexes car ils ne sont nullement étrangers aux déterminations instinctives ; ils y obéissent même sans retenue, et beaucoup se livrent avec impudence à la masturbation. Ils ont la connaissance du *tien* et du *mien* ; mais ils s'approprient souvent ce qui leur tombe sous la main. Leur langage est borné, ils répètent presque toujours les mêmes mots, et ils les prononcent d'une manière incorrecte ; ils ne peuvent apprendre ni à écrire ni à lire ; en général ils sont très malpropres et faciles à mettre en fureur.

Telles sont les trois variétés comprises dans l'idiotisme ; variétés fondées, comme on vient de le voir, sur des différence fondamentales et permanentes dans les phénomènes de toute affection mentale. Si maintenant nous cherchons quels peuvent être les symptômes le plus souvent accessoires à ces trois ordres de faits, nous verrons que la plupart portent sur des affections du système nerveux. Ainsi plusieurs idiots sont paralytiques ou hémiplégiques ou paraplégiques. Du reste, les autres fonctions s'exécutent dans la plupart des cas avec régularité : les digestions se font bien, la circulation n'éprouve aucun trouble, il en est de même des fonctions génératrices.

Les idiots réduits à l'automatisme ne vivent en général que peu de temps, malgré tout le soin qu'on peut en prendre. Ceux qui n'ont que des déterminations instinctives ne vivent guère au delà de trente ans. Ceux enfin qui offrent des déterminations raisonnées vivent plus longtemps. Ceci se conçoit très bien puisque l'existence est d'autant plus assurée qu'elle est entourée de toutes les facultés qui veillent à sa conservation. Nous devons toutefois ajouter que beaucoup d'idiots périssent par suite des progrès de l'affection scrofuleuse, ou des affections convulsives.

Parmi ceux qui ne connaissent pas notre manière de considérer les *névroses*, il pourra paraitre assez étrange que nous ayons ici à parler de lésions anatomiques. Il est donc nécessaire de rappeler que les névroses, pour nous, consistent, il est vrai, dans la production de *certains actes organiques* en dehors de l'état normal, actes qui ne nous paraissent point sous la dépendance de lésions anatomiques *permanentes*, mais qui peuvent aussi se reproduire et être entretenues sous l'influence de plusieurs *conditions* anatomiques, facilement appréciables.

La plupart des névroses, et ceci est connu, tiennent à de simples lésions de la sensibilité et de la contractilité; lésions appréciables seulement par des *actes* anormaux; ce qui ne surprend pas, lorsqu'on se rappelle que toutes les conditions d'organisation propres à établir les manifestations normales de la sensibilité et de la contractilité, sont loin d'être connues : ici nous avons des opérations complexes profondément lésées, tantôt sous le rapport de l'imperfection du développement et c'est le cas spécial de l'idiotisme; tantôt dans le mode de répartition des forces mentales; c'est le cas des monomanies; tantôt, enfin, sous le rapport de la dégradation consécutive, de l'affaissement des facultés, comme on le voit dans les cas de démences

Nous avons dit, dans notre premier Mémoire que, quelle que soit la nature du principe des déterminations raisonnées, il ne peut y avoir de *manifestations*, de rapport avec le monde extérieur, que par le moyen des organes encéphaliques; il en résulte que beaucoup de manifestations irrégulières peuvent tenir à un état anormal appréciable et permanent de ces mêmes organes; dès lors il est convenable de rechercher, dans tous les cas, quels sont les désordres qui tiennent à un état anormal de cette nature.

Ce serait une erreur de croire que tous les phénomènes anormaux de la pensée correspondent à des lésions matérielles du cerveau. Indépendamment de ce qu'il est très difficile, je dirai même impossible, de déterminer là où la pensée cesse d'être normale, régulière, *raisonnable* enfin, c'est-à-dire de ressembler aux pensées du commun des hommes, car après tout il faut toujours en revenir là ; indépendamment de cette circonstance dis-je, il est des exaltations mentales, il est surtout des monomanies qui ne correspondent à aucune lésion matérielle des organes encéphaliques. Malgré les recherches les plus minutieuses et les plus nombreuses, il a été impossible jusqu'à présent de rattacher à aucune condition physique appréciable ces nombreuses aberrations de la pensée. Ce qu'il y a de plus singulier, c'est que les anatomistes s'en étonnent! Mais j'aurai occasion de revenir sur ce sujet, dans un autre travail, lorsqu'il sera question de la manie et des monomanies. Ici la question est plus simple ; il ne s'agit pas de trouver la lésion matérielle de certains phénomènes intellectuels survenus tout à coup chez des individus doués auparavant d'une raison très saine ; ici le fait morbide répond à ce qu'il y a de plus simple dans le fait physiologique : point de déterminations rationnelles sans organes encéphaliques ; conséquemment, point de développement normal, point de progrès de perfection dans ces actes, sans développement de ces organes. Ce sont là des faits, je le répète, de l'ordre le plus simple ; aussi n'est-il pas étonnant que, dans l'idiotisme, c'est-à-dire dans les cas de non-développement, ou d'arrêt plus ou moins complet, des déterminations, raisonnées, les organes encéphaliques soient arrêtés eux-mêmes dans leur développement.

Sur cent idiots bien observés à la Salpêtrière, par un médecin de la maison, il n'y en a eu que quatorze qui eussent une conformation assez régulière du crâne et ces quatorze appartenaient à notre troisième classe, c'est-à-dire qu'ils offraient des déterminations raisonnées dans certaines limites.

Pour l'exercice régulier de ses fonctions, le cerveau doit s'accroître suivant des proportions données et assez bien connues. Chacun sait que les anatomistes, de même que les peintres et les sculpteurs, ont toujours pris comme formation complète et régulière, la tête de l'Apollon du Belvédère ; c'est d'après ce beau modèle que la plupart des comparaisons ont été faites ; ou bien on a rapproché les crânes viciés, non développés du moins, des crânes de certains animaux, placés assez bas dans l'échelle zoologique. C'est ainsi que Pinel avait fait graver des têtes d'idiots, qu'il comparait à celle d'Apollon, pour faire sentir jusqu'à quel point allait l'aplatissement du front et combien était remarquable le rétrécissement de la boîte osseuse.

Georget a rangé dans sept catégories les formes de tête qui lui ont paru les plus remarquables ; mais cette classification n'est pas méthodique. Dans la première, il place les têtes bien conformées qui peuvent appartenir à des imbéciles et même à des idiots ; mais ici il aurait fallu dire jusqu'à quel point étaient étendues les déterminations rationnelles chez ces individus, et puis examiner la structure générale et intime des organes encéphaliques. Dans la seconde, il place les hydrocéphales. Il est évident qu'ici la conformation de la boîte crânienne ne peut être d'aucune utilité dans l'appréciation de l'état normal des individus, puisque cette conformation a été déterminée par l'accumulation du liquide dans les organes encéphaliques ; mieux eût valu donner le poids du cerveau seul, comparativement avec celui des mêmes organes, pris chez d'autres idiots à crâne rétréci. Dans la troisième classe, Georget range tous les crânes moins volumineux que dans l'état ordinaire, mais ceci est moins une classe particulière qu'une véritable position générale, qu'il fallait d'abord émettre, sauf à faire des divisions basées sur ce que tantôt ce rétrécissement est général, et tantôt il porte sur telle partie, tel diamètre, plutôt que tel autre.

Georget sous ce rapport, aurait pu établir, 1° que chez les idiots réduits à l'état instinctif, sans traces de déterminations raisonnées, la tête est *généralement* rétrécie, tous ses diamètres sont resserrés ; 2° que chez les idiots à instinct puissant, mais capables de déterminations raisonnées, le front est seul conformé vicieusement. En effet, les idiots chez lesquels prédominent fortement les déterminations instinctives, ont le front aplati, fuyant à partir de la racine du nez, d'une obliquité remarquable, tandis que les parties postérieures sont volumineuses. Quelquefois il n'y a qu'une dépression sus-orbitaire, le frontal se relève, et vient ensuite bomber de manière à venir ouvrir l'angle facial d'une manière extraordinaire ; mais, dans ce dernier cas, les sujets ont presque toujours été scrofuleux, parfois même hydrocéphales. Quant aux têtes en pain de sucre, en melon, elles ne sont pas rares ; mais elles appartiennent plutôt à des malheureux enclins au vol et même au meurtre, comme je l'ai dit ailleurs.

Le rétrécissement de la boite cranienne peut être plus considérable encore qu'on ne le croirait d'après l'examen extérieur de la tête. Il arrive en effet, dans certains cas, que les os du crâne ont jusqu'a un demi-pouce d'épaisseur. L'encéphale peu volumineux alors, est encore plus remarquable par le peu d'étendue de ses circonvolutions et par l'endurcissement de sa substance médullaire ; d'autres fois, le cerveau est comme atrophié ; les circonvolutions amaigries, et la substance cérébrale inégalement ramollies.

Toutes ces circonstances anatomiques prouvent que *plusieurs* faits organiques concourent ordinairement à l'état d'idiotisme, et que la prétention de déduire tous les phénomènes de cette maladie d'après un seul accident matériel, entraînerait nécessairement beaucoup de méprises, comme le prouve ce qui est arrivé à Gall. Ce physiologiste fondé sur sa théorie, croyait à coup sûr diagnostiquer l'idiotisme, toutes les fois qu'il remarquait telle disposition dans cette partie de la boite cranienne. Or il lui est arrivé, en raisonnant d'après cette hypothèse, de prendre le crâne du poëte Gresset pour celui d'un idiot : méprise assez étrange que M. Falret a reprochée à Spurzheim

Il est à peine besoin de dire, d'après ce que nous avons avancé, que les idiots ont en général une physionomie qui les fait bientôt reconnaitre. Chez ceux qui sont réduits à l'automatisme, il n'y a aucune expression dans la physionomie, tous les traits sont inertes, muets ; le moindre désir n'y est jamais exprimé. Chez ceux qui sont dépourvus de déterminations instinctives. La physionomie, tout en annonçant l'abrutissement normal, révèle de grossiers désirs. Chez ceux enfin qui ont quelques déterminations raisonnées, la physionomie dénonce encore la mutilation de l'intelligence.

Les idiots doivent-ils être interdits ? ceci ne peut être une question pour ceux qui sont réduits à l'automatisme, puisqu'il faut pourvoir à leur égard aux besoins les plus impérieux de la vie ; puisqu'il faut leur placer des aliments dans la bouche, et les enlever chaque jour hors de leurs ordures.

Quant à ceux qui n'ont que des facultés instinctives, ils doivent être interdits, comme des êtres essentiellement nuisibles à la société. Beaucoup sont méchants sans avoir la conscience de leur méchanceté, Ils ont des passions fougueuses et féroces. Il faut qu'une intelligence étrangère supplée à celle qui leur manque, réprime les désirs extravagants, dirige leurs actes et les mettre enfin hors d'état de nuire.

Quant à ceux enfin qui offrent des déterminations raisonnées, la question devient plus complexe ; car il s'agit alors de déterminer l'étendue et même, en certains cas, la réalité de leur dégradation morale. Le plus souvent ils ont besoin d'un conseil judiciaire, non pour les empêcher de nuire à la société, car on peut les souffrir impunément dans son sein, mais parce que, au milieu d'une civilisation aussi perfectionnée que la nôtre, ils seraient incapables de défendre leurs intérêts particuliers, et bientôt ils seraient la proie des fripons.

La thérapeutique de l'idiotisme, ainsi considérée, repose sur des bases toutes particulières. Il ne s'agit pas ici de répéter d'une manière banale qu'on doit, à l'aide de purgatifs, opérer une dérivation sur le canal intestinal, ou à l'aide de pommades irritantes, sur la peau du crâne ; il faut avant tout se rendre un compte philosophique de l'état moral de ces individus, c'est-à-dire constater à quelles sortes de déterminations ils sont assujettis. Ne trouve-t-on plus en eux que des actes automatiques ? Il faut en prendre soin comme des végétaux qu'on cultive dans les jardins ; il faut les alimenter, leur faire respirer un air pur et salubre, et surtout les tenir dans une propreté rigoureuse : il n'y a pas autre chose à faire pour eux.

Il n'y a pas non plus de vie intellectuelle pour les idiots à déterminations uniquement instincti-ves. Sous ce rapport encore, il n'y a rien à faire. Il faut se borner à diriger leurs déterminations vers ce qui peut leur être utile, sans nuire aux personnes qui les entourent ; il faut placer à leur proximité ce qui est nécessaire aux premiers besoins de la vie, et du reste les contenir sans les maltraiter.

Quant aux idiots qu'on a nommés imbéciles, et que nous avons rattachés à la troisième variété, ceux enfin qui ont des idées, bien que très bornées et très simples, on peut et on doit faire quelque chose pour eux. Il s'agit par une éducation bien entendue, d'étendre le champ de leur intelligence. Il faut bien se garder de leur infliger de mauvais traitements ; ce serait le moyen de les abrutir complètement. Il faut cultiver avec d'autant plus de soin leur raison qu'on n'en aperçoit que des lueurs faibles et faciles à éteindre. On examine leurs inclinations, et c'est dans ce sens qu'on se décide pour le choix des occupations qui doivent remplir leur vie. Ont-ils du goût pour les travaux de la campagne? ne contrariez pas cette inclination, ils y trouveront plus de forces physiques et morales que partout ailleurs. Ont-ils plus de penchants pour les occupations casanières, pour les soins du ménage? laissez les confinés dans le sein de la famille, en un mot, suivez toute inclination qui n'aura rien de nuisible.

XIV.

IDIOTISME

Par CALMEIL (1).

Idiotie, imbécillité, fatuité, etc. — La masse encéphalique, comparée sur un nouveau-né, dans l'enfance, ou sur un adulte, n'offre point le même aspect, la même forme, le même volume, le même degré de consistance le même mode de coloration; et il s'en faut de beaucoup que le cerveau, le cervelet, la moelle épinière, aient acquis, au terme de la vie fœtale, tout le perfectionnement qu'ils présentent par la suite. Il est donc évident que le mouvement qui préside à la formation et au développement successif du système nerveux, loin de cesser complètement au moment de la naissance, doit, pendant longtemps encore, persister avec une certaine activité. Du reste, l'importance que la nature semble attacher à la régularité de ce travail parait suffisamment démontrée par l'uniformité presque constante qui s'observe dans la disposition, le nombre, les rapports des divers instruments de l'innervation. Mais qu'il arrive, pendant la gestation ou dans les premiers temps de la vie, par le fait d'une perturbation, d'un accident quelconque, que l'organisation de l'encéphale soit traversée, qu'elle demeure incomplète ou vicieuse, l'exercice intellectuel, l'exercice de la sensibilité physique et morale, qui est nécessairement subordonnée aux conditions des agents organiques, se ressentira infailliblement, plus ou moins, par suite, du vice qui affecte les masses nerveuses centrales. C'est à l'absence des facultés mentales et affectives, à la presque nullité des fonctions cérébrales, provenant d'un semblable vice congénital ou pseudo-congénital du principal instrument de la pensée que

(1) *Dictionnaire de médecine ou Répertoire Général des sciences médicales* considérées sous les rapports théoriques et pratiques par MM. Adelon, Béclard, A. Bérard, P. H. Bérard, Biett, Blache, Breschet, Calmeil, etc. Paris, Béchet jeune, librairie de la Faculté de médecine. 1837.

l'on est convenu d'imposer le nom d'*idiotisme* ou d'*idiotie*. Ces explications suffisent pour différencier l'idiotisme et la démence qui se rattache à une lésion survenue dans le système nerveux lorsque rien ne semblait plus manquer à perfection, aux conditions voulues pour le libre exercice des facultés intellectuelles et sensitives, dont l'homme conserve toujours, en tombant dans la démence, quelques vestiges.

Les idiots, sous une forme humaine, le cèdent, par la nullité de l'intelligence, des passions affectives, des mouvements instinctifs, aux animaux les plus stupides, les plus bornés. Beaucoup d'idiots succombent dans un âge tendre, malgré les soins les plus assidus et les plus dévoués. Plusieurs n'apprennent jamais à téter, et vivent de lait que l'on dépose très en avant dans la bouche. Plusieurs ne savent jamais manger seuls et meurent de faim au milieu de l'abondance, sans songer à faire usage des aliments qu'ils ont sous la main.

La malpropreté la plus repoussante entoure constamment ces malades, qui demeurent étrangers au langage des autres hommes, et qui parviennent rarement à exprimer, par un signe convenu, les besoins les plus simples. Quelques idiots tirent de leur larynx des sons plus ou moins rauques. Pinel a soigné une idiote qui imitait jusqu'à un certain point, le bêlement d'une brebis. Je connais une idiote qui pousse quelquefois pendant des heures, des jours entiers, des cris aigus, que l'on prendrait, à une certaine distance, pour les clameurs d'un animal sauvage. Plusieurs idiots sont privés de la vue, de l'ouïe. Ceux qui possèdent les organes des sens n'en retirent qu'un faible avantage. Une impression qui ébranle violemment l'oreille ne laisse, une seconde après, aucune trace dans l'encéphale. L'œil aperçoit les objets sans qu'il soit accordé au cerveau d'en apprécier les qualités, la distance, la forme. Les odeurs les plus fortes affectent à peine l'odorat. L'on a vu des idiots avaler indifféremment du cuir, du bois, des excréments, sans établir aucune différence entre ces matières et les mets dont le goût nous paraît le plus exquis. M. Esquirol donna à manger des abricots à une idiote, qui avala, sans distinction, la pulpe et les noyaux. Quelques individus s'écorchent jusqu'au sang et ne témoignent aucun sentiment de douleur. Les idiots, sans toujours apprécier la différence des sexes, sont parfois enclins à l'onanisme le plus dégoûtant. L'épilepsie, la paralysie d'un côté du corps, compliquent souvent l'idiotisme. Quelques idiots, dans l'impossibilité de se tenir debout ou de marcher, passent leur vie dans leur lit ou sur un fauteuil.

La physionomie stupide des idiots, leur extérieur sale et repoussant, expriment le dernier degré de dégradation de l'espèce humaine. Les idiots ont la face plate, large, la bouche grande, le teint hâlé, les lèvres épaisses pendantes, les dents noires, cariées, les yeux louches, les regards hébétés. La tête penche, se balance à droite ou à gauche sur un cou court, volumineux, quelquefois d'une longueur démesurée. La taille est ramassée, souvent difforme, la colonne vertébrale se trouvant déviée en avant, en arrière, ou sur les côtés. Le ventre est lâche, la main lourde et pendant sur les hanches. Les jambes sont gauches, les articulations énormes et comme engorgées. La conformation des os est vicieuse, la peau brune couleur de terre, safranée, cuivreuse. L'urine, les matières fécales, la salive et les mucosités qui coulent des commissures de la bouche, répandent une odeur de souris, une puanteur qu'il est impossible de détruire complètement. Une personne du monde, vivement impressionnée à la vue de quelques idiots, s'écrie : Il existe des bêtes humaines !

L'idiotisme, tout en affectant l'ensemble des organes qui président aux manifestations intellectuelles et affectives, n'est pas toujours poussé également loin. Quelques idiots distinguent les personnes qui leur donnent des soins, manifestent de la gaieté ou de la contrainte, suivant qu'ils remarquent en elles des dispositions bienveillantes ou sévères. Quelques idiots se montrent affectueux, recherchent avec prédilection des objets qui flattent leur toucher. Ceux-ci aiment le tabac, le vin, les liqueurs, tout ce qui irrite violemment le palais ; ceux-là se montrent sensibles aux accents de la musique, dont ils marquent

la mesure. L'on a vu des idiotes rechercher avec empressement la société des hommes, devenir grosses, enfanter
sans se rendre le moindre compte des changements qui
s'opèrent en elles. Des idiots parviennent à retenir quelques syllabes, quelques mots dont ils apprécient plus ou
moins la valeur. Les uns mangent seuls, connaissent le
moment des repas, qu'ils attendent avec impatience; les
autres craignent de se salir, de s'exposer au froid, à la
pluie. Tous marchent d'un pas inégal, mal assuré, et avancent comme par saccades.

Les imbéciles, que l'on considère comme autant de demi-
idiots, ne sont point entièrement privés de l'exercice des
facultés morales et intellectuelles. Les imbéciles tiennent
une sorte de milieu entre les hommes ordinaires et les
idiots véritables. Ils voient et entendent bien, exercent
comme tout le monde le goût et l'odorat, se servent du
toucher, de tous les sens, pour former des jugements, se
diriger dans la pratique de la vie. Ces imbéciles sont donc,
jusqu'à un certain point, susceptibles de perfectibilité;
mais leurs idées sur les qualités du monde extérieur
demeurent incomplètes. Ils comparent leurs impressions
qu'ils retiennent, acquièrent de l'expérience en gravant
dans leurs souvenirs la manière dont chaque objet, chaque chose ont coutume de les affecter. Ils apprennent à
parler, quelquefois à connaitre les chiffres, les lettres de
l'alphabet, rarement à articuler les sons d'une manière
nette et régulière. Quelques-uns se livrent à des travaux
manuels délicats, manifestant une aptitude, un talent
décidé pour un art mécanique.

Les imbéciles sont obstinés, violents, jaloux de posséder les objets qui tentent leur curiosité ou leurs désirs.
Ces êtres faibles s'en laissent imposer par le premier venu,
et deviennent, par conviction ou par crainte, comme des
instruments dont il n'est que trop facile d'abuser.

Les imbéciles ne sont point étrangers aux besoins de
l'amour. Quelques auteurs ont noté dans l'imbécillité un
développement précoce et extraordinaire des organes de la
génération. Gall fait observer que ces organes sont, chez

quelques malades, dans un état très-prononcé d'exiguité et de faiblesse. L'amour, sur les imbéciles, exprime bien plus un penchant physique qu'un besoin du cœur. J'ai soigné un imbécile qui, après s'être porté dans l'enfance à toute sorte de cruautés sur les animaux domestiques, chercha, au moment de la puberté, à les soumettre, comme instinctivement aux jouissances, de ses sens. Les distinctions morales établies par les liens du sang et de la parenté frappent si peu les imbéciles, que l'on en voit s'attaquer également, pour assouvir leurs passions, à leur mère, à leurs sœurs. Je connais des imbéciles qui n'établissent la différence des sexes que par celle des vêtements, et chez lesquels les idées, les sentiments qui concernent le mariage et la paternité sont tellement vagues, qu'il suffit de leur montrer une femme, des enfants habitués à vivre dans leur société, pour qu'ils s'en disent les époux ou les pères. Les filles imbéciles qui deviennent mères manifestent beaucoup de tendresse ou une parfaite indifférence pour leurs enfants. Les imbéciles se prêtent facilement par imitation à certaines pratiques qui font supposer en eux des qualités morales, un ordre de sentiments dont ils ne soupçonnent pas l'existence. Ils récitent des prières, assistent aux cérémonies du culte, sans que l'idée abstraite d'une divinité puisse jamais entrer dans leur esprit. Ils craignent la douleur physique plutôt que la souffrance morale et le danger. S'ils sont étonnés à la vue d'un cadavre, ils ne pénètrent point le mystère de la mort. Enfin, ils pleurent et rient sans motifs, et un sourd-muet célèbre, surpris du rire continuel de sa propre sœur, en tira avec raison la conséquence qu'elle était idiote. Les facultés cérébrales des imbéciles ne sont pas toujours comprimées au même degré. Leurs aptitudes, leurs penchants, leurs qualités bonnes ou mauvaises, varient dans leur manifestation, d'après Gall, suivant que telle ou telle partie de l'encéphale, dont il assigne le rôle, est plus ou moins développée, heureusement ou mal organisée. Il est au moins positif que les fonctions s'exercent très-inégalement dans l'encéphale du même individu, et à plus forte raison sur divers imbéciles.

Les imbéciles sont moins contrefaits que les vrais idiots : plusieurs imbéciles offrent une taille élevée, acquièrent des proportions régulières. Le visage, sans présenter une régularité parfaite, tend, par l'ensemble et l'expression des traits, à se rapprocher du visage des autres hommes. La plupart des imbéciles ne sont point étrangers aux soins de propreté; et si le costume, les gestes, l'allure de ces malades trahissent la faiblesse de leur esprit, au moins leur infirmité n'imprime point à leur personne ce cachet de dégradation qui rend l'idiotisme si repoussant.

L'on calcule difficilement le nombre des idiots de tous les pays. D'après les relevés déjà anciens qui ont été publiés sur les populations de Bicêtre et de la Salpêtrière, par MM. Pinel, Esquirol, Pastoret, sur cinq mille neuf cent soixante aliénés qui entrent dans ces deux hospices, l'on compte cent quarante-trois vrais idiots, ou un idiot à peu près sur quarante-un sujets atteints de monomanie, de manie ou de tout autre genre de délire. C'est par une erreur de chiffres que M. Esquirol avance, dans son article *Idiotie (Dictionnaire des sciences médicales)*, que les idiots constituent la trentième partie de la population des deux établissements que nous venons de citer ; M. Esquirol établit lui-même que sur un chiffre de sept mille neuf cent cinquante aliénés, il ne se trouve que deux cent-trois idiots, c'est-à-dire un idiot sur trente-neuf aliénés. A Charenton, la proportion de l'idiotisme avec les autres espèces de folie est constamment faible, et tout au plus dans le rapport d'un à soixante. Mais l'on ne saurait juger de la fréquence absolue de l'idiotisme par les résultats comparatifs que l'on puise dans les hospices d'une grande cité. Beaucoup d'idiots reçoivent les soins de leurs proches, témoins les crétins des Alpes et des Pyrénées, dont le nombre était anciennement si considérable, qu'en 1812, l'on en comptait, d'après M. Esquirol, jusqu'à trois mille dans le département des Alpes. L'on trouve des idiots dans tous les hospices d'incurables, dans les divisions affectées aux épileptiques, et même dans les prisons. Gall, dans ses voyages, a rencontré des imbéciles dans toutes les maisons de correction d'Allemagne. D'après M. Itard, il se trouve un idiot sur quatre enfants que l'on présente dans les instituts de sourds-muets. Boerhaave racontait dans son cours l'histoire d'un imbécile qui avait été pris en Hollande parmi des troupeaux de chèvres sauvages, dont il avait contracté les inclinations, les habitudes, et dont il imitait le langage. Connor rapporte *(Evangelium medici, etc.)* le fait d'un enfant qui fut trouvé parmi des ours, dans les forêts de la Lithuanie, marchant à quatre pattes, qui ne se laissa apprivoiser qu'avec peine et qui n'apprit qu'à la longue à se tenir debout et à articuler quelques sons rauques. Tout le monde a lu dans ces temps l'intéressante relation du sauvage ou plutôt de l'idiot de l'Aveyron. L'idiotisme a été décrit sous le nom d'*agénésie cérébrale*, d'*hydrocréphalie chronique*, de *monstruosité*, etc. Le nombre total des idiots est donc plus considérable qu'on ne serait d'abord tenté de le penser. Toutefois ne perdons pas de vue que, dans beaucoup d'ouvrages, le chiffre des sujets en démence grossit mal à propos celui des vrais idiots ; et c'est par un oubli des principes par lui-même établis, que Pinel affirme que l'idiotisme complique dans les hospices une fois sur quatre, les autres espèces d'aliénation mentale.

L'idiotisme est attribué à différentes causes dont l'influence n'est pas également appréciable. Les renseignements que l'on obtient sur les *idiots* qui sont admis dans les établissements d'aliénés sont nuls, ou presque tous incomplets. Il est positif que l'idiotisme, comme tant d'autres affections organiques, se transmet par la voie de l'hérédité. Fodéré a constaté que le crétinisme se propage surtout du père au fils, et que l'idotisme des enfants est d'autant plus prononcé que l'intelligence du père et de la mère présente un moindre développement. L'idiotisme est encore fréquent dans les familles qui comptent parmi leurs membres des épileptiques, des aliénés, ou de nombreux exemples de paralysie. Les auteurs qui attribuent l'idiotisme à un arrêt dans le développement de l'encéphale, à une perturbation de la force qui préside à l'arrangement de la substance nerveuse, invoquent souvent pour expliquer l'anomalie du travail de formation, l'influence d'une phlegmasie, d'une exhalation séreuse surabondante. Beaucoup de mères de famille attribuent à de profondes impressions morales qu'elles ont éprouvées pendant la grossesse, la nullité intellectuelle de leur fils : cette cause est invoquée pour tous les genres de monstruosités. Dans les siècles de barbarie, de prétendues sorcières rendaient leur art redoutable parmi le peuple, en frappant d'idiotisme des nouveau-nés auxquels elles imposaient les mains. Dans le Nord, et par des pratiques non moins coupables, des matrones salariées réduisent, au moment de l'enfantement, le rejeton d'un grand, l'héritier d'une famille opulente à la condition d'idiot. L'ignorance des sages-femmes qui, sans aucune étude préliminaire, président aux accouchements dans les campagnes, l'application du forceps dans des cas qui réclament une main habile autant que sûre, entrainent souvent des conséquences funestes pour l'exercice intellectuel. Une femme enceinte reçoit un coup sur l'abdomen, tombe de sa hauteur sur un meuble, sur le parquet, et donne le jour à un imbécile ou à un idiot. Après la naissance, l'idiotisme est occasionné par des lésions cérébrales vaguement déterminées quant à leur nature, et qui trahissent leur existence au dehors, par des accès de convulsions, des crises d'épilepsie, des pertes de connaissance suivies de la rétraction d'un bras, d'une jambe, de l'affaiblissement de toute une moitié du corps. L'on sait aussi que les enfants deviennent idiots à la suite de commotions qui ébranlent violemment la masse encéphalique, de blessures qui atteignent dans une étendue variable quelques points du cerveau, déterminent la formation d'un travail consécutif, de quelque produit morbide dans la cavité des méninges.

Quelques auteurs anciens, Willis, Sauvages, considèrent à tort l'idiotisme comme une espèce de démence qu'ils désignent sous le nom de *Microcéphalie* (1). De tout temps l'on

---

(1) Voir plus haut, p. 1.

a été frappé de la petitesse des têtes d'idiots. De nos jours, on a prétendu juger de la portée des facultés intellectuelles d'après les dimensions, l'étendue du crâne. L'on s'est attaché à mesurer, à décrire avec un soin minutieux chaque pièce de la boite crânienne, sur chaque idiot, au risque de négliger la dissection du cerveau et des principaux centres nerveux. L'on nait idiot avec une tête volumineuse ; l'on peut posséder une intelligence ordinaire avec une tête petite.

Pinel, Gall. MM. Esquirol, Morisson ont fait graver des planches qui donnent une idée des variétés sans nombre que présentent, pour la forme et les dimensions, les têtes d'idiots et d'imbéciles. Les idiots ont le front bas, étroit, fuyant en arrière ; l'occipital aplati, relevé presque en ligne droite vers le sommet de la tête. Souvent l'irrégularité du crâne est très prononcée ; les os s'élèvent obliquement d'un côté de la ligne médiane, et présentent du côté opposé une sorte de renfoncement. Le nain *Bébé*, dont l'intelligence ne put jamais acquérir ce développement, offrait une dépression osseuse vers l'une des régions pariétales ; le lobe gauche du cervelet, aplati sur un point, relevé sur un autre, avait subi un déplacement. Pinel a noté, sur une tête d'idiote, l'aplatissement des régions pariétales, un défaut de symétrie considérable entre les pièces osseuses situées à droite et à gauche de la ligne médiane. Esquirol, Gall, Meckel, Andral, rapportent des exemples d'asymétrie, observés sur des crânes d'idiots. J'ai vu des idiots dont la tête présentait une parfaite régularité de proportions : mais les cas exceptionnels n'infirment aucunement ce qui a été noté sur un plus grand nombre d'individus.

L'on évalue autant que possible et par approximation, le volume de la tête, la capacité du crâne sur les idiots et les imbéciles, en mesurant avec un compas de proportion les différents diamètres de la tête en suivant avec un ruban gradué par pouces et par lignes, ou d'après le système métrique, les courbes que décrit la région latérale, la région occipitale, frontale, etc., du crâne. M. Parchape, dans un mémoire plein d'intérêt, où il se propose de déterminer le volume moyen de la tête et de l'encéphale de l'homme considéré dans les conditions de santé les plus opposées, choisit naturellement pour terme de ses comparaisons la tête des sujets dont l'intelligence est saine et convenablement développée. Or, en additionnant les chiffres qui représentent les différentes courbes et les différents diamètres d'un certain nombre de têtes supposées à l'état normal, le volume de la tête se trouve représenté sur l'homme par 1.615,3 ; sur la femme par 1.529. Sur six têtes d'imbéciles, le volume moyen est donc de 1.484 ; sur trois têtes d'idiots, 1.440. Ces neuf têtes s'éloignent sensiblement du volume normal et le crâne des idiots est plus étroit que celui des imbéciles (M. Parchape, *Recherches sur l'encéphale, sa structure*, etc., 1er mémoire). Sur l'homme bien conformé, la moyenne proportionnelle de la circonférence de la tête, dans le plan horizontal, est de 546 millimètres à peu près. Georget l'évalue, sur les idiots à 433 millimètres ; sur les neuf imbéciles ou idiots cités par M. Parchape, la moyenne proportionnelle de la circonférence de la tête est représentée par 528 millimètres pour les uns, et par 552 pour les autres. Je mesure à l'instant la tête de deux idiots ; la circonférence horizontale est sur l'une de 490 millimètres, de 485 sur l'autre.

Les deux crânes d'idiots représentés par Pinel (planches 1, 2, nos 5 et 6) dans son *Traité d'aliénation mentale*, sont d'une petitesse extrême. Il en est de même de la plupart de ceux qui se voient dans les planches du grand ouvrage de Gall, sur le cerveau. Gall, après avoir fait ressortir, dans son ouvrage *sur les fonctions du cerveau* (t. II, pages, 322 et suivantes), l'exiguïté des têtes d'idiots qu'il vient de passer en revue, ajoute : « En mesurant ces têtes immédiatement au-dessus de l'arc supérieur de l'orbite, et au-dessus de la partie proéminente de l'occipital, l'on trouve une périphérie de 11 à 13 pouces (de 297 à 351 mil.) En les mesurant de la racine du nez au bord postérieur de l'occipital, l'on trouve 8 ou 9 pouces (de 216 à 243 mil.) Elles contiennent par conséquent autant de cerveau que la tête d'un enfant nouveau-né ; c'est-à-dire, un quart, un cinquième ou un sixième de la masse cérébrale d'un adulte jouissant de toutes ses facultés. L'exercice entier des facultés intellectuelles est absolument impossible avec un cerveau si petit, et il y a toujours, dans ce cas, idiotisme plus ou moins complet. Jamais encore on n'a trouvé d'exception à cette règle, et jamais on n'en trouvera (p. 330). »

Gall avance ici, d'une manière absolue, une opinion qui n'est pas d'accord avec les faits. M. Esquirol a vu des idiots dont le front représentait un angle droit, et dont la tête offrait les plus belles proportions. J'ai mesuré une tête d'idiot qui a présenté pour circonférence horizontale 580 mil ; pour diamètre antéro-postérieur, 180 mil.; pour diamètre transversal, 144 mil. Il est rare de trouver une tête aussi ample sur les sujets sains. Gall se trompe également lorsqu'il dit que l'on est nécessairement imbécile avec une tête dont la périphérie est de 14 à 17 pouces (p. 332). « Sur les cinquante têtes d'hommes à intelligence normale que j'ai mesurées, dit M. Parchape, sept offrent des dimensions inférieures à celles de l'imbécile qui a les plus grandes dimensions, treize ont des dimensions très peu supérieures…. Parmi les têtes de femmes à intelligence normale que j'ai mesurées, il en est une dont les dimensions expriment un volume plus petit que celui de la plus petite tête d'idiot par moi mesurée. Il en est trois plus petites que la plus volumineuse des têtes d'idiots. L'intelligence peut donc se manifester à son degré normal dans une tête dont le volume est inférieur, égal ou à peine supérieur au volume des têtes d'idiots (p. 31) ».

M. Parchape établit quelques lignes plus loin, que, chez les imbéciles et les idiots, le degré d'intelligence n'est point proportionnel au volume de la tête. Ainsi la petitesse de la tête est fréquente chez les imbéciles et chez les idiots; mais elle n'est point absolument nécessaire dans ces maladies. Et non-seulement un beau développement de la tête peut coïncider avec l'idiotie, mais l'exercice normal de l'intelligence s'observe encore sur des individus à têtes fort étroites.

La diversité des lésions qui ont été notées jusqu'ici sur l'encéphale des idiots nous met sur la voie des recherches anatomiques qu'il reste à faire sur la conformation de tout le système nerveux de ces malades. Tantôt l'épaisseur de l'os frontal, de l'occipital, des pariétaux, concourt à resserrer l'espace qui est réservé au cerveau. La tête d'idiote décrite par Pinel (*Traité de l'aliénation mentale*, § 379), présente en tous sens une épaisseur double de celle qui appartient à un crâne ordinaire et bien conformé. Tantôt les os du crâne sont très minces, ainsi que cela a été constaté par M. Boulanger sur la tête d'une idiote qui mourut à dix ans; tantôt enfin la boite cranienne, ainsi que cela a lieu sur la tête d'une idiote, âgée de 16 ans, que j'ai maintenant sous les yeux, ne pèche ni par excès, ni par défaut d'épaisseur. Dans le plus haut degré d'idiotisme, sur les monstres frappés d'encéphalie, qui ne vivent que quelques jours ou quelques semaines, l'encéphale est représenté par une espèce de renflement presque amorphe, où l'on aperçoit à peine les cavités ventriculaires. Ce que rapporte Morgagni, sur l'aspect, la coloration, la consistance des centres nerveux appartenant à des insensés, ne me semble point applicable aux idiots. Beaucoup de publications modernes contiennent des détails nécroscopiques qui s'appliquent uniquement à des aliénés tombés dans la démence. Malacarne estime que le nombre des lames du cervelet, qui varie de six à huit cents, s'accroît et diminue comme le développement de l'intelligence. M. Esquirol a remarqué sur plusieurs idiots un rétrécissement très sensible des grands ventricules. Cette observation est juste. Le cerveau des idiots, alors même qu'il parait complet dans l'ensemble de ses parties, frappe par l'exiguité de sa masse : non seulement les cavités cérébrales sont courtes, étroites, dénuées de profondeur, mais les circonvolutions sont minces, grèles, beaucoup moins saillantes que dans l'état sain. La substance grise est peu abondante ; le corps strié, la couche optique, sont comme atrophiés ; les parties centrales elles-mêmes sont courtes, très incomplètement développées. J'ai consigné dans le *Journal hebdomadaire de médecine* (tom. I, p. 225) da description d'un cerveau qui avait subi un arrêt sensible de développement. J'ai décrit il y a quelques jours le crâne et l'encéphale d'une idiote que j'avais été à même d'étudier dès l'âge de cinq ans. Cette fille, qui n'était pas encore menstruée, a présenté un abaissement sensible du front ; toutes les dimensions du crâne sont plus faibles que dans l'état normal ; les enveloppes du cerveau sont saines ; la pie-mère offre seulement un commencement d'infiltration séreuse. Le cerveau, considéré d'une manière générale, pèche par défaut de volume. A droite et à gauche, sur chaque lobule antérieur et postérieur, les circonvolutions sont petites, séparées par des intervalles de peu de profondeur ; en arrière, les hémisphères se terminent par une pointe très mince ; le corps calleux s'avance moins loin qu'à l'ordinaire vers le cervelet. Les couches optiques et les corps striés font une légère saillie dans les ventricules latéraux, dont les dimensions se trouvent rétrécies ; les tubercules quadrijumeaux sont très amples, et la coloration, la consistance des deux substances du cerveau n'ont subi aucune altération. Le cervelet, la protubérance annulaire, la mœlle épinière, les nerfs à leur origine, ne participent point à la petitesse de l'encéphale. M. Tiedemann a consigné dans son *anatomie* du cerveau la description de l'encéphale d'un imbécile qui mourut subitement et comme apoplectique, et dont le fait a été recueilli par Reil. Le septum médian, la plus grande partie du corps calleux, ne s'étaient point développés ; les hémisphères cérébraux n'étaient retenus l'un à l'autre que par les tubercules quadrijumeaux ; la commissure des couches optiques en avant ; les ventricules latéraux étaient complètement recouverts. Sur quelques idiots, la lésion congéniale n'affecte qu'un hémisphère cérébral, un lobule, quelques circonvolutions qui ont totalement disparu, ou sont remplacées par une sorte de tissu lamelleux. M. Breschet a constaté sur une jeune fille idiote l'absence des deux lobules antérieurs du cerveau. Une sorte de poche kysteuse remplie de sérosité occupait la place des parties manquantes. (*Répert. d'anatomie pathologique.*) M. Andral ayant disséqué le cerveau d'une idiote âgée de sept ans, trouva la pie-mère distendue par la sérosité sur toute la partie convexe de chaque hémisphère cérébral ; les circonvolutions, à droite comme à gauche, en avant plus qu'en arrière, étaient remarquables par leur petit nombre, leur peu de développement, et semblaient ratatinées et comme flétries. Les hémisphères, à leur surface, ne présentaient point partout le même niveau ; cette surface bosselée, offrait une suite d'élévations et d'enfoncements, le tissu nerveux avait une grande densité, et sur quelques points une consistance comme cartilagineuse (1). Les cavités ventriculaires étaient amples, distendues par une grande quantité de sérosité limpide. Les couches optiques, les corps striés, présentaient une petitesse extraordinaire, et à gauche, où ce vice d'organisation était plus prononcé, la couche optique était inégalement rugueuse (*Clinique médicale*, t. V, p. 628). L'on trouve dans la thèse de M. Boulanger plusieurs descriptions intéressantes de crânes, de cerveaux d'idiots. Il ne faut pas croire cependant que les lésions qui occasionnent l'idiotisme et l'imbécillité, soient toujours également appréciables après la mort. L'on ouvre des sujets dont l'encéphale est en apparence conformé comme dans l'état normal. M. Belhomme rapporte dans sa thèse l'observation d'un imbécile dont le cerveau, avec un développement presque moyen, présente comme principales anomalies une augmentation de consistance de la substance blanche et un défaut de profondeur dans les circonvolutions cérébrales antérieures. L'on sait que le développement excessif de la masse encéphalique devient, dans quelques cas, une cause d'idiotisme. J'ai cité dans ce Dictionnaire, à l'article *Encéphale* (Hypertrophie), un fait observé et publié par M. Burnet : l'hypertrophie ayant doublé le poids de la masse cérébrale, et déterminé une augmentation considérable dans sa con-

---

(1) Ces lésions nous semblent se rapporter à la *sclérose hypertrophique* ou *tubéreuse*. L'état rugueux de la paroi ventriculaire vient encore à l'appui de cette interprétation (B.).

sistance, sur un enfant, une imbécillité très prononcée fut la conséquence de ces changements.

Dans l'hydrocéphalie congénitale, l'action du liquide, qui double ou triple le volume de la tête, oppose quelquefois une barrière insurmontable au développement intellectuel. J'emprunte à M. Esquirol un fait qui prouve qu'il peut se former dans le cerveau des idiots, des altérations plus ou moins aiguës, et qu'il ne faut pas confondre avec les vices de conformation qui ont dans le principe entraîné la nullité de la raison. Une imbécile, presque idiote, âgée de vingt-trois ans, est frappée par une de ses compagnes, tombe dans la tristesse, et meurt, après avoir vomi du sang, dans un état de fièvre lente. Une fausse membrane comme fibrineuse est déposée dans la cavité de l'arachnoïde, la pie-mère est infiltrée de sérosité, l'arachnoïde légèrement injectée. Le cerveau est dense, la substance grise décolorée, la blanche injectée. Les parois des grands ventricules sont réunis sur un point par une bride pseudo-membraneuse. Les pédoncules du cervelet, tout près de la protubérance annulaire, sont désorganisés dans une étendue de plusieurs lignes, en largeur et en profondeur ; dans cet endroit la substance nerveuse est grisâtre et comme puriforme. (*Dict. des sciences médicales*, t. XXIII, p. 512.)

Passé un certain âge, le *diagnostic* de l'idiotie est, en général, facile à établir, et l'abolition presque complète des facultés intellectuelles, l'espèce de délire qui affecte la forme d'une stupidité momentanée, offrent à peine quelques traits d'analogie avec le véritable idiotisme ; il suffit même, dans ces cas, de quelques renseignements pour lever tous les doutes du médecin. Six mois, un an avant de tomber dans la démence, la stupidité, le délire extatique, etc., les malades jouissaient du plein exercice des facultés mentales et affectives, dont l'idiot n'a jamais ni possédé ni soupçonné l'usage. Les caractères de l'idiotisme sont plus faciles à méconnaître dans les premiers temps de la vie. Cependant, à la manière embarrassée dont le petit idiot tète, agite et déplace ses membres, l'on est déjà frappé de l'absence des premières facultés instinctives. La somnolence ou les cris continus, l'appétit glouton du jeune enfant, l'indifférence qu'il manifeste aux caresses de sa nourrice, aux jeux qu'elle invente pour réveiller sa sensibilité et le distraire, sont de mauvais augure pour l'avenir. Le petit idiot a de la peine à marcher, tombe à chaque pas, reste malpropre, comme stupide à l'âge où les enfants brillent par leur gaîté, la grâce de la physionomie, le prompt développement de l'intelligence.

L'on tente vainement par la patience les, ressources de l'éducation, de triompher des dispositions vicieuses des jeunes idiots, à peine s'ils apprennent à distinguer leur père, leur mère, à se tenir debout en s'appuyant sur les meubles. L'on est souvent consulté dans la pratique, pour des enfants déjà grands et dont l'activité cérébrale se manifeste uniquement par l'élan des plus fâcheuses impulsions ; ces enfants sont jaloux, colères, disposés à briser les objets qui tentent d'abord leur curiosité ; exprimant leur impatience par des cris aigus, des trépignements presque convulsifs. L'idiotisme, l'imbécillité sont le partage de ces infortunés, auxquels le séjour de la campagne, le plein exercice de la liberté et un régime adoucissant parviennent tout au plus à rendre des habitudes de calme et de modération. L'atrophie avec paralysie plus ou moins complète d'un bras, d'une jambe, d'une moitié du corps, de fréquents accès épileptiformes, des douleurs de tête intenses, se manifestant dès l'enfance, entraînent presque toujours la nullité des principales fonctions de l'entendement.

L'on tente inutilement de combattre l'idiotisme. Pour que l'exercice intellectuel se pût établir, il faudrait remédier à la conformation d'organes que rien désormais ne saurait modifier. L'on conçoit bien, surtout d'après le système de Gall, et lorsque le vice d'organisation n'est pas général, l'exercice d'un certain nombre de facultés intellectuelles, la manifestation de certaines aptitudes, de certains talents industriels chez les imbéciles ; et si l'on ne parvient pas à réformer le vice qui enchaîne dans ces maladies le développement d'une portion de l'intelligence, l'on peut au moins tenter, par l'éducation d'une part, de cultiver et d'étendre les facultés qui peuvent tourner au profit de l'individu et de ses semblables, de l'autre, de comprimer les penchants qui rendent sa société dangereuse. Ici l'homme de l'art cède sa place aux philosophes, aux gens dévoués au bien de l'humanité, se réservant de leur faire part de ses remarques sur la conformation encéphalique, sur l'absence, le peu d'étendue ou le degré d'activité des instincts, des penchants, des aptitudes, du jugement, de la mémoire, des facultés intellectuelles et affectives. Le meilleur moyen de diminuer le nombre des imbéciles et des idiots, c'est d'interdire le mariage entre les crétins des deux sexes, et de vouer au célibat une foule d'individus dont l'intelligence est naturellement faible ou accidentellement épuisée par des maladies auxquelles rien ne peut désormais remédier.

Les vrais idiots fournissent généralement une carrière peu avancée. Fodéré affirme que la plupart des crétins meurent de vieillesse, étant peu sujets aux maladies, menant par nécessité une vie très-sobre, à l'abri du tumulte des passions, des tourments de l'ennui et de tout ce qui raccourcit les jours de l'homme. Dans les plaines, les idiots sont si éloignés de parvenir à la vieillesse, que M. Esquirol fixe à vingt-cinq ans la durée moyenne de leur existence. Il est certain que, parmi les pauvres dans les hospices consacrés à l'indigence, l'humidité, le froid, la nature des aliments, contribuent au développement rapide des vices scrofuleux, tuberculeux, dont la plupart des idiots portent le germe dans leur constitution. Les poumons, les organes de digestion, ne tardent pas à contracter des phlegmasies lentes et tandis que les masses tuberculeuses du ventre et de la poitrine se ramollissent et tombent en suppuration, le scorbut communique à la bouche une odeur repoussante, et achève d'affaiblir l'individu. Nous avons ouvert il y a quelques jours une idiote qui présentait dans le médiastin, sur le trajet de l'œsophage, dans le mésentère et dans l'intérieur du cœcum, des masses tuberculeuses grosses comme des noix, contenant un produit comme suifeux et facile à étendre sous le scalpel. La membrane muqueuse était épaissie, couleur d'ardoise et macérée dans le cœcum, d'un brun violet dans toute l'étendue du colon et du rectum. Avant la puberté, les idiots succombent dans les convulsions à la suite de maladies éruptives, telle que la scarlatine, la rougeole, la petite vérole. Les idiots qui appartiennent à des familles riches ou aisées, pour lesquels on multiplie les soins hygiéniques, tous les soins de propreté, atteignent un âge plus avancé. Je connais une idiote qui a dépassé sa cinquantième année ; elle est sujette aux rhumes, aux indigestions, et, à part quelques malaises, jamais elle ne parait souffrante. Je vois chaque jour depuis douze ans un idiot âgé maintenant de trente-six ans. Ce malade est droit, bien conformé, doué d'une constitution bonne et très saine ; il s'en faut de beaucoup que la carrière de cet idiot soit à sa fin. Ainsi ce n'est pas seulement parce que l'organisation des idiots, considérée dans son ensemble, est éminemment vicieuse que les idiots meurent jeunes ; l'influence des circonstances locales où la plupart ils se trouvent placés décide, plus encore que pour nous tous, du nombre des années qui leur sont réservées pour vivre.

La santé des imbéciles ne saurait être comparée à celle des idiots. Le développement des principaux organes place presque les imbéciles dans la condition des hommes ordinaires. Familiarisés par l'habitude avec le travail, par une activité, un exercice physique continuels, les imbéciles échappent à toutes les causes de destruction qui menacent les idiots, tandis que, d'un autre côté, et pour me servir du langage de Fodéré, ils sont presque à l'abri des influences morales qui menacent les jours de l'homme vraiment social. Aussi les imbéciles, s'ils ne sont ni épileptiques ni affectés de contractures, peuvent vivre très longtemps.

Les crétins ne sont point sequestrés ; une sorte de préjugé populaire inspire aux habitants des montagnes un sentiment de vénération pour leurs idiots, qui trouvent au sein des cabanes une nourriture suffisante et un grabat pour se reposer pendant la mauvaise saison. L'été, les crétins se raniment aux rayons du soleil, et respirent, toute la journée, le grand air à la porte des habitations. La pauvreté qui règne dans la plupart des campagnes, la répugnance, l'espèce de honte que l'on éprouve à avouer que l'on possède un idiot parmi ses proches, rendent dans les pays de plaine la condition, le sort des idiots, presque toujours plus ou moins durs, surtout s'ils sont en même temps épileptiques, aveugles perclus des jambes, et incapables de mendier. En 1812, la police envoya à la Salpêtrière une idiote âgée de vingt-sept ans, sourde, muette, aveugle, maigre, pâle, affectée de contracture des jambes, n'avalant les aliments qu'autant qu'on les lui enfonçait très-avant dans la bouche ; cette idiote fut recueillie auprès du cadavre de sa mère, que l'on jugea morte depuis trois jours (Esquirol). Des idiots ont été trouvés plus d'une fois à moitié consumés par le feu qui s'était communiqué à leurs vêtements pendant l'absence de parents pauvres, qui s'occupaient au dehors à pourvoir à leurs moyens d'existence. Des idiots ont été trouvés et pris, comme à l'état sauvage, dans des forêts des montagnes désertes. La charité publique doit ouvrir de bonne heure un asile à des infortunés que la société repousse de son sein. Toutefois, les idiots de la classe aisée de la société, et qui ne sont ni méchants, ni enclins aux mauvais penchants que l'on note principalement chez les imbéciles, peuvent recevoir les soins de leur famille ; ces idiots sont confiés à la garde des serviteurs dévoués, dans quelque appartement situé au rez-de-chaussée et ouvert sur un jardin. Les idiots mutins, colères, criards, ceux qui appartiennent à la classe pauvre ou complètement indigente, sont reçus dans les établissements d'aliénés où ils habitent en commun dans de vastes salles, dont le parquet, les lits, les fauteuils sont disposés comme pour des paralytiques, Ces pauvres d'esprit, bien que privés en grande partie de la manifestation de la sensibilité physique et morale, n'en sont pas moins accessibles à toutes les influences funestes pour l'organisme ; et le moindre relâchement dans l'assiduité, le zèle des serviteurs et des surveillants chargés du soin des idiots, ne peut manquer d'entraîner les plus fâcheuses conséquences.

Les imbéciles semblent généralement inoffensifs et incapables d'inspirer le moindre sentiment de crainte et de défiance. Habitués, dans les villages, à recevoir l'aumône en s'acquittant des commissions de chaque hameau, ils se chargent, dans les hospices, les hôpitaux, les maisons de fous, de transporter les fardeaux, le linge, les paquets, moyennant un léger salaire. Souvent ces individus sont gourmands, menteurs, infidèles, disposés à la colère la plus aveugle. Les auteurs attribuent, pour la plupart, à des idiots, des raisonnements, des actes qui supposent un degré d'intelligence qui n'appartient qu'aux imbéciles, et qui prouvent jusqu'à quel point l'autorité doit se montrer sévère dans la surveillance qu'elle exerce sur certains esprits faibles. Haslam parle d'un idiot dont la méchanceté était déjà très prononcée à l'âge de deux ans. Parvenu à sa neuvième année, cet enfant éprouvait un plaisir particulier à déchirer ses habits, à briser sur la rue les porcelaines étalées dans les magasins, à mutiler, à faire souffrir les animaux, qu'il cherchait à précipiter dans le feu ou par les fenêtres. Gall cite l'observation d'un idiot qui tenta, vers l'âge de sept ans, d'abuser de sa propre sœur, et qui faillit l'étrangler, parce qu'elle opposait de la résistance à ses desseins. Un autre imbécile tue ses deux neveux, et vient en riant apprendre cette nouvelle à leur père. Je connais un imbécile, âgé de dix-sept ans, dont le frère, plus jeune de quelques années, est à demi-idiot; ces deux enfants, l'unique espoir d'une famille riche et honnête, se jettent indifféremment, lorsqu'on leur refuse le vin ou les liqueurs qui ne manquent jamais d'exciter leur fureur, sur les animaux, les domestiques, leur père et leur mère, qu'ils frappent sans pitié, et jusqu'à ce qu'on les dompte par la force. Tous les auteurs répètent ce trait d'un imbécile que l'on voulut effrayer en le chargeant de veiller sur un domestique qui s'était couché sur un banc pour contrefaire le mort, et auquel il trancha la main; puis la tête, après l'avoir averti de ne faire aucun mouvement, attendu que les morts ne doivent point remuer. En définitive, l'idiotie ne comporte aucun traitement : les idiots réclament impérieusement une multitude d'attentions, de soins hygiéniques dont les imbéciles ne ressentent point la privation ; mais ceux-ci éprouvent des impulsions, des penchants d'autant plus dangereux, qu'ils ne sont pas enchaînés par le discernement et la raison : d'où il faut conclure que les individus frappés d'idiotisme, quel qu'en soit le degré, exigent presque toute une assistance éclairée de la part du médecin, de la société, des autorités qui veillent à la commune conservation.

XIV.

DE L'IDIOTIE.

PAR ESQUIROL (1).

Il règne une grande confusion dans tous les auteurs qui ont écrit sur l'aliénation mentale, relativement à l'idiotie (idiotisme). S'en tenant aux apparences on a confondu les idiots avec les individus en démence et réciproquement, quelquefois même avec les monomaniaques. Parce que ceux-ci, absorbés par des idées fixes, paraissent plongés dans la stupeur, ou parce que l'intelligence des autres semble oblitérée ou abolie, on en a conclu qu'ils étaient tous idiots. Sauvages, Sagar, Vogel, ont appelé l'idiotie *amentia, imbecillitas, ingenii, fatuitas*, Linné la nomme *morosis*; Cullen et Fodéré *démence innée*, Dufour et Pinel (2) en ont fait un genre de folie qu'ils désignent sous le nom d'*idiotisme*. Néanmoins notre célèbre professeur ne distingue l'idiotie de la démence que par le degré d'altération de l'intelligence, et définit la démence : l'abolition de la pensée; l'idiotie : l'oblitération des facultés intellectuelles et affectives. Souvent il parle de cette dernière comme du degré le plus avancé de la démence, et rapporte des faits dans lesquels il est évident qu'il n'avait pas de notions bien nettes sur ces deux infirmités de l'esprit. Enfin il admet l'idiotie acquise et l'idiotie connée. Fodéré a adopté cette distinction.

Le mot grec *idios (privatus, solitarius)*, exprime l'état d'un homme qui, privé de raison, est seul, isolé en quelque sorte, du reste de la nature. Du mot *idiota, idiot*, on a fait *idiotisme*, mais comme ce dernier mot a déjà une signification grammaticale il m'a semblé utile de lui substituer celui d'idiotie en le consacrant au langage médical.

L'idiotie n'est pas une maladie, c'est un état dans lequel les facultés intellectuelles ne se sont jamais manifestées, ou n'ont pu se développer assez pour que l'idiot ait pu acquérir les

---

(1) Esquirol. — *Des maladies mentales*, Paris, 1838, t. II, p. 283-397.
(2) Voir p. 1 et APPENDICE.

connaissances relatives à l'éducation que reçoivent les individus de son âge, et placés dans les mêmes conditions que lui. L'idiotie commence avec la vie ou dans cet âge qui précède l'entier développement des facultés intellectuelles et affectives ; les idiots sont ce qu'ils doivent être pendant tout le cours de leur vie ; tout décèle en eux une organisation imparfaite où arrêtée dans son développement. On ne conçoit pas la possibilité de changer cet état. Rien ne saurait donner aux malheureux idiots, même pour quelques instants, plus de raison, plus d'intelligence. Ils ne parviennent pas à un âge avancé ; il est rare qu'ils vivent au-delà de 30 ans. A l'ouverture du crâne, on trouve presque toujours des vices de conformation.

La démence et l'idiotie diffèrent essentiellement, ou bien les principes de toute classification sont illusoires. La démence comme la monomanie et la manie ne commence qu'à la puberté ; elle a une période d'accroissement plus ou moins rapide. La démence chronique, la démence sénile, s'aggrave, d'année en année, par l'usage des organes et la perte successive de quelque faculté. Tous les symptômes trahissent la faiblesse physique, tous les traits sont relâchés : les yeux sont ternes, abattus ; et si l'homme en démence veut agir, c'est qu'il est mu par une idée fixe, qui a survécu à la perte totale de l'intelligence. On peut guérir de la démence, on conçoit la possibilité d'en suspendre les accidents ; il y a diminution, privation de la force nécessaire pour l'exercice des facultés, mais ces facultés existent encore.

Des secousses morales, des médicaments peuvent réveiller, exciter assez de force pour produire la manifestation de quelques idées, de quelques affections ; d'autres moyens peuvent enlever les obstacles qui arrêtent cette manifestation. Si l'homme tombé dans la démence ne succombe point promptement, il peut parcourir une longue carrière, et arriver à un âge très avancé. A l'ouverture du corps, on trouve quelquefois des lésions organiques, mais ces lésions sont accidentelles ; car l'épaississement des os du crâne, l'écartement de leurs tables, coïncidant avec la démence sénile, ne caractérisent point les vices de conformation. Il en est de même des altérations et des changements que subit la substance cérébrale par les progrès de l'âge.

L'homme en démence est privé des biens dont il jouissait autrefois; c'est un riche devenu pauvre : l'idiot a toujours été dans l'infortune et la misère. L'état de l'homme en démence peut varier; celui de l'idiot est toujours le même. Celui-ci a beaucoup de traits de l'enfance, celui-là conserve beaucoup de sa physionomie de l'homme fait. Chez l'un et l'autre, les sensations sont nulles; mais l'homme en démence montre, dans son organisation et même dans son intelligence, quelque chose de sa perfection passée, l'idiot est ce qu'il a toujours été, il est tout ce qu'il peut être relativement à son organisation passée.

De cette comparaison, n'est-on pas en droit de conclure qu'une affection dont l'époque de l'invasion est constante (l'enfance), qui a des symptômes spéciaux, dont le pronostic est toujours fâcheux, qui présente des altérations organiques qui lui sont propres, offre une masse de caractères suffisants pour la différencier de toute maladie.

Mais il est des individus qui paraissent privés de sensibilité et d'intelligence, qui sont sans idées, sans paroles, sans mouvement; qui restent où on les pose; qu'il faut habiller, nourrir à la cuillère. Ne sont-ce point des idiots? Non sans doute. Ce ne sont point les symptômes actuels, ce n'est point une époque seule d'une maladie qui peuvent en donner l'idée abstraite; il faut au contraire voir, étudier cette maladie dans toutes ses périodes, chacune d'elles devant fournir quelques traits à son diagnostic. J'ai donné le dessin et l'histoire d'une fille qui offrait tous les symptômes qu'on prend ordinairement pour les signes de l'idiotisme. Cette fille était terrifiée, et la peur enchaînait l'exercice de toutes ses facultés. (Voyez page 408, tome 1er.) J'ai donné des soins à un jeune homme, âgé de 27 ans, qui, trompé par une femme, et n'ayant pu obtenir une place qu'il désirait, après un accès de manie, tomba dans un état apparent d'idiotie. Ce malade avait la face colorée, les yeux fixes ou très incertains, la physionomie sans expression; il fallait l'habiller, le déshabiller, et le mettre dans son lit; il ne mangeait que lorsqu'on lui portait les aliments à la bouche; ses bras étaient pendants, ses mains étaient enflées, toujours debout, il ne marchait que lorsque l'on l'y forçait, il paraissait n'avoir ni sentiment ni pensée. Des sangsues appliquées aux tempes, des bains tièdes, des douches froides sur la tête, et surtout une éruption générale sur la peau, le guérirent. Ce jeune homme m'a dit après la guérison, qu'une voix intérieure lui répétait : *ne bouge point, ou tu es perdu;* la crainte le rendait immobile. La sensibilité, l'intelligence ne sont donc point éteintes, la manifestation de ses facultés est empêchée par divers motifs, que les malades rendent compte lorsqu'ils sont guéris. Pendant mes leçons cliniques, en 1822, nous avions à la Salpêtrière une demoiselle B*** qui paraissait être dans la stupeur la plus profonde et dans l'insensibilité la plus complète; elle restait immobile auprès de son lit, ne parlait jamais. Plusieurs fois je l'ai pincée, piquée, sans qu'elle témoignât la moindre douleur. Je fis poser un séton à la nuque, plusieurs vésicatoires furent appliqués sur différentes régions de la peau, et toujours avec même insensibilité, même obstination à garder le silence, même refus de marcher; un jour, cette demoiselle ne parait point à la visite et rien depuis ne peut la faire rester dans le dortoir à l'heure de la clinique; lorsqu'elle fut guérie, elle me déclara qu'un élève l'avait pincée; elle avait été blessée de cette impertinence, que ce qui m'était permis ne l'était pas aux élèves, et qu'elle avait pris la résolution de ne plus reparaître. Quelques monomaniaques dominés par des idées érotiques ou religieuses, présentent les mêmes symptômes. Certainement dans tous ces cas, les facultés sensitives et intellectuelles s'exercent énergiquement, les apparences trompent, il n'y a point d'idiotie.

Depuis l'homme qui jouit des facultés sensitives et intellectuelles, mais qui faiblement organisé, est placé dans le dernier rang de la vie intellectuelle et sociale, jusqu'à l'idiot il y a des degrés innombrables. Qui pourrait signaler et décrire toutes les nuances de dégradation qui séparent l'homme qui pense de l'idiot qui n'a même pas d'instinct? Néanmoins, en étudiant les faits, on peut classer les idiots en deux séries dans lesquelles ils se groupent tous. Dans la première sont les imbéciles; dans la seconde les idiots proprement dits. Dans la première, l'organisation est plus ou moins parfaite, les facultés sensitive et intellectuelles sont peu développées, les imbéciles ont des sensations, des idées, de la mémoire, des affections, des passions et même des penchants, mais à un faible degré. Ils sentent, ils pensent, ils parlent et sont susceptibles de quelque éducation. Dans la seconde série, l'organisation est incomplète, les sens sont à peine ébauchés, la sensibilité, l'attention, la mémoire sont nulles ou presque nulles. Les idiots n'ont qu'un très petit nombre d'idées limitées, ainsi que leurs passions, aux besoins instinctifs, qu'ils expriment par quelques mots, par quelques monosyllabes ou par des cris. La raison ne dirige point leurs actions, qui peu nombreuses, se répètent par habitude ou par imitation.

Première espèce. *Imbécillité.* — Les imbéciles sont généralement bien conformés, et leur organisation diffère peu de l'organisation normale ; ils jouissent des facultés intellectuelles et effectives, mais à un degré plus faible que l'homme parfait, et ces facultés ne peuvent se développer que jusqu'à un certain point. Quelque éducation qu'ils reçoivent, les imbéciles ne s'élèvent jamais à la hauteur de raison, à l'étendue, à la solidité des connaissances auxquelles leur âge, leur éducation, leurs rapports sociaux doivent leur permettre d'atteindre. Placés dans les mêmes circonstances que les autres hommes, ils ne font pas le même usage de l'intelligence.

M... âgé de 37 ans, appartient à une famille qui jouit d'une grande fortune. Sa mère étant enceinte éprouva de longues inquiétudes et de vives affections morales. La tête de M... n'offre rien de remarquable ; ses cheveux sont abondants, ses yeux sont petits et sans expression ; sa physionomie a quelque chose de vague, d'incertain et de triste. Ses organes se développèrent plus tard que chez les autres enfants : à peine marchait-il à 4 ans ; à 5 ans, il prononçait quelques mots : à 6 ans, il parlait ; incapable d'attention, il était d'une pétulance extrême ; il n'apprit à lire et à écrire qu'après beaucoup de temps, mais jamais il n'a pu lire avec suite, ni écrire une lettre, quelque courte qu'elle fût, ni retenir ce qu'il lisait. On a tenté, mais en vain, de lui faire apprendre un art mécanique ; il a appris un peu de musique ; il chante quelques airs, mais son répertoire est très borné. Excessivement craintif, jusqu'à l'âge de 18 ans, il n'osait aller seul hors de la maison paternelle. Depuis, il court à l'aventure dans les champs, il parle beaucoup, il est même bavard, et toujours à côté du sujet dont on parle. Il emploie fréquemment les mots les uns pour les autres. Toujours content, il rit sans motif : quelquefois il rit seul ; il passe une partie de la journée assis ou couché, ce n'est que par effort qu'il se met en mouvement ; une fois en train, il ne sait plus s'arrêter. Jamais il n'a pu former de projets, il vit au jour le jour ; il est incapable de conduire ses affaires, de diriger une entreprise ; à 37 ans, l'intelligence de M... est certainement au dessous de l'intelligence d'un enfant de 10 ans, quelque soin qu'on ait pris pour la développer. A la puberté, il ne se manifesta point de passion propre à cet âge. M... vit solitaire à la campagne, n'imaginant point que sa manière de vivre puisse être différente et plus agréable. On appréciera la portée de son intelligence par le trait suivant : Son médecin lui ordonna de monter à cheval et tous les jours, M... montait, pendant une heure, un cheval dans les écuries de son père, sans soupçonner que c'était une promenade à cheval qu'on lui avait ordonnée ; le hasard fit découvrir cette manière d'exécuter les ordonnances de son médecin.

Pendant que je faisais le service des aliénés de Bicêtre, en 1821, il mourut un imbécile rachitique de très petite taille, et dont le crâne était peu volumineux, étroit et la face très développée ; sa physionomie était très mobile, même spirituelle. La face portait l'expression du sourire cynique, et ressemblait beaucoup à celle de l'homme le plus célèbre du siècle dernier, par la fécondité et le cynisme de son esprit. Notre imbécile était âgé de 34 ans quand il mourut ; il était à Bicêtre depuis un grand nombre d'années. Il passait sa vie à faire et à dire des espiègleries. Il se livrait d'une manière horrible à l'onanisme ; la veille même de sa mort, il fut surpris sur son lit, essayant de satisfaire ce funeste penchant. Jamais il n'avait pu apprendre ni à lire ni à écrire, ni aucune profession. Il était très bavard et avait quelquefois des réparties qui surprenaient d'autant plus qu'il parlait habituellement sans suite, sans mesure, sans liaison d'idée, déraisonnant toujours. Il marchait beaucoup, mangeait avec voracité, était malpropre, très peu soigneux de ses vêtements.

Mesure du plâtre coulé sur sa tête après sa mort.

Circonférence	0.425
De la racine du nez à la tubérosité occipitale.......	0.305
Diamètre antéro-postérieur..........................	0.169
Diamètre bi-temporal	0.131
Total.......	1.030

R... était âgée de 11 ans lorsqu'elle entra à la Salpêtrière ; elle en avait 19 lorsque je rédigeai son observation. La tête de R... est d'une régularité remarquable ; le front est haut, large ; les bosses frontales sont développées ; la ligne faciale approche de 90 degrés ; les cheveux sont épais et noirs, les yeux grands et bleus ; le nez légèrement aplati, les dents sont belles et régulièrement plantées. Les joues sont pleines, la peau est blanche et souple ; les membres sont bien développés.

Mesures de la tête prise sur le vivant :

Circonférence	0.497
De la racine du nez à l'occipital	0.353
Diamètre antéro-postérieur	0.181
Diamètre bi-temporal	0.147
Total	1.187

R... est ordinairement assise, les genoux croisés, les mains sous son tablier, elle exécute presque continuellement un mouvement d'élévation et d'abaissement des épaules. Physiquement bien portante, elle a bon appétit ; elle est gourmande, s'inquiète de ce qu'elle doit avoir à ses repas ; si elle voit ses compagnes manger, elle pleure en demandant qu'on lui donne quelque chose. Lorsqu'elle était chez ses parents, elle s'échappait, courait chez un pâtissier voisin, mordait le premier pâté qu'elle rencontrait ; elle allait aussi chez un épicier, s'emparait des bouteilles de liqueurs ; si l'on s'opposait à ce qu'elle bût de la liqueur, elle jetait les bouteilles par terre. La démarche de cette fille est lente ; l'approche-t-on, elle soulève lourdement la tête, détourne ses yeux pour voir qui s'approche. Elle comprend tout ce qu'on lui dit. Elle a un peu de mémoire, et raconte quelques faits qu'elle a observés dans la maison paternelle. Elle répond juste, lentement, en grasseyant d'une voix étouffée. Elle questionne peu, mais elle demande ses repas, des objets de toilette, des poupées, etc. Elle chante quelques airs, elle connait la valeur de l'argent, le compte et le conserve pour acheter des friandises et des joujoux. Elle est contente lorsque sa mère vient la voir, elle est reconnaissante pour les filles de service, elle aime les poupées dont elle s'amuse, mais elle ne les conserve point les laissant partout.

R... est peureuse, s'effraie du moindre bruit ; elle est timide et douce ; porte -t- elle des habits plus élégants, elle est enchantée, se montre à tout le monde. Pleine de vanité, elle est très sensible à la flatterie et sourit avec bonheur lorsqu'on vante sa figure. Elle est rusée et entêtée ; il lui arrive parfois de pisser au lit, elle s'en défend et accuse les filles de service. Elle déteste sa compagne de chambre, qui est muette et mal vêtue. On l'a surprise plantant des épingles dans la plaie d'un vésicatoire que porte sa malheureuse compagne. Cette imbécile connait les lettres et peut lire quelques mots. Voyant écrire devant elle, elle prend des plumes comme si elle voulait s'essayer. Jamais sa mère n'a pu lui bien apprendre à coudre, à tricoter, à soigner l'intérieur du ménage, encore moins à lire de suite et à écrire. Quoiqu'elle s'habille seule, elle demande l'assistance d'une fille de service pour se rajuster. Elle se plaît auprès des hommes, elle sourit à leur vue et court après eux. Quoique âgée de 19 ans, elle n'est point encore menstruée. La mère de cette fille étant enceinte avait été effrayée. L'enfant naquit faible ; néanmoins elle grandit jusqu'à l'âge de 2 ans, mais alors il y eut arrêt dans le développement des organes. Elle ne marcha qu'à 4 ans, son intelligence se développa plus lentement encore, elle ne parla que vers l'âge de 7 ans.

Cette imbécile ressemble pour la raison à un enfant de 7 à 8 ans. Il est vraisemblable que dans des conditions plus favorables, R.. eût acquis ce degré d'instruction qui lui eût permis, avec quelque surveillance, de vivre dans la société. (Pl. XVI.)

P... âgée de 22 ans, est entrée à la Salpêtrière le 27 août 1812. Sa mère étant enceinte a éprouvé de vifs chagrins, P... a eu une enfance difficile et maladive, elle a marché très tard ; à 5 ans, après une frayeur, elle fit une maladie très grave. Depuis, le développement de son intelligence s'est arrêté quoique ses organes se soient bien développés.

La taille de P... est au-dessus de la moyenne, sa démarche est facile, lente et un peu fière, les cheveux sont châtains, le front est haut ; les yeux sont bleus, la face est colorée, le menton est mince et pointu, les dents sont blanches, bien plantées, l'occipital est très développé, la physionomie est douce est gracieuse, la peau est blanche, les membres sont bien conformés. Les mesures de la tête P... prises sur le vivant sont les suivantes :

Circonférence	0,855
Diamètre antéro-postérieur	0,200
Diamètre bi-temporal	0,155
Courbe de la racine du nez à la tubérosité occipitale.	0,363
Total	1,263

Les menstrues ont paru à 13 ans, et sont devenues abondantes et régulières à 14. Depuis lors le caractère de P... devint plus difficile, elle refusait de travailler ; la vue des hommes lui frisait monter le rouge à la face, elle s'échappait de chez ses parents pour courir après les petits garçons et jouer avec eux.

La capacité intellectuelle de cette imbécile est assez considérable. P... est attentive à ce qu'elle voit, à ce qu'elle entend. Elle a un peu de mémoire, juge assez bien des choses les plus ordinaires, elle répond juste, mais en hésitant, aux questions qu'on lui adresse. Vainement a-t-on essayé de lui apprendre à lire et à travailler. Elle connaît quelques lettres, c'est tout. Elle sait arranger des poupées et s'en amuser ; elle s'habille, se peigne, se lave, fait son lit, réclame du linge pour changer, elle va chercher ses aliments, et ne veut les recevoir que dans des vases réservés à son usage.

Très hautaine, elle dédaigne ses compagnes ; habituellement douce, la contrariété l'irrite, alors elle est méchante, dit des injures et frappe lorsqu'elle est en colère. Si on la frappe elle rend les coups avec usure. Très entêtée, elle ne cède jamais. Elle n'est ni peureuse ni jalouse ; elle marche beaucoup et joue avec ses compagnes. Elle aime beaucoup sa mère, la caresse, si celle-ci est longtemps sans venir la voir, P... s'attriste ; elle accuse son beau-père, qu'elle n'aime point, de mieux traiter ses autres enfants et surtout de leur donner de plus beaux vêtements. Elle est reconnaissante des soins qu'on lui donne ; la vue des hommes fait sur elle une grande impression, elle est à l'affût des ouvriers, lorsqu'on lui permet d'aller dans les cours de l'hospice. Jamais on n'a pu l'habituer à un travail suivi. Sa physionomie exprime sa joie lorsqu'elle a des habits neufs ; et elle s'empresse de se montrer à ses compagnes et aux employées de la maison. Lorsque je fis dessiner P., à cause de la régularité des formes de sa tête et de l'harmonie des traits de la face qui contrastaient avec la faiblesse de son intelligence, elle parut transportée de joie. Néanmoins j'eus beaucoup de peine à la faire poser, à tout instant elle quittait le siége et il fallut s'y reprendre un grand nombre de fois. Je n'ai jamais pu mouler en plâtre la face de cette fille ; aussitôt qu'elle sentait la première coulée de plâtre sur les yeux elle les ouvrait. Elle a souvent essayé en vain de tenir ses paupières fermées, et elle a pleuré souvent de chagrin de ne pouvoir être moulée.

Les imbéciles sont incapables d'attention, leurs sensations sont faibles et fugaces ; leur mémoire est peu active et peu sûre ; leur volonté sans énergie ; ils peuvent combiner, comparer, mais ils ne peuvent s'élever à des notions générales et abstraites.

Ils ne sont point privés de la parole, et si quelques uns sont muets, ils expriment très bien, par le jeu de leur physionomie et par des gestes, leurs pensées, leurs désirs, leurs besoins. Ils apprennent à lire et à écrire, la musique, ils exercent des arts mécaniques, mais ils font imparfaitement tout ce qu'ils font. Ils vivent dans leur famille comme des étrangers ou comme de grands enfants. S'ils ne sont point dirigés dans ce qu'ils font, dans l'accomplissement des usages et des devoirs sociaux, dans la gestion de leurs affaires, ils sont victimes de leur incapacité, de leur imprévoyance. Ayant peu de sensibilité, quoique irritables, ils perdent sans regret leurs parents, et les soignent ; cependant quelques-uns sont très reconnaissants, susceptibles d'amour ou de haine ; mais leurs affections ne sont pas durables ; ils recherchent l'union des sexes, souvent avec emportement. Les fonctions de la vie de nutrition s'exécutent bien ; à ce premier degré, les imbéciles ont des aptitudes, des inclinations, des penchants qui constrastent avec la faiblesse de leur organisation, de leur sensibilité et de leur intelligence.

Les imbéciles sont nuls par eux-mêmes, ils ne produisent rien, tous leurs mouvements intellectuels et moraux sont provoqués par des impulsions étrangères. Ils ne pensent et n'agissent que par autrui ; leur volonté est sans énergie ; ils veulent et ne veulent pas ; ils ne peuvent suivre une conversation, encore moins une discussion ; ils ne sauraient conduire à ses fins un projet. Ils prennent au sérieux des choses les plus plaisantes et rient des choses les plus tristes. Quelque chose les intéresse-t-il, leurs yeux sont fixes, mais ils ne voient pas, ils écoutent, mais ne comprennent pas, quoiqu'ils affectent d'avoir vu et d'avoir compris. Ils répondent juste, mais ne leur faites pas beaucoup de questions, n'exigez pas d'eux des réponses qui les forcent à réfléchir ou qui soient hors de leurs habitudes. Ordinairement contents d'eux, ils en parlent avec un ton de satisfaction très plaisant, ou bien ils cherchent les expressions auxquelles leur physionomie ne répond pas.

Leurs gestes, leurs poses sont bizarres et rarement en harmonie avec ce qu'ils pensent ou ce qu'ils disent. Leur ajustement les trahit aussi bien que leur maintien, qui est sans contenance et sans but déterminé ; ils sont rusés, malins, menteurs, querelleurs, irascibles, mais poltrons ; bouffis de prétentions, faciles à conduire et à diriger, incapables d'application et de travail : ce sont des êtres parasites, qui vivent sans utilité pour eux et pour leurs semblables ; s'ils travaillent il faut les guider, les exciter sans cesse, car ils sont très paresseux.

Dans les hospices, ces imbéciles sont les serviteurs ou les jouets de tout le monde ; ce sont les bonnes gens de la maison, et on les appelle plus particulièrement imbéciles. Cette variété est appelée *fatuité*, par les auteurs. Ces imbéciles ont quelques rapports, moins l'énergie, avec les maniaques sans fureur, par la mobilité, la versatilité des idées, des sentiments, des désirs et des actions.

Il est d'autres imbéciles qui n'ont qu'un petit nombre de sensations et d'idées, et ils ont peu de mémoire ; leur langage est borné ; ils distinguent les personnes avec lesquelles ils vivent, ils sont reconnaissants pour les soins qu'on leur donne; ils sont colères, voleurs, entêtés, acariâtres; la vue des personnes d'un sexe différent leur fait impression et les excite; ils sont éducables; ont peut, à force de soins, développer la portion de sensibilité et d'intelligence dont ils sont pourvus, mais cette éducation se borne aux choses usuelles de la vie; l'habitude, l'imitation ont une grande influence sur leurs idées, sur leurs affections, sur leurs actions et impriment à leur manière de vivre une sorte de régularité qu'on aurait tort de prendre pour l'effet du raisonnement; ils pourvoient à leurs besoins, savent se vêtir, se procurent leur nourriture et peuvent faire les travaux ordinaires de l'intérieur.

Enfin, il est des imbéciles dont quelques facultés sont plus énergiques que les autres, dont l'intelligence est capable de développement partiel. Ces imbéciles n'ont d'aptitude que pour certaines choses pour lesquelles ils ont un goût décidé et un penchant prononcé. Ils ont de l'intelligence pour tout ce qui est relatif à ces penchants, à ces aptitudes et en jugent très bien, mais ils sont incapables pour tout le reste. Ils apprennent un métier, mais ils ne savent que cela; ils apprennent à lire, mais ils ne peuvent écrire, ils savent la musique, jouent d'un instrument et ils ne peuvent ni lire ni écrire. Ne les obligez point à se souvenir, à réfléchir, à prévoir, ils ne produisent rien, ils n'inventent rien, ils ne perfectionnent rien; tels sont les imbéciles partiels.

L'innocuité, les joviales manières, la gaîté, les piqantes réparties, les saillies plaisantes et quelquefois très judicieuses de quelques imbéciles les ont fait admettre auprès des grands et même auprès des rois pour les distraire de leurs graves ennuis et pour les divertir. Il y avait même dans les cours la *charge de fou.* Tous ceux qui remplissaient cette charge n'étaient point imbéciles, quelques-uns furent d'adroits fripons. Si Triboulet fut un spirituel imbécile, L'Angely et Brusquet étaient d'habiles intrigants qui firent preuve d'intelligence en amassant une grande fortune.

L'usage d'avoir des fous pour égayer les grands remonte à des temps bien anciens. L'histoire raconte que *Lucius Junius Brutus* simula si bien la folie qu'*Aruns* et *Titus,* fils de Tarquin, ayant été envoyés à Delphes pour consulter l'oracle, emmenèrent Brutus avec eux, pour leur servir de jouet. Ce ridicule abus s'est propagé presque jusqu'à nos jours; il était si général, dans le moyen âge, qu'un concile tenu à Paris, en

1212, défendit aux évêques d'avoir auprès d'eux des fous pour les faire rire. Charles V, dit le Sage, fit écrire au maire et aux échevins de la ville de Troyes d'avoir, suivant l'usage à lui fournir un fou, *Thévenin*, son fou étant mort. Si les grands avaient leurs fous, le peuple se dédommageait en célébrant dans différentes villes, ce qu'on appelait la fête des fous. Potemkin eut pour fou Mossé qui, au dire de M. de Ségur, n'épargnait pas les vérités à son maitre.

Les imbéciles sont généralement timides, craintifs, et obéissants. Les malfaiteurs n'abusent que trop souvent de ces fâcheuses dispositions et se servent de ces malheureux pour mettre le feu ou pour commettre quelque action coupable en les intimidant, en les séduisant par l'appât d'une récompense qui flatte leurs sens ou leurs appétits.

Puisque les imbéciles ne sont pas dépourvus de toute intelligence, ils ont des désirs et des passions proportionnés au développement de leurs facultés sensitives et intellectuelles. Ils ont des penchants plus ou moins impérieux et quelquefois des penchants pervers; ils volent pour satisfaire leur gloutonnerie, ils volent pour se procurer des objets de toilette ou pour tout autre motif. Nous avons vu à la page 84 (1), des imbéciles incendiaires. A l'époque de la puberté, l'instinct de la reproduction se développe, les imbéciles deviennent amoureux, se livrent à l'onanisme d'une manière d'autant plus effrénée, qu'ils ignorent les maux auxquels les expose cette horrible habitude. Les hommes recherchent les femmes; les filles sont coquettes, et l'on conduit souvent dans les hospices des filles âgées de 18 à 20 ans, qui, devenues pubères courent après les hommes, sont indociles, méconnaissent la voix de leurs parents. Nous avions, à la Salpêtrière, une imbécile qui se livrait aux travaux grossiers de la maison moyennant un trés léger salaire ; il lui est arrivé plusieurs fois qu'après avoir gagné quelques sous , elle allait les porter à un ouvrier, s'abandonnait à sa brutalité et dès qu'elle était enceinte elle ne retournait plus vers lui , L'observation suivante prouve que tous les imbéciles ne sont pas dépourvus de sensibilité morale et qu'ils peuvent devenir mélancoliques.

Une fille, nommée V..., d'une taille élevée, ayant les cheveux

---

(1) Du tome II des *Maladies mentales*, article *Pyromanie.*

châtins, les yeux bleus, la face colorée, la physionomie fixe, quelquefois le rire stupide, fut admise à la Salpêtrière, le 27 mai 1811 ; elle avait alors 22 ans. Dès sa première enfance, on s'aperçut que son intelligence ne se développait point dans la même proportion que les organes. Elle resta sans pouvoir articuler distinctement, ni rien apprendre. A 14 ans, menstruation ; V... grandit beaucoup, elle eut des convulsions particulièrement aux époques menstruelles. quoique les menstrues, fussent abondantes. Lors de son admission dans l'hospice, elle avait l'extérieur de la santé parfaite ; mais elle ne pouvait répondre aux questions les plus simples, les plus ordinaires, elle s'efforçait pour cela, faisant signe qu'elle comprenait, elle poussait des cris et souvent continuait à crier pendant un quart d'heure. Elle mangeait bien, dormait de même, les déjections étaient souvent involontaires, elle ne savait point s'habiller, mais elle ne déplaçait rien, elle était douce et obéissante ; au mouvement qui se faisait autour d'elle, elle jugeait que c'était l'heure de se lever, de se coucher et d'aller prendre ses repas ; elle retrouvait très bien son quartier lorsqu'elle rentrait de se promener. En un mot, elle avait l'intelligence des premiers besoins de la vie, mais rien au-delà ; elle était susceptible d'ennui. Au mois de juillet 1812, V... fut frappée par une de ses compagnes, elle en conçut un si grand chagrin qu'elle ne voulut plus manger, ni boire que de l'eau ; elle poussait de profonds soupirs ; elle maigrit, il se manifesta des taches scorbutiques, cette fille s'affaiblit, s'alita en septembre, vomit du sang, refusa toute espèce de remèdes et d'aliments, elle fut prise de fièvre lente, et mourut le 31 octobre 1812.

A l'ouverture du corps, faite le 1er novembre, je trouvai le front très saillant ; l'angle facial avait plus de 70°, la ligne médiane de la cavité crânienne était déjetée, la dure-mère très adhérente au crâne, la lame externe de l'arachnoïde recouverte d'une fausse membrane ressemblant à la fibrine du sang, un épanchement séreux dans la cavité de l'arachnoïde légèrement injectée, de la sérosité à la base du crâne : le cerveau était très dense, la substance grise décolorée, la substance blanche injectée. La membrane, qui revêt les ventricules latéraux, avait contracté plusieurs adhérences, ce qui leur avait fait perdre de leur capacité ; il y avait des kystes séreux dans le tissu des plexus choroïdes ; les pédoncules du cervelet, tout près de la protubérance annulaire, étaient désorganisés ; leur substance dans cette portion était grisâtre, puriforme, dans l'étendue de deux à trois lignes de largeur, et de six à sept de profondeur, la glande pinéale paraissait cartilagineuse ; le cervelet était très dense. Le péritoine, particulièrement dans la cavité pelvienne, était parsemé de petits points noirs ; le colon ascendant et le cœcum étaient rougeâtres à l'extérieur, tandis que leur membrane muqueuse était brune ; la vésicule biliaire contenait de la bile épaisse, grenue et très brune, l'hymen fermait l'entrée du vagin, les ovaires étaient très injectés.

Les imbéciles ont donc de la sensibilité, quelque intelligence, un peu de mémoire, ils comprennent ce qu'on leur dit, ont l'usage de la parole et s'ils sont muets, ils s'expriment par des signes ; ils sont susceptibles d'une certaine éducation ; ils ont des affections morales ; mais livrés à eux-mêmes, ils se dégradent facilement, se nourrissent mal, ne se garantissent point des injures du temps, sont malpropres, se livrent à des écarts de régime ; leur santé s'altère, le peu d'intelligence dont ils étaient doués s'affaiblit, et il arrive qu'un imbécile, conduit dans un hospice, présente après quelques années, tous les caractères de l'idiotie.

DEUXIÈME ESPÈCE. — *Idiotie.* — Nous voilà arrivés aux derniers termes de la dégradation humaine ; ici les facultés intellectuelles et morales sont presques nulles, non qu'elles aient été détruites, mais parce qu'elles n'ont jamais pu se développer. Chez les idiots, le défaut d'intelligence et de sensibilité, est souvent en rapport avec les vices de l'organisation ; il n'y a plus que les rudiments de l'intelligence, et l'instinct domine toutes les facultés ; la parole n'existe même pas. Par exception, on trouve quelque faculté développée et une aptitude naturelle pour certains talents.

Quéneau est entrée à la Salpêtrière, en 1781, âgée de 10 ans. Elle était d'une bonne constitution, d'un embonpoint médiocre ; elle avait la face plus développée que le crâne. Le sommet de la tête était déprimé, l'occipital petit, le front aplati, fuyant en arrière, Les mesures suivantes sont prises pendant sa vie :

Circonférence	0.510
Courbe de la racine du nez à la tubérosité occipitale	0.283
Diamètre antéro-postérieur	0.176
Diamètre bi-temporal	0.143
Total	1.117

La physionomie stupide et exprimant assez bien la disposition qu'elle avait à mendier. Elle est constamment exposée à l'air, quelque temps qu'il fasse ; elle tend la main à tout le monde pour obtenir quelques pièces de monnaie, avec lesquelles elle achète des aliments, car elle a un grand appétit. Il faut l'habiller ; lorsqu'elle essaie de parler, elle fait entendre un cri rauque ou une sorte de grognement articulé et saccadé qu'elle répète jusqu'à ce qu'on l'ait comprise. Elle discerne au geste ce qu'on veut lui dire, pourvu qu'on ne s'éloigne pas des besoins les plus ordinaires de la vie. Elle est reconnaissante pour la fille de service qui la soigne, et pour les personnes qui lui donnent de l'argent ou de quoi manger, et elle exprime sa reconnaissance en baisant ses doigts et en levant les yeux au ciel. Elle comprend lorsqu'on lui parle lentement et à haute voix. Habituellement douce, elle se met en colère lorsqu'elle ne peut satisfaire sa gloutonnerie, elle déchire ses vêtements excepté sa chemise qu'elle conserve par pudeur, ayant soin de couvrir sa gorge avec ses mains. Elle n'a jamais pu apprendre aucun métier.

Cette imbécile est néanmoins musicienne. Voit-elle danser, elle saute en mesure, entend-elle chanter, elle répète d'une voix rauque non les paroles, mais les airs ; elle en sait un grand nombre. Un élève de la Salpétrière joue du violon, Quénau suit l'air et avec une curieuse attention, elle recherche d'où il peut venir, et se rapproche peu-à-peu du musicien. M. Guerry improvise un air, Quénau le suit, le retient et le répète sur la demande qu'on lui fait. M. Guerry commence un air, et Quénau le poursuit, jusqu'à sa fin. M. Desprès, élève interne de l'hospice, chante un air compliqué, Quénau redouble d'attention, fixe les yeux sur l'élève, contracte ses traits et parvient à se mettre à l'unisson avec le chanteur. Des fruits qu'elle aime beaucoup sont mis à sa portée, elle manifeste, par ses regards et par ses gestes, le désir de les prendre, mais au moment où elle est prête à s'en emparer, M. Desprès bat la mesure et chante ; aussitôt Quénau bat la mesure, abandonne les fruits qu'elle saisit avec avidité dès que le chant a cessé. Joue-t-on de la flûte, Quénau est tout oreille. Attentive, elle répète les airs joués. Le 25 août 1833, M. Litz, sur l'invitation de M. Leuret, voulut bien se prêter aux expériences suivantes, qui furent faites, M. le docteur Mitivié, présent, dans le cabinet de M. Pariset, médecin de la division des aliénés de la Salpétrière (1). M. Litz improvise plusieurs airs, Quénau les saisit, mais éprouvant de la difficulté à les répéter, sa voix ne pouvant s'élever au ton sur lequel a chanté le célèbre musicien, les traits de cette fille expriment l'effort et la contrariété. M. Litz touche du piano. Quénau est immobile les yeux attentifs sur les doigts du grand artiste, ou bien elle entre dans une sorte de mouvement convulsif, se tord en divers sens, mord ses poings, frappe du pied, lève les yeux au ciel, et fait des efforts pour se mettre à l'unisson. Le

---

(1) M. Leuret a publié la relation détaillée de cette expérience et l'histoire phrénologique de Q., dans la *Gaz. méd.*, année 1835, p. 1. (V. APPENDICE.)

passage des sons graves aux sons aigus provoque une contraction soudaine de tous les muscles de Quéncau, comme si elle était atteinte par une décharge électrique. Cette dernière expérience renouvelée plus de vingt fois, a eu toujours le même résultat. M le Docteur Leuret entraine Quéneau hors du cabinet, et lui montre des abricots. Aussitôt M. Litz touche du piano, Quéneau se retourne vivement et tout le temps que l'instrument se fait entendre, son regard est fixé sur le musicien, et elle revient aux abricots dès que la musique a cessé. Malgré cette singulière capacité musicale, le crâne de Quéncau n'offre point le renflement que Gall a signalé comme indicateur de l'organe de la musique. (V. pl. XVII, des *Maladies ment.*)

Le 15 janvier 1837, Quéneau âgée de 69 ans, a succombé à une pneumonie aiguë. A l'ouverture du corps faite par M. Mitivié, médecin de la division des aliénées de la Salpêtrière, ce médecin a constaté que le cuir chevelu était un peu plus épaissi à gauche, que la ligne médiane était déjetée à droite, que la pie-mère était légèrement infiltrée, que le cerveau un peu mou n'offrait aucune lésion remarquable. Le poumon présentait les altérations caractéristiques de la maladie à laquelle avait succombé cette idiote.

G... est entrée à la Salpêtrière en 1813, âgée de 19 ans; sa taille est petite, son embonpoint médiocre. Sa tête est très volumineuse, irrégulièrement conformée, le front est très haut, très large, très bombé, les bosses frontales sont très saillantes, surtout la bosse frontale gauche; la ligne faciale a plus de 90°. Les cheveux sont blonds, les yeux petits, châtains, cachés sous les arcades sourcilières.

Le regard est louche, la bouche est grande, les dents sont blanches, le teint est brun et hâlé; la physionomie est convulsive et exprime habituellement la douceur et la joie. Les mesures suivantes ont été prises sur le vivant:

Circonférence..	0.524
Courbe de la racine du nez à la tubérosité occipitale	0.328
Diamètre antéro-postérieur...........................	0.185
Diamètre bi-temporal.................................	0.150
Total	1.187

G... mange avec gloutonnerie, sans discernement, poussant avec les doigts les aliments qu'elle entasse dans la bouche, elle ne sait point les aller chercher aux heures de distribution. Les déjections sont involontaires, les menstrues abondantes et régulières. G... marche peu, tous ses mouvements sont convulsifs, elle traine le côté gauche du corps et se sert difficilement du bras gauche; on est obligé de l'habiller lorsqu'elle se lève et de l'habiller comme un enfant. Insensible, elle ne se garantit ni du chaud ni du froid, ni de la pluie. Elle reconnait la fille de service qui la sert, l'embrasse souvent, lui exprime sa joie et sa reconnaissance en baisant sa main, en lui souriant, et en hochant la tête. Son caractère est extrêmement doux et bon. S'il survient quelque rixe, elle va avertir la fille de service. Elle est obéissante et cependant très entêtée. Elle a soin de se couvrir la gorge lorsqu'on l'habille, si l'on parait vouloir soulever ses vêtements, elle écarte les mains indiscrètes ; cependant elle ne rougit point alors elle n'a pas le sentiment de la pudeur, les marques de décence qu'elle donne tiennent à l'habitude contractée dès l'enfance. Cette idiote n'articule que les syllabes suivantes, *pa-pa-ma-ma*, qu'elle répète à toute occasion, soit pour exprimer sa colère, soit pour témoigner sa joie. Elle porte constamment dans la main droite des chiffons, roulés en guise de poupée, et pour témoigner sa peine ou son contentement. elle porte vivement et plusieurs fois de suite ces chiffons sur la tempe droite. Elle a retenu une phrase d'un air populaire qu'elle chante plusieurs fois de suite, avec l'expression du contentement.

L'état de cette fille est resté longtemps stationnaire, mais depuis quatre ans, elle fait quelques légers progrès intellectuels. Elle va chercher elle-même les aliments, les réclame si on l'oublie, elle rejette ceux qui ne lui plaisent point. Les déjections ne sont involontaires que pendant la nuit : le jour, elle va aux latrines. Elle articule, mais mal, quelques mots dont elle se sert à propos pour exprimer ses désirs ; elle s'efforce de répéter ce qu'elle entend sans en pouvoir venir à bout. Elle fait beaucoup de grimaces paraissant y attacher des idées qu'elle ne peut exprimer autrement. La planche XVIII représente G... âgée de 43 ans. Ce dessin est remarquable par les rides de la face, à un âge si peu avancé, tant les idiots vieillissent vite.

M. V... est né d'une mère qui, pendant la grossesse, est restée dans un état de stupeur. Malgré les soins prodigués à son enfance, la santé de M. V. a été très débile, et ce n'est qu'à l'âge de 6 ans qu'un jour, en jouant, il prononça tout à coup le mot *papa*, et une seule fois. A 7 ans il eut une fièvre cérébrale très grave qui n'empêcha pas les organes de se développer, mais qui fut suivie d'un très grand trouble des facultés intellectuelles et affectives, et qui arrêta leur développement déjà si faible et si retardé. Depuis lors, M. V. devient irritable, turbulent ; il déchire, brise, frappe, crache sur les personnes qui l'approchent, pousse nuit et jour des cris aigus et plus ou moins plaintifs. Il s'effraie facilement ; le bruit, la vue des animaux, etc., l'épouvantent. Quelqu'un l'ayant appelé *cochon*, il retient ce mot et le répète fréquemment encore, l'appliquant à tout propos.

A dix ans M. V... est placé à l'institution des sourds-et-muets de Paris, sans résultats favorables au développement de son intelligence. Plus tard il est mis dans une maison de santé, et enfin confié depuis plusieurs années à une dame qui vit à la campagne et qui a le plus grand soin de ce malheureux enfant.

M. V. est âgé de 17 ans; sa taille est de 0,705. La colonne vertébrale est un peu courbée dans la région dorsale. Le sommet de la tête est légèrement déprimé, les cheveux sont châtains foncés, abondants, durs et hérissés (ils empêchent, dans le dessin de juger de l'aplatisment du vertex); les yeux sont bleus le regard est doux, la bouche est largement fendue, la lèvre inférieure épaisse; la physionomie habituellement convulsive ne manque pas d'expression, quelquefois elle est triste et douloureuse. La face est ridée par l'habitude de grimacer. Les mesures de la tête, prises sur le vivant, donnent les dimensions suivantes :

Circonférence	0.547
Courbe de la racine du nez à la tubérosité occipitale.	0.330
Diamètre occipito-temporal...........................	0.155
Total...........................	1.212

Les membres de M. V. sont bien développés, la peau est blanche; il a souvent des furoncles sur différentes régions et des aphtes dans la bouche dont il paraît souffrir; son appétit est médiocre, il préfère les légumes à la viande, il aime qu'on le serve proprement quoique peu propre lui-même, car pendant le repas il crache sans cesse autour de lui, même sur son couvert. Si on lui sert un mets nouveau, il porte ses doigts à sa bouche pour indiquer qu'on le lui donne à goûter il goûte et repousse le mets s'il ne lui convient pas; au contraire, il témoigne une grande impatience d'en avoir s'il est de son goût. Le sommeil est souvent interrompu par des cris et ne dure guère qu'une à trois heures. Ce jeune homme n'a jamais pu apprendre ni à lire ni à écrire ni à parler. Néanmoins quelques-unes de ses facultés intellectuelles s'exercent avec une certaine étendue. M. A. reconnaît très bien les personnes et les lieux. Il combine quelques idées, il ne parle point, mais il articule à sa manière certains sons dont il forme les mots auxquels il attache un sens. Ainsi il dit *pa-pa-paa, ma-ma-maa*; il applique ces syllabes à la dame qui lui donne ses soins. Il dit aussi *bo-bo-jour, mé-mé*, en prenant la main des gens qui l'abordent et qu'il connaît. Il est excessivement mobile, sans cesse en mouvement et dans une sorte de trémulation convulsive de tous les membres. Il fait perpétuellement des malices, il crache sur les personnes, les pince, les tape, leur donne des coups de pieds, les bouscule, etc., et rit après. Lorsqu'il veut faire des méchancetés à quelqu'un, il prend un ton doux et affectueux pour qu'on s'approche de lui. Se promène-t-il dans la campagne, il se rapproche des personnes qu'il rencontre, crache sur elles, s'échappe, rit et pousse un cri, *hi-hi-hi*. En rentrant de la promenade, il précipite le pas pour arriver le premier, se cache pour intriguer les personnes de la maison. Tout objet, toute personne qu'il n'a pas vus encore le préoccupent. Si un étranger entre dans la maison qu'il habite, il crie, se démène jusqu'à ce que cet étranger ait été reconnu par quelqu'un de ses commensaux. Avant de passer d'un lieu dans une autre, il regarde attentivement comme pour se rassurer par cette exploration.

M. V. est sensible au bien qu'on lui fait et s'irrite des mauvais procédés. Il est doux, défiant, craintif ; s'il est contrarié, il porte ses plaintes à la dame qui le soigne, en répétant les monosyllabes *ma ma ma*. Une servante l'ayant un jour frappé sur le bras, il s'est irrité pendant toute la journée, crie à chaque instant *ma ma ma*, en indiquant tour-à-tour le bras frappé et la servante, et ne se calme que lorsque celle-ci, étant grondée, a paru affligée. Lorsqu'il entend une voiture, il dit *brrr*, voulant sans doute imiter le bruit des roues. M. V. a prononcé une fois le nom de son père qu'il n'a pas vu depuis longtemps ; jadis il avait peur des animaux, il ne les craint plus, il caresse les chevaux et joue avec le chien du logis. Il est toujours agité et disposé à se déchirer, quoiqu'il redoute le mal. Depuis un an surtout il déchire ses lèvres, se frappe la tête contre les murs et les meubles, se donne des coups de poing dans les yeux ; il serait disposé à l'onanisme, s'il n'était surveillé, et il cherche à faire des attouchements aux hommes et aux femmes. La pl. XIX représente cet imbécile maintenu par la camisole. On est souvent obligé de recourir à ce moyen pour prévenir les accidents auxquels l'expose l'impulsion continuelle à se frapper.

M. de G... est un autre idiot âgé de 36 ans, entré à Charenton le 6 août 1825. Sa mère étant enceinte a éprouvé une vive affection morale. Sa taille est un peu au-dessus de la moyenne son embonpoint est médiocre, sa tête est d'une belle conformation, ses cheveux sont châtains, ses yeux gris ; son front est large, haut et ouvert. Sa physionomie est douce, vague et cependant plus expressive que ne semble l'indiquer le peu d'étendue de son intelligence.

Grande circonférence	0.570
Courbe antéro-postérieure	0.353
Courbe transversale	0.340
Diamètre antéro-postérieur	0.080
Diamètre transversal	0.165
Total	1.628

Les membres sont bien conformés, sa tête est habituellement penchée vers la terre. Le tronc est légèrement courbé en avant, les avant-bras sont fléchis, les doigts sont constamment ployés, le pouce de la main gauche seul est tendu, les mains ainsi fermées, sont en l'air, dans une sorte de trémulation convulsive. Lorsque M. G... se promène, il se rapproche des murs ou des arbres pour y frotter ses vêtements. Lorsqu'il descend un escalier ou un terrain incliné, il marche lentement, cherche à s'appuyer, porte le tronc en arrière, et jette ses bras en avant. Le mouvement de ses doigts et de ses bras, le balancement de la tête et du tronc d'avant en arrière, donnent à sa pose quelque chose de tout particulier.

La santé de M. G... est bonne, les fonctions de la vie de nutrition s'exécutent bien, son appétit est excellent. M. G... se sert de sa cuillière pour manger son potage, mais si le pain et les autres aliments ne sont point coupés en petits morceaux, il s'impatiente, tourne autour de la table, prend les mets avec les doigts, les regarde, les remet sur l'assiette, les reporte à la bouche, et après de vains efforts pour les diviser les jette à terre. Si les aliments sont découpés, il les prend avec la cuillère, ne sachant se servir de la fourchette.

On a eu beaucoup de peine pour accoutumer M. G... à porter une casquette, pour conserver des chaussures et des gants. Il y a quelques années qu'en faisant sa toilette il fut blessé au bout du doigt, depuis lors il cache ses mains dès qu'on veut les toucher. C'est une très grande contrariété pour lui que de faire ses ongles et de laver ses pieds. Il faut fixer ses gants à ses poignets, alors il est triste, regarde ses mains et fait de grands efforts pour les délivrer de ce vêtement. Incapable de faire sa toilette, s'il a un besoin à satisfaire, il se rapproche de son domestique ou de tout autre (jamais des malades), invoque par signe leur assistance et se rend avec eux aux latrines; s'il ne rencontre point de domestique à sa portée, il va seul aux lieux d'aisance, mais ne pouvant se déboutonner, il se salit, alors il n'ose point sortir qu'on ne soit venu le laver et le retirer. Pendant la nuit il quitte son lit, salit le milieu de sa chambre, et se couche.

M. G... dort bien, il se couche et se lève à des heures fixes; lorsque l'heure du lever est arrivée, il avertit aussitôt son domestique en faisant claquer ses dents. Si le domestique le fait attendre, il saute hors du lit et se promène en chemise. si on veut le retenir couché, il s'impatiente. Lorsqu'il est couché, il prend le traversin entre ses bras, l'étend sur son ventre, fait plusieurs éclats de rire et s'endort.

M. G... n'a jamais pu ni lire, ni écrire, ni articuler le moindre son, quoiqu'il ne soit pas sourd. Il distingue les choses et les personnes avec lesquelles il est en rapports journaliers. Il reconnaît très bien son domestique et les individus qui lui témoignent de l'intérêt, il les recherche, leur sourit, tandis qu'Il fuit les autres et s'attriste lorsqu'ils s'approchent. Il est très docile aux gestes et à la voix de son domestique, auquel il obéit servilement.

Jusqu'à l'âge de 21 ans, M. G... chantait sans cesse, sans articuler aucun son; il a cessé de chanter à cette époque, après un rhumatisme articulaire aigu. Néanmoins la musique fait sur lui une très vive impression et l'excite fortement. L'excitation est d'autant plus forte, que les instruments sont plus nombreux et plus bruyants. Ayant essayé de lui faire entendre le son d'une flûte seule, à peine a-t-il paru être sensible. Mais lorsqu'il entend une musique bruyante, il rit aux éclats, danse ou saute presque en mesure. Depuis la puberté, les femmes exercent sur lui un effet remarquable, mais moins énergique que la musique. Un jour, étant embrassé par une dame qui lui faisait des agaceries, sa joie et son excitation n'ont point augmenté, quoique sa physionomie exprimât le contentement.

M. G... est onaniste. Il s'abstient pendant le jour, parce qu'il est surveillé; mais lorsqu'il est dans son lit, si on le laisse seul, il s'abandonne à ces funestes pratiques, cesse aussitôt qu'on l'avertit, ou qu'il s'aperçoit qu'on le surveille. On a observé qu'en le laissant sur son lit sans couverture, il s'abstient : est-ce la crainte ou la honte qui le retient? Ce vice n'est pas son seul penchant. Il vole le vin des malades, et il a bien soin de se cacher d'eux et des infirmiers. La planche XX représente cet idiot dans sa pose habituelle, la régularité de ses traits est remarquable.

E..., âgée de vingt-trois ans, est courte de taille, mais grosse, ramassée et pourvue de tissu cellulaire graisseux. Le front s'élève à angle droit, est aplati. Les régions temporales sont proéminentes.

Les cheveux châtains sont abondants et durs, les yeux bruns, sont petits, louches et presque constamment dans un mouvement convulsif qui les dirige en haut. La physionomie est douce et peu expressive. Les bras sont courts, peu souples et se meuvent d'une manière convulsive ; E... ne peut ouvrir franchement les mains ; les doigts sont presque toujours fléchis, comme contractés, ils ne s'étendent qu'un à un, lentement et avec effort ; le plus ordinairement l'index seul reste étendu. La tête s'élève arrondie vers son sommet, est aplatie d'avant en arrière, en sorte que le diamètre fronto-occipital a moins d'étendue que le diamètre bi-temporal, ainsi que l'indique les mesures de tête prises sur le sujet vivant :

Circonférence	0.508
Courbe de la racine du nez à la tubérosité occipitale.	0.300
A reporter........	0.808

	Report........	0.808
Diamètre antéro-postérieur............		0.155
Diamètre bi-temporal..................		0.161
	Total........	1.124

E... se nourrit bien, quoiqu'elle mange peu, ses déjections sont faciles; elle est régulièrement menstruée.

Elle marche péniblement, en canetant et par saccades. Sa marche est mal assurée, aussi reste-t-elle habituellement assise; Elisabeth n'a que des sensations fugaces, elle reconnait les personnes qu'elle voit habituellement, elle sait compter jusqu'à 20 et au-delà; si on lui demande un nombre, elle montre à sa manière autant de doigts qu'il y a d'unités dans le nombre demandé. Elle connait la valeur de quelque monnaie, distingue les ustensiles qu'on lui demande s'ils sont à sa portée; elle aime les fleurs et les fruits. Elle ne parle pas; mais elle entend, et va chercher l'objet dont on lui dit le nom. Jamais elle n'a pu apprendre à parler, elle exprime ses pensées et ses affections par deux sons, l'un alllongé, *hihihiii*, l'autre, *héhéhéé* qu'elle produit en précipitant la respiration, et qu'elle module différemment suivant ce qu'elle veut exprimer.

Les qualités affectives dominent chez cette fille. Elle est très affectueuse; elle s'attache aux personnes avec lesquelles elle habite et surtout à celles qui la soignent. Elle est venue de l'hospice des Orphelins avec une autre imbécille, se plait avec elle et lui fait part de ses aliments et de tout ce qu'on lui donne. Si quelqu'une de ses compagnes commet un acte qui donne lieu à des recherches, elle met sur la voie. Elle est craintive, très pudique, toujours décemment vêtue. Elle témoigne son affection à la manière de quelques animaux, en s'approchant des personnes, en se frottant contre elles; en haletant et en faisant beaucoup de gestes. La planche **XXI** représente cette idiote.

Aba est un idiot de Bicêtre, âgé d'environ 30 ans. Sa taille est au-dessous de la moyenne, ses membres sont bien conformés, sa tête est assez grosse mais aplatie en arrière; le front est bas, le nez épaté, la bouche grande, et la physionomie est vague, incertaine et sans expression. Quelquefois, Aba parait méditer (C'est dans un de ces moments qu'il a été dessiné planche **XXII**); parfois sa physionomie exprime un léger sourire, une apparence de malice, surtout lorsqu'il voit des étrangers. Sa tête mesurée a les proportions suivantes:

Circonférence.........................	0.533
Diamètre occipito-frontal.............	0.183
Diamètre bi-temporal..................	0.155
Courbe de la racine du nez à l'occipital.....	0.320
Total........	1.191

La santé physique **d'Aba** est bonne, ses mouvements sont libres, il mange lentement **et s'arrête** souvent avec l'attitude d'un homme qui pense, qui craint, qui **est curieux**, mais cela passe vite. Il salit son lit.

La sensibilité et l'intelligence de cet idiot sont **restées pour** ainsi dire à l'état rudimentaire. Les sensations sont légères **et** fugaces. L'attention est très faible et ne peut se porter que sur un petit nombre d'objets, la mémoire est presque nulle. Aba comprend plusieurs des choses qu'on lui dit, comme se laver, se coucher ; de temps en temps il fait un petit bruit en frottant les dents les unes contre les autres et parait s'y complaire. Il connait l'infirmier qui a soin de lui ; il ne parle point ; il prononce à voix basse les syllabes *ba ba ba*, qu'il répète en toute occasion. Il a contracté quelques habitudes, il s'habille ; va chercher sa nourriture, se retire à l'écart pour satisfaire à ses besoins ; il ramasse tous les plus petits fétus qu'il aperçoit sur ses vêtements, ou sur les vêtements des personnes qui l'approchent. Je lui ai présenté, dit M. Leuret, médecin de la division des aliénés de Bicêtre, qui m'a communiqué cette observation, une pièce de monnaie, il l'a reçue en souriant, l'a regardée, tournée, retournée, portée à la bouche, puis il me l'a rendue : je lui montre des pommes, il les prend, en témoigne du plaisir ; il en ronge une d'abord toute entière et finit par l'avaler jusqu'aux pépins. Je tends la main pour qu'il m'en donne, il me comprend ; me présente la pomme qu'il mange ; mais sans la lâcher. Je recommence, il me présente un morceau et le retire en souriant. Un infirmier lui prend une de ses pommes et sort de la chambre où nous étions ; Aba suit l'infirmier des yeux et quand il l'a perdu de vue, il ne parait plus y penser. L'infirmier rentre après quelques minutes, Aba lui tend la main pour avoir sa pomme.

Aba est onaniste et voleur, il vole même avec adresse surtout les aliments qu'il peut saisir, ce vice est porté chez lui à un très haut degré. Il avait volé un jour les aliments d'un de ses camarades qui, pour l'en punir, voulut lui plonger la tête dans un seau d'eau froide ; en se débattant, Aba fut renversé, se cassa un bras.

Pendant les efforts de la réduction, il ne témoigne aucune douleur et même il semblait sourire ; souffrait-il ? souvent il montrait son bras malade, pendant qu'il portait un appareil, il le montrait quelque temps après que l'appareil avait été enlevé.

Matteau, à l'âge de dix ans, est entrée à la Salpétrière le 7 mai 1836 et observée en 1837. Elle est rachitique et épileptique. Née d'un père bancal et d'une mère qui avant et après la naissance de M... a eu des enfants bien portants. La taille de cette idiote est de 1 mètre 296 millimètres. Ses cheveux sont châtains clairs, ses yeux bleus, ses sourcils blonds, son regard est fixe et sans expression, ses paupières, habituellement en mouvement, sont quelquefois fermées comme si elle dormait. Le front est court, les bosses sus-orbitaires sont saillantes. Le nez est retroussé et arrondi. La lèvre inférieure grosse et pendante, la physionomie est ordinairement stupide, ne s'anime que pour exprimer la douleur. Les mesures de la tête donnent les quantités suivantes :

Circonférence	0.436
Courbe fronto occipitale	0.270
Diamètre antéro-postérieur	0.174
Diamètre bi-temporal	0.113
Total	1.049

On observe chez cette idiote une déviation du rachis à gauche, une ulcération large comme une pièce de 30 sous, occupant le milieu du dos, et une vaste cicatrice s'étendant sur une grande partie de la région postérieure gauche du tronc, sur le col, le membre thoracique et sur la partie postérieure et supérieure de la cuisse du même côté. Cet ulcère et ces cicatrices sont le résultat d'une chûte dans le feu pendant un accès d'épilepsie auquel M... est sujette depuis l'âge de 7 ans. A l'âge de 18 mois, cette fille eut des convulsions qui arrêtèrent son développement physique et intellectuel.

A son arrivée dans l'hospice, M... refusa toute nourriture, et ne rendit ni urine, ni matières fécales pendant trois jours, après lesquels une petite vérole confluente se manifesta. La marche et la terminaison de cette dernière affection furent régulières. Depuis lors les accès épileptiques eurent lieu tous les jours, et quelquefois il y en eut 5 et 6 dans les 24 heures.

M... est habituellement immobile, la tête inclinée à droite ou baissée sur la poitrine, le front posant sur les genoux; un des bras est pendant, la main fortement fléchie sur l'avant-bras et les doigts repliés sur la main. L'autre main est le plus souvent dans la bouche, les lèvres exécutent un mouvement de succion soit de la main, soit du bras de fauteuil sur lequel elle est fixée. Si on la laisse debout, M... chancèle, et après quelques oscillations, elle s'asseoit lourdement par terre. Cependant il lui arrive de quitter son siège et de faire quelques pas.

Dès qu'on la touche, M... pousse des cris aigus en ouvrant largement la bouche et fronce les sourcils. Elle crie souvent pendant la nuit. Etrangère au bruit qui se fait, elle ne s'émeut ni par le chant, ni par les cris, ni par le tapage. Elle connaît la personne qui la soigne et lui fait des caresses. Lui montre-t-on la porte, en disant que son frère arrive, ses yeux se tournent un peu vers la direction qu'on lui indique. Elle ne prononce que les mots *pa pa*, *ma ma*, et quelquefois les syllabes

coc coc, regardant alors le soleil. Elle est incapable de se vêtir, de pourvoir à aucun soin de propreté et à aucun de ses besoins. Lorsqu'elle voit faire la distribution des aliments à ses
compagnes, elle ouvre la bouche, tend la main comme pour
demander sa part. Au reste, elle mange beaucoup, avec voracité, sans discernement. Les déjections sont involontaires. M...
se livre à l'onanisme. La planche XXIII exprime l'état stupide
de cette malheureuse.

Avant d'analyser les observations qui précèdent, pour en
déduire des notions générales sur l'idiotie, ne faut-il point,
par de nouveaux faits, arriver à ce degré de l'idiotie qui est
le dernier terme de la dégradation humaine, où il n'y a plus
même d'instinct, à ce terme où l'homme, privé de tous ses
attributs, n'est plus qu'un monstre ?

Pinel a publié (1) l'histoire et le dessin du crâne d'une idiote,
qui était à la Salpêtrière en 1805. Cette idiote avait quelque chose de la brebis, et pour ses goûts, et pour sa manière
de vivre, et pour la forme de sa tête. Elle avait de la répugnance pour la viande, et mangeait avec avidité des
fruits et des légumes ; elle ne buvait que de l'eau. Ses démonstrations de sensibilité, de joie ou de peine, se bornaient
à répéter les mots mal articulés *bé, ma tate* ; elle exerçait des
mouvements alternatifs d'extension et de flexion de la tête et
la frottait contre le ventre de la fille qui la servait ; si elle voulait résister ou exprimer son mécontentement, elle cherchait
à frapper avec le sommet de la tête inclinée ; elle était très
colère, plusieurs fois je l'ai vue dans le bain, faisant des efforts
pour en sortir et répétant d'une voix aiguë : *bé, bé, bé.* Le
dos, les lombes, les épaules étaient couverts de poils flexibles
et noirâtres d'un à deux pouces de longueur. On n'a jamais
pu la faire asseoir sur une chaise ou sur un banc, même pour
prendre ses repas ; dès qu'elle était placée assise, elle glis-
sait à terre, elle dormait sur le sol, roulée sur elle-même à la
manière des animaux. Pinel (2) revient sur cette observation
et donne les dimensions du crâne de cette idiote âgée de 11
ans, comparées aux dimensions du crâne d'une fille de 7 ans ;

	Idiote de 11 ans.		Fille de 7 ans.	
Longueur du crâne....	1 déc.	3 cent.	1 déc.	8 cent.
Largeur	0 »	9 »	1 »	3 »
Hauteur	1 »	3 »	1 »	6 »

---

(1) *Traité de l'aliénation mentale.* Paris, 1809 in-8, p. 179.
(2) *Loc. cit.* page 475.

Gall a dans sa collection; et montrait dans ses leçons, le plâtre moulé sur sa tête d'une idiote, en tout semblable à l'idiote publiée par Pinel (1).

L'état de dégradation de quelques idiots est tel, que ces malheureux sont privés de plusieurs sens, ils n'ont même pas l'instinct de la conservation, leur existence est toute végétative. Nous avons eu à la Salpêtrière, en 1812, une idiote qui fut trouvée couchée à côté du cadavre de sa mère, qu'on jugea morte depuis trois jours. Envoyée à l'hospice, le 20 juin, par ordre de la police, cette idiote, âgée de 27 ans, très maigre, très pâle, rachitique, aveugle, muette et sourde, poussait de temps en temps un cri aigre, quoique inarticulé, étouffé ; elle avait les membres atrophiés, et ne pouvait marcher, ses jambes étant contractées sous les cuisses ; il fallait lui porter les aliments liquides dans la bouche, jusque dans l'œsophage ; elle ne savait ni mâcher, ni avaler ; elle fut nourrie de potage et de vin, et elle mourut au bout de quelques jours. Le cadavre pesait 43 livres ; sa tête était très petite, les os du crâne diploïques et très minces, n'ayant que 0,003 à 0,004 d'épaisseur ; le cerveau atrophié n'avait pas la moitié du poids ordinaire, les circonvolutions étaient étroites, très serrées, peu profondes ; la substance corticale était décolorée, la substance blanche très dense et jaunâtre ; les ventricules latéraux très peu développés étaient sans sérosité : je n'ai pu conserver le squelette, les os s'étant détruits par la macération.

Il est mort, en 1817, dans le même hospice, une idiote âgée de 25 ans qui était sourde, muette, aveugle et rachitique, elle ne pouvait être couchée sur le dos à cause de la vicieuse conformation du torse, elle n'avait pas l'instinct de changer de position, si l'on n'avait le soin de la retourner de temps en temps, tantôt sur un côté tantôt sur l'autre. Si on la mettait sur son séant, elle n'avait point la force d'y rester et se laissait retomber. Lorsqu'on portait les aliments à sa bouche, elle faisait un léger mouvement des lèvres et de la tête, comme pour s'éloigner du corps qui lui était présenté.

En poussant la cuillère dans la bouche, les mâchoires s'écartaient, mais il fallait porter la cuillère jusqu'à l'œsophage pour que les aliments se précipitassent dans l'estomac. Toujours blottie dans son lit, elle aimait à être couverte, quoiqu'en été. Si on retirait les couvertures, elle poussait un cri rauque

---

(1) *Des fonctions du cerveau.*

Idiotie. I.

tâchait avec sa main de ramener les couvertures sur elle ; mais ne les trouvant pas à sa portée, elle cessait ses recherches et restait pelotonnée sur son lit. Elle prononçait très imparfaitement, très rarement, sans motif, les syllabes *mâmâ*, surtout lorsqu'on la touchait. Si elle entendait approcher d'elle, elle rendait un cri semblable au cri d'un chien hargneux, elle criait de même une fois, lorsque l'on commençait à lui porter les aliments à la bouche. Elle est morte après quatre mois de séjour dans l'hospice. Voici le résultat de l'ouverture du cadavre.

La tête, au premier aperçu, ne paraît pas très irrégulière, mais elle est petite, l'occipital est comprimé, le front peu élevé, déprimé latéralement, fuit en arrière immédiatement au-dessus des arcades sourcilières. Les deux bulbes des yeux n'offrent plus de trace d'organisation, le cristallin, très petit, est très dur, opaque et d'un blanc mat. Les deux dents conoïdes supérieures sont doubles et fixées les unes devant les autres. Les os du crâne sont minces, diploïques, très faciles à scier. La dure-mère étant ouverte, les circonvolutions ne sont pas apparentes, et l'on sent de la fluctuation sous les méninges. Celles-ci étant incisées, il s'écoule une grande quantité de sérosité contenue dans les deux ventricules latéraux, dilatés aux dépens de la presque totalité de la substance cérébrale des deux hémisphères. La pie-mère est, en quelque sorte, enduite par une couche de substance cérébrale qui n'a que 25 à 30 millimètres d'épaisseur. Les replis de la substance cérébrale qui séparent les deux ventricules, les cornes d'Ammon et les corps striés sont détruits. Le corps calleux est très dense et un peu jaunâtre, les couches optiques sont atrophiées et leur substance grise décolorée a l'aspect cendré, les nerfs optiques sont réduits au névrilème. Les poumons sont refoulés et atrophiés, crépitants. Le cœur très petit et les muscles décolorés, se déchirent facilement. Son squelette, que je conserve dans ma collection, est très remarquable. Le crâne mesuré a donné les proportions suivantes :

Hauteur totale du squelette...........................	1.060
Circonférence du crâne...............................	0.480
Courbe de la racine du nez à la tubérosité occipitale	0.205
Diamètre antéro-postérieur...........................	0.157
Diamètre bi-temporal.................................	.1306
Total ne comprenant que les 4 derniers nombres...	1.038

Le rachis présente une courbure, dont la concavité est à gauche, elle s'étend de la onzième à la vingt-et-unième vertèbre ; la seconde courbure, dans le sens opposé, est formée par les vertèbres lombaires ; les apophyses articulaires de ces dernières vertèbres sont soudées entre elles. Les côtes du côté gauche se portent directement d'arrière en avant à partir de leurs angles, les côtes droites, au lieu d'être convexes en dehors, font saillie par leur convexité dans la cavité thoracique. Le sternum, porté en avant, est presque horizontal, son apophyse abdominale manque. Les os coxaux n'ont plus la forme normale. Les portions iliaques forment une convexité dans la cavité pelvienne, et ne sont séparées en avant que de 0,040 ; les portions pubiennes, déjetées en avant, sont si rapprochées qu'elles se touchent en quelques points, il résulte de ces dispositions que l'excavation du bassin est presque oblitérée. Les membres abdominaux sont grêles, tous les os présentent des nodosités, des soudures nombreuses, des vices d'ossification. Le fémur gauche est plus gros, plus court que le droit et un peu tordu vers son extrémité inférieure. Les têtes des fémurs sont atrophiées, celle du fémur droit n'a que 0,010. La cavité cotyloïde correspondante n'existe pas. L'humérus, le radius et le cubitus offrent plusieurs gonflements, plusieurs soudures ; la mâchoire inférieure, les côtes, les scapulums, les os du métacarpe et quelques os phalangiens du côté gauche, les os du métatarse offrent un grand nombre de vices de conformation, ressemblant à des fractures consolidées. Le squelette est très léger, les os ont perdu leur poli, ils sont rugueux, gras et jaunâtres ; les os du crâne sont diploïques, minces et n'ont que 4 à 6 millimètres d'épaisseur.

La même année, on porta dans la division des aliénées de la Salpêtrière, une idiote qui avait été trouvée dans un des bateaux qui descendent de la Bourgogne à Paris ; cette idiote paraissait avoir 20 ans. Elle était sourde et muette. Elle avait l'abdomen très distendu par de la sérosité. Sa tête était petite, portée à droite. Les yeux bleus restaient ouverts et fixes, les pupilles dilatées ne se contractaient pas ; les paupières ne se fermaient point à l'approche d'une lumière. Néanmoins cette idiote paraissait regarder à la manière des enfants qui commencent à voir. Elle ne donnait d'ailleurs aucun signe de sensibilité, soit qu'on la touchât, qu'on la pinçât, soit qu'on lui enlevât les couvertures qui l'enveloppaient. Les déjections étaient séreuses, fréquentes et involontaires. Lorsque avec une cuillère on présentait des aliments liquides à ses lèvres, elle ouvrait largement la bouche et la laissait ainsi ouverte tout le temps que l'on versait le liquide qu'il fallait porter jusqu'à l'arrière-bouche, pour qu'il tombât dans l'estomac. Elle ne fermait les lèvres que deux ou trois minutes après qu'on avait cessé de verser le liquide. Le tronc reposait sur la hanche gauche, en sorte que cette idiote ne pouvait s'étendre que sur un lit, elle y restait légèrement inclinée, soutenue par des oreillers et conservait cette position, n'ayant ni l'instinet ni la puissance de la changer. Après un mois elle mourut sans agonie, et à l'ouverture du corps nous trouvâmes le ventricule gauche du cerveau distendu par de la sérosité qui avait envahi la place de la substance du lobe du même côté, qui n'existait plus. Les circonvolutions du lobe droit étaient extrêmement petites, peu profondes, et très pressées, le ventricule droit était presque oblitéré; la substance cérébrale, très dense, se distendant plutôt que de se déchirer, était d'un blanc sale; le cervelet, était petit, d'une dureté remarquable, surtout la substance grise, qui était presque friable à la surface de cet organe. L'arachnoïde était infiltrée, épaissie, sans adhérences. La substance grise des portions cérébrales conservées était décolorée. Les poumons atrophiés étaient refoulés vers la portion supérieure de la poitrine; les plèvres contenaient de la sérosité ainsi que la cavité péritonéale. Le cœur était petit et très mou. Les muscles, décolorés, se déchiraient facilement.

Le squelette de cette idiote, qui fait partie de ma collection est remarquable par la légèreté, par l'énorme courbure de la colonne vertébrale, par la direction étrange du bassin et par l'étroitesse de la cavité gauche de la poitrine. La tête est petite, un peu inclinée à droite, plus développée en hauteur qu'en largeur; le crâne est aplati sur les côtés, un peu déprimé antérieurement; le front très étroit, très fuyant en arrière, présente à sa partie moyenne un renflement inégal, circonscrit par une dépression circulaire. La suture coronale n'est point entièrement soudée. L'épaisseur des os du crâne dont je donne les mesures n'a que trois ou quatre millimètres. Mesures du crâne :

Circonférence..	0.440
Courbe de la racine du nez au bord du trou occipital.	0.252
Diamètre antéro-postérieur...........................	0.152
Diamètre bi-temporal..................................	0.117
Total.......	0.964

La portion cervicale de la colonne vertébrale est à peu près droite, mais tordue, en quelque sorte, sur elle-même, d'où il résulte que le corps des vertèbres supérieures est un peu détourné à droite, ce qui occasionne la déviation de la tête du même côté. La moitié inférieure du rachis décrit un arc dont la corde a 0,080. La convexité de la courbure fait saillie à gauche et en bas. Tandis que la concavité est à droite et en haut. Le corps des vertèbres est ainsi tourné presque entièrement à gauche.

Le bassin est renversé de telle sorte que son ouverture est tournée en bas et à gauche, tandis que son ouverture inférieure est en arrière et à droite. Le bassin a subi une rotation latérale qui le place horizontalement sous la base de la poitrine, touchant presque les côtes, la portion iliaque de l'os coxal droit, la cavité cotyloïde et le bord antérieur de l'iliaque gauche. Le torse, pendant la vie, reposait sur ce bord; cette disposition avait sans doute déterminé le gonflement et l'érosion de l'épine iliaque antérieure et inférieure gauche. La tête des fémurs est très petite, les cavités cotyloïdes peu profondes, irrégulières dans leur circonférence. Le bord gauche du sacrum regarde en bas, le bord droit en haut, en sorte que la direction de cet os est presque horizontale.

Le thorax, déjeté à droite, est formé presque entièrement par la cavité droite qui a 0,150 de diamètre, tandis que la cavité gauche n'a que 0,025. Les côtes du côté gauche, à partir de leur angle, se portent brusquement au devant de la colonne vertébrale. Le sternum est déjeté à gauche.

Les idiots sont rachitiques, scrofuleux, épileptiques ou paralysés. Leur tête, trop grosse ou trop petite, est mal conformée, l'occipital aplati et petit relativement à la face. Les traits de la face sont irréguliers, le front est court, étroit presque pointu, très fuyant en arrière, plus saillant à droite qu'à gauche; les yeux sont convulsifs, louches, d'inégale grandeur, les lèvres sont épaisses. La bouche largement fendue, entr'ouverte, laisse couler la salive; les gencives sont fongueuses, les dents cariées. Le défaut de conformation ou de symétrie des organes des sensations indique assez que l'action des sens est imparfaite. Les idiots sont sourds, demi-sourds ou entendent mal; ils sont muets, ou ils articulent avec difficulté, quelques monosyllabes. Leur mutisme dépend de la surdité, de la mauvaise conformation des organes de la parole et de ce qu'ils sont incapables d'imiter les mouvements propres à l'articulation des sons; quelques-uns poussent des cris plus ou moins aigus, étouffés ou rauques; privés d'un œil, ils voient mal, ou sont aveugles. Le goût, l'odorat, ne s'exercent pas mieux, car ces malheureux ne distinguent point les qualités des corps sapides ou odorants ; ils se roulent sur les ordures les plus sales et les plus fétides ; ils dévorent les aliments les plus dégoûtants, ils mangent de l'herbe, de la paille, du linge, de la laine, du tabac, des matières fécales ; ils boivent l'urine, l'eau des ruisseaux ; j'ai rencontré dans l'estomac d'une idiote des fragments du linge qui avait fait partie de ses vêtements, chez une autre le cœcum était rempli, distendu par un tampon de paille qui avait déterminé une inflammation et la gangrène des membranes intestinales; ils dévorent tout ce qui tombe sous leurs mains. Une idiote à qui je donnais des abricots, les portait d'abord à sa bouche, mangeait la pulpe ; ne pouvant mordre dans les noyaux, elle les avalait, comme elle avait déjà avalé la pulpe du fruit. Elle mangea ainsi 9 abricots de suite et en eût mangé davantage si je n'avais craint qu'elle n'en fut malade.

Le toucher, loin de rectifier les autres sens ou de les suppléer, n'est pas sûr. Les idiots ont les bras d'inégale longueur, contractés, atrophiés ; les mains sont déformées, tordues, minces ; les doigts sont effilés, crochus, estropiés ou privés de mouvement ; la peau est épaisse, rugueuse et insensible. Les idiots tendent les bras et les mains d'une manière vague, couvulsive, ils saisissent gauchement les corps, ne peuvent les retenir, et les laissent échapper de leurs mains ; ils marchent lourdement en cannetant, par saccade, etc., sont facilement renversés à terre ; ceux qui marchent se meuvent sur eux-mêmes, sans but, sans qu'on puisse deviner ce qu'ils se proposent. Ainsi les sens des idiots étant à peine ébauchés, les sensations imparfaitement perçues, leur intelligence ne peut se produire au dehors, puisque ses instruments sont défectueux. Les sens étrangers au monde extérieur ne peuvent se rectifier les uns par les autres, l'éducation ne saurait suppléer à tant de désavantages, bien différents des aveugles, des sourds et muets chez lesquels, les sens qui restent suppléent jusqu'à un certain point aux sens dont ils sont privés. Les idées que l'homme acquiert par les sens dont les aveugles ou les sourds-muets sont privés, leur manquent sans doute ; mais l'intelligence n'étant pas lésée, quoique privée de quelques-uns de ses instruments, s'exerce toute entière pour acquérir des notions générales et des idées abstraites, aussi les aveugles, les sourds-muets qu'on peut rendre attentifs par divers moyens, si bien indiqués par le Docteur Itard et si bien appliqués par ce savant médecin à l'éducation du *Sauvage* de l'Aveyron (1), sont-ils éducables, tandis que les idiots ne le sont pas. Incapables d'attention, les idiots ne peuvent diriger leurs sens ; ils entendent, mais n'écoutent pas ; ils voient, mais ne regardent point, etc., n'ayant point d'idées, ne pensant point, ils n'ont rien à désirer, ils n'ont pas besoin des signes, ils ne parlent point. La parole est inutile à celui qui ne pense pas, qui ne désire pas ; aussi peut-on juger du degré d'intelligence des idiots par l'étendue de leur vocabulaire. Ils poussent quelques sons mal articulés, des cris

---

(1) *De l'éducation d'un homme sauvage*, Paris, 1807, in-8. Rapport sur les nouveaux développements du sauvage de l'Aveyron, Paris, 1807, in-8.

ou des mugissements prolongés qu'ils interrompent pour écarter les lèvres comme s'ils voulaient rire. S'ils articulent quelques mots, ils y attachent à peine un sens. Quelques-uns n'ont qu'un cri pour la douleur et le plaisir. Cependant, il en est qui, à la manière des enfants, se font par imitation, et par habitude un langage d'action et même articulé, qui est compris seulement de ceux qui vivent avec eux et qui les soignent ; ce langage n'exprime que les premiers besoins de la vie et les appétits instinctifs auxquels les idiots ne peuvent satisfaire par eux-mêmes. De quelle utilité serait la parole pour celui qui ne pense pas, qui n'a rien à commuiquer à ses semblables ? Les idiots sont muets, parce qu'ils n'ont rien à dire ; ceux qui ont un langage d'action n'ont qu'un petit nombre de gestes pour signes de leurs besoins instinctifs. Les idiots agissent-ils, ils font tout de travers ; on les connait au désordre, à la gaucherie, à la lenteur de leurs actes ; l'intelligence reste ce qu'elle était à leur naissance ou à l'époque à laquelle il y a eu arrêt de développement. Les fonctions digestives des idiots s'accomplissent ordinairement très bien, ils mangent même beaucoup et avec voracité. Chez les femmes la menstruation est régulière, et abondante. Les malheureux ne témoignent pas toujours le besoin de manger, ne paraissant avertis de la faim que lorsqu'ils voient les aliments ; quelquefois, pour les nourrir, il faut porter les aliments à leur bouche ; leurs sécrétions sont involontaires et ils se satisfont partout et sans honte.

Quelquefois les idiots n'ont même pas les facultés instinctives ; ils sont au-dessous de la brute, car les animaux ont l'instinct de leur conservation, de la reproduction, et ces idiots n'ont pas cet instinct, ils n'ont pas le sentiment de leur existence ; ils n'ont ni douleur, ni plaisir, ni haine, ni amour, ce sont des êtres avortés ; ce sont des monstres voués par conséquent à une mort prochaine, si la tendresse des parents, ou la commisération publique ne protégeaient pas leur existence ; et cependant qui ne serait frappé de cette facilité qu'ont la plupart des idiots, pour chanter, pour retenir les airs? Outre les exemples que j'en ai rapportés plus haut, je dois dire ici que presque tous les enfants idiots pour lesquels j'ai été consulté, chantaient plus ou moins bien quelque air, ou du moins quelques phrases de musique, quoique privés de la parole.

Quelques idiots ont des tics très singuliers, ils semblent être des machines montées pour produire toujours les mêmes mouvements ; pour eux, l'habitude tient lieu d'intelligence. Un idiot âgé de 23 ans lorsque je l'observais, ayant la taille ordinaire, l'habitude du corps maigre, le front aplati, le teint pâle, les yeux louches, l'articulation des sons à peu près impossible, les déjections involontaires, marchait toujours à une même place, quelquefois il animait sa marche en ployant et redressant vivement le tronc, en agitant un de ses bras et en riant aux éclats. Si l'on plaçait quelque obstacle en travers de l'espace qu'il affectionnait, il se fâchait, s'irritait jusqu'à ce qu'on eût retiré l'obstacle ; jamais il ne l'écartait lui-même. Parmi les idiotes de la Salpêtrière, il en est plusieurs qui sont incapables de se vêtir, de se nourrir ; leur déjections sont involontaires ; elles restent en chemise, indifférentes à la pluie, au froid, à l'ardeur du soleil. Il en est une qui, aussitôt qu'elle est levée va s'asseoir sur le bout du même banc et s'y balance d'avant en arrière en frappant violemment ses épaules contre le mur ; ce balancement est continu et régulier, quelquefois il est plus précipité, plus fort ; alors cette idiote pousse un cri étouffé ; elle passe ainsi ses jours et sa vie, exposée à toutes les intempéries de l'atmosphère et étrangère à toute impression extérieure. J'ai trouvé il y a vingt ans, dans l'hospice de Poitiers, étendu sur la paille, dans une même cellule, deux petits idiots dont l'un riait toujours et l'autre pleurait continuellement. Les idiots sont très sujets à la masturbation, et ils s'y livrent avec excès, sans pudeur, sans honte et en présence de tout le monde.

J'ai vu un idiot, âgé de 13 ans, qui, dès l'âge de 7 ans, avait tous les signes de la virilité, le pénis volumineux et le pubis couvert de poils ; il paraissait ne vivre que pour l'onanisme. Le docteur Haindorf, qui a fait en allemand il y a vingt cinq ans, un bon traité sur l'aiénation mentale, rapporte l'exemple remarquable de l'obstination d'un idiot : celui dont parle cet écrivain était né dans les montagnes de Rawn et était privé de la parole on le conduisit à l'hospice de Saint-Julien, à Wurtzbourg. On le laissait errer dans le jardin de cet établissement, où on le voyait couvert seulement d'une robe de toile. Il se plaisait à tourner dans un cercle au milieu duquel il arrachait l'herbe, amassait des pierres qu'il mettait en tas et qu'il jetait ensuite ; il s'occupait ainsi sans but et sans dessein ; pendant cet exercice, tous ses membres se contractaient convulsivement. Si on l'empêchait de tourner, d'entasser des pierres, il se mettait à tirailler les diverses parties de son corps, à crever la terre avec ses pieds nus et couverts de durillons ; si on le mettait à la gêne, il entrait en fureur et tâchait de se mettre en liberté. Dès qu'il était libre, il recommençait son mouvement circulaire et son entassement de pierres. Il mangeait et buvait tont ce qu'on lui présentait; il revenait toujours aux mêmes lieux prendre ses repas, son sommeil. Souvent il rongeait un morceau de bois et en avalait les rognures; dès qu'on lui adressait la parole en le regardant fixement, il fuyait pour se cacher; le plus léger bruit le jetait dans la terreur, il s'en allait, mais bientôt il revenait pour reprendre son exercice habituel. Il n'y avait en lui aucune apparence d'onanisme. Tous ses actes étaient semblables et se répétaient à des époques fixes de la journée.

Les traits de la face de cette idiot étaient égarés; les lèvres saillantes, les dents d'un blanc mat, l'œil à moitié relevé sous la paupière ne laissait point apercevoir la pupille; sa bouche se tournait dans la direction des yeux. La physionomie était sans expression. La tête, très petite, offrait un remarquable aplatissement du vertex.

Les idiots sont quelquefois de la plus grande insensibilité physique, quoique jouissant de leurs sens. On a vu ces malheureux se mordre, se déchirer, s'épiler. J'ai vu une idiote, qui avec ses doigts et ses ongles, avait percé sa joue, jouer avec un doigt placé dans l'ouverture et finir par la déchirer jusqu'à la commissure des lèvres, sans paraître souffrir. Il en est qui ont les pieds gelés, et qui n'y font nulle attention. Une idiote devenue enceinte accouche sans se douter de ce qui lui arrive et veut quitter son lit disant qu'elle n'est pas malade. Ces infortunés sont dans un tel état d'insensibité et d'abrutissement, qu'ils ignorent qu'elle est la cause de leur douleur, qu'ils ne distinguent pas si cette cause est en eux ou si elle est en dehors; ils ont si peu le sentiment du moi, qu'ils ne savent pas si la partie affectée leur appartient, aussi en est-il plusieurs qui se mutilent; lorsqu'ils sont malades, ils ne se plaignent point, ils restent couchés, roulés sur eux-mêmes sans témoigner la moindre souffrance, sans qu'on puisse deviner les causes et le siège du mal; ils succombent sans qu'on ait pu les secourir.

Leur abrutissement moral est en rapport avec la privation de la sensibilité physique. Un idiot, dit le docteur Haindorf, retenu dans l'hospice de Saltzbourg, ne paraissait susceptible d'aucune frayeur; on voulut essayer s'il n'en ressentirait pas à l'aspect d'un homme qui simulerait un mort qui ressuscite. Dans cette intention, un infirmier se coucha sur un banc, enveloppé dans un linceul, on ordonna à l'idiot de veiller le mort. S'apercevant que le mort faisait **quelques mouvements**, l'idiot l'avertit de **rester tranquille** ; malgré cet avis, le **prétendu mort se soulève** ; l'idiot va prendre **une hâche, coupe d'abord** un pied au prétendu mort, et sans être arrêté par les cris de cet infortuné, il lui tranche la tête d'un second coup ; après quoi il reste calme auprès du cadavre. Lorsqu'on fit à cet idiot des reproches, il répondit froidement, si le mort était resté tranquille je ne lui aurais rien fait. Une lypémaniaque voulait mourir, cependant elle ne voulait pas se tuer parce que c'est un crime, mais elle voulait s'exposer à la mort en commettant quelque acte criminel. Un jour qu'on la laissa auprès d'une idiote, elle décida celle-ci à se laisser couper le cou, ce qui fut exécuté, Les moyens qu'employa cette lypémaniaque étaient assez bornés pour laisser le temps du repentir à tout autre individu qu'une idiote, et pour se soustraire dès les premiers essais entrepris dans le but d'accomplir cet affreux dessein. Gall rapporte qu'un idiot ayant tué deux enfants de son frère, vint en riant raconter à ce malheureux père ce qu'il venait de faire. Harder raconte qu'un idiot égorgea un homme après avoir vu égorger un cochon.

Chacune des observations que je viens de rapporter fournirait la matière d'un long commentaire ; de leur ensemble je déduirai les propositions suivantes :

L'Idiotie offre d'innombrables variétés, relativement à la capacité intellectuelle et morale.

Quelques idiots ont des aptitudes, des penchants; presque tous, même ceux qui sont privés de la parole, chantent et retiennent des airs,

Quoiqu'il n'existe pas de rapport direct et constant entre le vice d'organisation et les divers degrés de la sensibilité et de l'intelligence des idiots, il faut convenir que plus les difformités organiques sont considérables, plus les difformités de la sensibilité et de l'intelligence sont prononcées.

Il n'y a ni volume, ni forme de tête, propres à l'idiotie; cependant il faut reconnaître que les têtes les plus petites appartiennent aux idiots les plus dégradés. Quoiqu'il se rencontre des idiots qui ont des grosses têtes, les formes de la tête ne sont pas plus que le volume, l'indice rigoureux de la capacité sensitive et intellectuelle.

L'éducabilité des idiots, toute d'imitation et bornée aux

premiers besoins de la vie instinctive, n'est pas un signe suffisant pour caractériser les principales variétés de l'idiotie, quoique en dise le **docteur** F. Voisin (1).

La parole, cet attribut essentiel **de l'homme**, qui lui a été donnée pour exprimer sa pensée, la parole **étant le signe le** plus constamment en rapport chez les idiots avec la **capacité** intellectuelle, donne le caractère des principales variétés de l'idiotie.

Dans le premier degré de l'imbécillité, la parole est libre et facile. Dans le second degré, la parole est moins facile, le vocabulaire plus circonscrit.

Dans le premier degré de l'idiotie propement dite, l'idiot n'a à son usage que des mots, des phrases très courtes.

Les idiots du deuxième degré n'articulent que des monosyllabes ou quelques cris.

Enfin, dans le troisième degré de l'idiotie, il n'y a ni parole, ni phrase, ni mots, ni monosyllabes.

Les *causes* de l'idiotie, presque toujours locales et physiques, empêchent le développement des organes et les rendent impropres à la manifestation de l'intelligence, à la différence de la folie, dont les causes ordinairement intellectuelles et morales, surexcitent le cerveau, exaltent ses sensations, et jettent cet organe dans l'épuisement. Au nombre des causes physiques et prédisposantes de l'idiotie, il faut compter: les influences du sol, des eaux et de l'air, la manière de vivre des mères, l'hérédité, certaines localités favorables aux scrofules, les pays montagneux tels que l'Écosse, la Norwège. Il y a plus d'idiots dans les campagnes que dans les villes. Il n'est pas rare qu'il y ait plusieurs idiots dans une même famille: j'ai connu deux jeunes gens, seuls héritiers d'une grande famille, qui étaient idiots. Nous avons, à la Salpêtrière, une idiote dont la mère n'a eu que trois enfants,dont deux filles idiotes et un garçon idiot. Quelquefois aussi, dans une famille, il y a un idiot et d'autres enfants qui sont aliénés. J'ai vu des idiotes devenir mères: je n'ai pu savoir ce que sont devenus leurs enfants.

Les *causes excitantes* de l'idiotie sont nombreuses. Les affections morales vives de la mère pendant la gestation, influent sur

---

(1) *Application de la physiologie de cerveau, à l'étude des enfants qui nécessitent une éducation spéciale.* Paris, 1830, in-8.

l'organisation de l'enfant qu'elle porte dans son sein ; les fausses manœuvres dans l'accouchement ; l'usage, anciennement signalé par Hippocrate, où sont certaines matrones de pétrir en quelque sorte la tête des enfants nouveau-nés, en blessant le cerveau, peuvent causer l'idiotie ; les coups sur la tête, soit que l'enfant ait été frappé, soit qu'il ait fait une chute ; les convulsions, quelqu'en soit la cause, l'épilepsie, provoquent aussi cette affection ; quelquefois il suffit d'une convulsion, d'un accès épileptique, pour arrêter le développement des organes et les progrès ultérieurs de l'intelligence d'un enfant qui, jusque là avait paru très spirituel ; l'hydrocéphale aiguë et chronique ont des effets aussi funestes ; on a vu l'idiotie produite par une fièvre cérébrale ou méningite qui a éclaté dans l'enfance.

Les effets de ces causes se font sentir dès la naissance de l'enfant, c'est l'idiotie innée ; ces nouveau-nés ont la tête volumineuse ou très petite, les traits de la face délicats ; ils ont de la peine à prendre le sein, ils tètent mal, ne se fortifient pas, leurs yeux sont longtemps avant de suivre la lumière et sont louches. Ils sont maigres, décolorés, ne marchent point avant l'âge de 5 a 7 ans et quelquefois avant la puberté ; ils ne peuvent apprendre à parler, ou ils ne retiennent que quelques mots, que quelques monosyllabes, et encore ce n'est-il que très tard.

Quelquefois les enfants naissent très sains, ils grandissent en même temps que leur intelligence se développe, ils sont d'une grande susceptibilité, vifs, irritables, colères, d'une imagination brillante, d'une intelligence développée, l'esprit est actif.. Cette activité n'étant pas en rapport avec les forces physiques, ces êtres s'usent, s'épuisent vite, leur inteligence reste stationnaire, n'acquiert plus rien, et les espérances qu'ils donnaient s'évanouissent : c'est l'idiotie accidentelle ou acquise ; quelquefois aussi une cause accidentelle arrête le développement des organes et de l'intelligence.

Le *crâne* des idiots offre ordinairement des vices de conformation ; le volume et la forme du crâne des idiots offrent autant de variétés, que le volume et la forme du crâne des hommes complets ; il n'y a pas de forme propre pour l'idiotie. Une tête trop petite proportionnellement à la hauteur du corps, une tête trop grosse, peuvent être la tête d'un imbécile ou d'un idiot ; il en est de même d'une tête régulière et d'une tête déformée.

Les recherches nombreuses qui ont été faites sur la conformation de la tête ont eu pour objet le volume, la forme du crâne et les traits de la face.

Hippocrate avait signalé la tête trop petite, qu'il appelle *microcéphale*, comme une des causes de l'idiotie. Willis a décrit un cerveau d'idiot qui n'avait pas la moitié du volume ordinaire; Brown, à Amsterdam, possède un cerveau semblable et plusieurs crânes de microcéphales. Pinel a publié le crâne d'une idiote, remarquable par sa mauvaise conformation et celui d'un idiot qui n'a presque pas de crâne, tandis que la face est très développée. M. Richerand dans sa *Physiologie* cite plusieurs exemples de crâne très peu développés. Gall a figuré (1) deux crânes très petits, et fixe les limites de l'intelligence aux crânes qui n'ont que de 14 à 17 pouces de circonférence.

Vésale pretend que les Allemands ont la tête aplatie postérieurement, parce qu'ils ont l'habitude de coucher les enfants sur le dos, et il donne le dessin d'un crâne d'idiot dont l'occiput est très aplati.

Prachaska, Malacarne, Ackermann ont donné des descriptions de crânes et de cerveaux d'idiots, qui diffèrent beaucoup les uns des autres.

D'après Cuvier, les rapports du crâne avec la face indiquent le degré d'intelligence chez les animaux et chez l'homme. Un petit crâne et une grande face sont l'indice d'une intelligence moins grande.

Pinel a appliqué les calculs de la géométrie à l'application de la capacité des crânes; il a indiqué comme propre aux idiots un crâne aplati et le défaut de symétrie entre les parties droite et gauche du crâne; chez un idiot, la tête n'avait de hauteur que la dixième partie de la structure de l'individu; ces vices de conformation, ce défaut de développement du crâne ne peuvent-ils pas être attribués au rachitisme, à la scrofule, si fréquents chez les idiots?

Les hydrocéphales ne sont pas tous privés d'intelligence, mais les observations que j'ai rapportées prouvent que souvent les idiots sont hydrocéphales, quoique le crâne soit petit. Ces idiots sont rachitiques, ont les membres atrophiés, déformés et contractés.

Je possède un grand nombre de bustes moulés après la mort

---

(1) *Anatomie et Physiologie du système nerveux.*

et de crânes d'idiotes ; généralement le sommet du crâne est surbaissé, le diamètre fronto-occipital est étendu, les pariétaux sont aplatis vers la suture temporale ; ce qui rend le front de quelques idiots presque pointu, l'aplatissement de l'occipital, celui du coronal, l'inégalité des deux portions droite et gauche de la cavité cranienne sont les phénomènes les plus constants et peut-être le plus digne d'attention de la part de ceux qui veulent des explications.

On a conduit à la Salpêtrière, le 15 décembre 1815, une imbécile de naissance qui mendiait et qui fut violée et maltraitée en 1813 par des soldats étrangers : sa taille moyenne parait petite, à cause de la courbure du rachis ,dont la gibbosité fait saillie sur la hanche gauche. La tête est volumineuse, la face est haute, large et comme aplatie, le front droit. Les cheveux sont abondants, châtains ; les yeux châtains, louches parfois ; la bouche grande, semble carrée quand elle s'ouvre, les dents sont cariées, les gencives fongueuses ; la voûte palatine forme un angle rentrant à la réunion des os maxillaires, le voile du palais est bifurqué.

La tête, mesurée sur le plâtre moulé après la mort, donne les proportions suivantes :

Circonférence..	0.535
Courbe fronto-occipitale....................................	0.323
Diamètre antéro-postérieur................................	0.167
Diamètre bi-temporal..	0.162
Total..............	1.287

Cette tête singulière dépasse de beaucoup la grandeur moyenne des têtes bien conformées ; la face a 0.155 de hauteur, le diamètre antéro-postérieur ne dépasse le diamètre bi-temporal que de 5 millimètres ; le front a 0.070 de hauteur ; d'une apophyse orbitale à l'autre, il y a 0.130 ; la face est aplatie ; l'occipital est étroit, comparé au coronal.

Les mains de cette imbécille offrent, ainsi que les pieds, une conformation extraordinaire dans l'extension. Les doigts sont rapprochés par leurs extrémités, et réunis par la peau, les ongles se touchent et sont toujours distincts : on distingue sous la peau cinq doigts à la main droite, et six à la main gauche ; les doigts, ainsi rapprochés, ne peuvent se fléchir, ni s'écarter l'un de l'autre. Les pieds présentent le même vice de conformation malgré cette vicieuse disposition, cette imbécile peut, quoique imparfaitement, filer, manier l'aiguille, attacher une épingle, nouer un cordon.

Quoique d'une intelligence très bornée, cette idiote connait les personnes qui la servent, satisfait aux premiers besoins de la vie, mange beaucoup, dort, sa menstruation est régulière ;

elle a quitté son père avec indifférence et n'en parle point. Elle voit les hommes avec plaisir, elle n'a point de pudeur, elle est intéressée ; en lui montrant quelques pièces de monnaie, on lui fait faire tout ce qu'on veut ; elle demande souvent des bijoux, des pendants d'oreilles pour se marier toujours le lendemain. Elle articule quelques mots avec difficulté, mais avec vivacité ; elle est colère, mais craintive, elle rit et pleure pour la moindre chose. Elle a succombé un an après son admission à une affection vermineuse. J'ai trouvé 73 vers lombrics dans le canal digestif, jusque dans l'œsophage.

M. Foville (1), médecin de l'asile d'aliénés de Rouen, dans un mémoire plein d'intérêt, signale un vice de conformation du crâne qu'il a souvent observé dans son hospice. Il a remarqué une dépression circulaire de la tête, qui, du front, passant sur les régions temporales, s'étend au-dessous de la protubérance occipitale. Cette dépression est l'effet de la compression d'un bandeau placé sur le front des enfants et maintenu par des cordons qui étreignent circulairement la tête. Cette étreinte, gênant le développement régulier du crâne, le déforme et rend très saillante la région occipitale, tandis que le front est très aplati. Ce vice de conformation s'observe aussi dans le midi de la France, et doit nuire au développement de l'intelligence.

Dans les belles recherches de M. le docteur Parchappe (2), médecin de l'asile des aliénés de Rouen, ce médecin compare le volume et la forme du crâne modifiés par la taille, l'âge, le sexe, l'état physiologique et pathologique de l'intelligence avec la masse et le volume de l'encéphale, et conclut que s'il existe un rapport général entre ces deux termes, il manque de faits pour déduire rigoureusement de ce rapport les divers degrés de la capacité intellectuelle et morale. Le docteur Lelut, médecin de la Salpêtrière, qui a publié des mémoires si intéressants sur l'aliénation mentale, a aussi recherché quels sont le volume et la forme du crâne chez l'homme sain et chez l'idiot. Il pense que le crâne de ceux-ci est un peu moins développé ; mais que cette différence n'est pas aussi grande qu'elle paraît et qu'on le répète depuis les anciens. Selon cet auteur, plus le volume du crâne diminue, plus on arrive au dernier degré de l'idiotie. La portion frontale du crâne des idiots est rigou-

---

(1) *Déformation du crâne*, Paris, 1834, in-8, fig.
(2) *Recherches sur l'encéphale*, Paris, 1836, in-8.

reusement aussi large et aussi relevée que chez les hommes ordinaires, enfin les idiots ont le crâne aussi allongé que les autres hommes. Que de travaux encore ne reste-t-il point à faire, que de recherches avant de pouvoir préciser la coincidence de volume et de forme avec la capacité intellectuelle !

Avec chaque observation d'idiotie qu'on peut lire dans ce chapitre, je donne les mesures de la tête prises pendant la vie. En les réunissant, on peut comparer les moyennes, avec les résultats obtenus par mes jeunes confrères : le temps ne me l'a pas permis. Pour ceux qui aiment ce genre d'investigation, j'ajoute ici un tableau des moyennes résultantes de mesures prises sur des femmes bien portantes et sur le plâtre moulé après la mort de 36 femmes aliénées, de 17 femmes imbéciles, de 17 idiotes. Les mesures des trois idiotes dont la tête était extrêmement petite, ont été prises sur le crâne.

	Circonférence.	Courbe antéro-postérieure.	Diamètre antéro-postérieur.	Diamètre transverse.	Totaux.
Femmes à l'état sain	0.555 $^6/_{10}$	0.338 $^1/_{10}$	0.177 $^5/_{10}$	0.134 $^5/_{10}$	1.205 $^7/_{10}$
Aliénées	0.529 $^{20}/_{31}$	0.292 $^{31}/_{31}$	0.177 $^{19}/_{31}$	0.144 $^{16}/_{31}$	1.144 $^{18}/_{31}$
Imbéciles.......	0.513 $^{10}/_{17}$	0.292 $^3/_{17}$	0.170 $^9/_{17}$	0.143 $^{13}/_{37}$	1.119 $^1/_{17}$
Idiotes	0.506 $^4/_{17}$	0.286 $^2/_{17}$	0.174 $^1/_{17}$	0.137 $^{15}/_{17}$	1.101 $^5/_{17}$
Idiotes microcéphales	0.383 $^1/_3$	0.191 $^2/_3$	0.124 $^2/_3$	0.106 $^1/_3$	0.807 »

De ce tableau, il résulte : 1° que la circonférence de la tête, mesurée chez des femmes jouissant de la raison, sur des femmes aliénées, imbéciles et idiotes diminue dans une proportion presque égale de la femme ordinaire à l'idiote privée même d'instinct.

2° Que la courbe fronto-occipitale diminue singulièrement de la femme aliénée, tandis que cette courbe ne varie point de l'aliénée à l'imbécile, et qu'elle ne perd que 6 millimètres de celle-ci à l'idiote.

3° Que le diamètre fronto-occipital ne varie point de la femme ordinaire à la femme aliénée, et qu'il ne diminue que de 6 millimètres de l'aliénée à l'idiote, tandis que la différence est énorme, si on passe au dernier degré de l'idiotie.

4° Que le diamètre bi-temporal est plus considérable chez la femme aliénée et même chez l'imbécile et l'idiote que chez la femme d'une intelligence ordinaire.

5° Qu'en supposant que la somme de ces quatre mesures exprimât le volume du cerveau, il en résulterait que le volume de cet organe diminuant dans la même proportion que la capacité intellectuelle, le volume du crâne serait l'expression de cette capacité.

Morgagni a trouvé le cerveau très dense; Meckel dit que la substance cérébrale des idiots est plus sèche, plus légère plus friable que celle des individus sains d'esprit.

Malacarne assure que les circonvolutions du cerveau sont d'autant plus nombreuses que l'intelligence est plus grande, et que les feuillets ou lamelles du cervelet sont moins nombreuses chez ceux qui sont privés d'intelligence.

Les circonvolutions sont petites, atrophiées, serrées et peu profondes. Peut-être, a-t-on négligé la capacité des sinus latéraux du cervelet. J'ai trouvé chez presque tous les idiots dont j'ai ouvert le cadavre, les ventricules latéraux très reserrés et d'une très petite capacité.

Les imbéciles et les idiots ont une *physionomie* toute particulière qui les fait reconnaître dès qu'on les aperçoit. Lavater dit que le front rejeté en arrière et dont la courbure est sphéroïde; que de grandes lèvres proéminentes et ouvertes, dont les commissures sont très relevées; que le menton en forme d'anse ou qui se retire en arrière, signalent l'idiotie.

Camper qui, au reste, n'a cherché dans la ligne faciale qu'un caractère de beauté de la face, fixe à quatre-vingt-dix degrés le terme extrême de la ligne faciale. Il est des idiots dont la ligne faciale a plus de 90°, et des individus très raisonnables, dont la ligne faciale n'en a pas quatre-vingts.

On s'attend bien que je n'ai rien à dire sur le *traitement* d'un état constitutionnel; néanmoins, on peut jusqu'à un certain point améliorer le sort des imbéciles, en donnant une bonne direction à leurs habitudes, à leurs actions, en les accoutumant à quelque travail qui tourne au profit de l'imbécile pauvre ou serve de distraction à l'imbécile riche. Les idiots réclament des soins domestiques très attentifs et très assidus.

Sans imiter l'espèce de culte qu'on rendait aux idiots et aux crétins dans quelques contrées, dans lesquelles on regardait comme une faveur du ciel d'avoir un idiot ou un crétin dans sa famille, on entourera de soins assidus et actifs ces infortunés qui, abandonnés à eux-mêmes, sont exposés à toutes les causes de destructions ; par l'habitude, on les accoutume à un régime convenable ; leur paresse, leur apathie, leur résistance à tout mouvement, sans perdre de vue que leur saleté, leurs infirmités, augmentent cette malpropreté, leur disposition à l'onanisme, exigent une surveillance éclairée et très active. Rien ne saurait prévenir l'imbécillité et l'idiotie ; mais les auteurs qui ont écrit sur le crétinisme, particulièrement Fodéré, donnent des conseils précieux pour prévenir la propagation de cette dernière infirmité.

L'on a classé parmi les idiots, les *crétins*, les *cagots* et même les *albinos*. Le *crétinisme* est une variété remarquable de l'idiotie. Les crétins sont les idiots des montagnes, quoi qu'il s'en rencontre quelquefois dans les plaines. Ils ne diffèrent point essentiellement de nos idiots, relativement à la faiblesse de la sensibilité et à l'incapacité intellectuelle, mais ils en diffèrent par des symptômes et par des circonstances propres au crétinisme.

On donne le nom de *crétins* à des idiots et à des imbéciles qui habitent ordinairement les gorges des montagnes. Ce nom vient, dit-on, du mot chrétien, parce que ces malheureux, simples et inoffensifs étaient vénérés comme de saints personnages. Qu'il me soit permis de hasarder une hypothèse. La dénomination de crétin ne viendrait-elle pas du mot *crétine*, qui dans le vieux langage, voulait dire alluvion ? N'a-t-on point transporté ce nom des individus devenus infirmes, pour avoir habité au milieu des terres d'alluvion ? En effet, le crétinisme n'est-il point endémique dans les gorges des montagnes plus ou moins marécageuses et exposées à l'air humide ?

M. de Maugiron, de la Société des sciences de Lyon, est le premier qui ait observé les crétins avec quelque attention et qui ait fait un mémoire sur le crétinisme. M. de Saussure (1) dans son Voyage aux Alpes, parle longuement des crétins et

(1) *Voyage dans les Alpes.*

des causes de leurs infirmités. Richard Clayton (1) assure que les crétins ont rarement plus de quatre pieds deux pouces de hauteur, qu'ils sont pour la plupart presque sourds et muets et qu'ils vieillissent promptement. Clayton, sans doute, ne veut parler que des crétins qui sont dans le dernier degré d'abrutissement. L. Ramond (2) a décrit les crétins des Pyrénées, les a comparés à ceux des Alpes et a démontré que les causes qu'on assigne au crétinisme dans les Alpes, n'existent point dans les Pyrénées. William Cox (3) a signalé les différentes dégradations de l'intelligence des crétins, depuis la raison la plus voisine de l'état normal, jusqu'à cet état dans lequel le crétin n'est plus qu'un être organisé qui végète.

Fodéré (4) a publié un excellent ouvrage sur les crétins des Alpes, qu'il avait longtemps vus et qu'il a bien observés. Paw, dans ses recherches sur les Américains, dit avoir observé beaucoup de crétins et des Albinos dans l'isthme de Panama.

Les crétins offrent les mêmes caractères, les mêmes variétés d'incapacité intellectuelle, d'insensibilité physique et morale, qu'on observe chez les idiots ; ils se distinguent cependant de ceux-ci, parce qu'ils naissent ordinairement dans les gorges des montagnes et au milieu de circonstances locales et matérielles qui ne se rencontrent point ailleurs, parce qu'ils portent des goîtres plus ou moins volumineux, parce qu'ils sont tous éminemment lymphatiques et scrofuleux, etc., etc...

La taille des crétins est petite, leur peau est pâle, blafarde, livide, flasque, ridée ; leurs muscles sont mous, relâchés, sans force, leurs membres sont gros, épais ; leur ventre est très volumineux. La tête est plus souvent grosse, tantôt aplatie postérieurement, tantôt déprimée au sommet. Les cheveux sont fins et blonds. Les yeux sont écartés, cachés sous les arcades orbitaires et chassieux ; les paupières sont rouges et larmoyantes ; le regard est louche et stupide ; le nez est épaté, les lèvres sont épaisses ; la langue est pendante ; la bouche mi-ouverte est inondée de mucosités, qui coulent sur les vêtements ; la mâchoire inférieure est allongée ; la face est bouffie, ce qui fait paraître carrée, la physionomie sans

---

(1) *Memoirs of the litterary and philosophical Society of Manchester.*

(2) *Voyage aux Pyrénées...*

(3) *Lettres sur l'état politique, civil et naturel de la Suisse.* Paris, 1782, 2 vol. in-8.

(4) *Traité du goître et du crétinisme.* Paris, au VIII, in-8.

expression est stupide. Quelques crétins ont le cou court et gros ; d'autres l'ont allongé et grêle ; tous n'ont pas des goîtres. La plupart ont les membres abdominaux inégaux, courts, infiltrés ; leur démarche est lente, gauche et mal assurée : ils sont d'une excessive malpropreté. D'ailleurs, les fonctions digestives s'exécutent bien. Les crétins sont gloutons et très lascifs.

Comme les idiots, les crétins peuvent être distribués en trois degrés : dans le premier, les crétins portent bien leur tête, ont le regard animé, la démarche aisée, les idées sont peu nombreuses et incomplètes, mais ils distinguent les choses les plus usuelles de la vie, le bien du mal, ils ne peuvent suivre un raisonnement, ils questionnent peu, répondent juste, mais leur parole est grimacée et convulsive : ces crétins sont les plus nombreux.

Les crétins du second dégré ont la peau livide, les traits difformes, le cou allongé, les chairs molles et flasques, ils sont goîtreux, leur tête est mal conformée, leurs membres sont épais et lourds, ils ne s'expriment que par des gestes ou par des cris convulsifs, ils ont peu de sensibilité, éprouvent des besoins physiques, les expriment ; leur intelligence ne va pas au-delà d'un instinct grossier, ils ne s'attachent à personne.

Dans le troisième degré, les crétins sont muets, sourds, ou aveugles, le regard indique qu'ils voient mal, ils n'ont pas de goût, mangent tout ce que l'on introduit dans leur bouche ; ils sont insensibles aux bons comme aux mauvais traitements, il faut les porter, ils sont plongés dans l'engour-dissement, et la stupeur la plus profonde.

Tous les enfants ne naissent point crétins. Ce n'est que vers la deuxième, troisième ou quatrième année, que le développement de l'intelligence s'arrête. Cependant, les enfants qui doivent être crétins, naissent avec un petit goître, tètent difficilement, sont bouffis et toujours assoupis. Ils ne marchent ni ne parlent au même âge que les autres enfants. Ce n'est que vers l'âge de dix à douze ans qu'ils peuvent marcher, prononcer quelques syllabes et porter à la bouche les aliments. Ces malheureux restent ordinairement assis devant leur habitations ; aller de leur lit au foyer commun, pendant l'hiver, et hors la porte de la maison, pendant l'été, est pour eux un grand voyage, car ils marchent très peu.

Il serait désirable de pouvoir comparer les différentes formes de crânes des crétins avec les crânes des idiots des pays de plaine et des villes; je n'ai pu me procurer qu'un seul crâne de crétin, quoique je sois allé en chercher dans les Pyrénées, dans les Alpes, et quoique plusieurs médecins m'en aient promis. Les préjugés du pays ont été sans doute un obstacle insurmontable à l'accomplissement des promesses de ces confrères.

La *planche* XXIV représente une famille des Pyrénées: c'est une mère goitreuse et deux de ses enfants crétins, debout à côté de leur mère. Ce dessin a été fait par M. Roques, de Toulouse, peintre aussi distingué par ses talents qu'honoré par son carractère. La physionomie de la mère contraste singulièrement avec celle de ses deux enfants; les goitres de ceux-ci, particulièrement celui du jeune homme est beaucoup plus fuyant en arrière qne celui de sa sœur; tous deux ont les yeux cachés sous l'orbite et leur menton est en arrière. Ils ont l'un et l'autre, particulièrement la fille, les lèvres saillantes et la bouche entr'ouverte. Leur physionomie exprime la stupidité la plus complète. Ils ne parlaient point, mais ils faisaient entendre une sorte de grognement. Ils marchaient mal et lentement; mangeaint seuls, mais il fallait les habiller. Ils avaient à leur usage quelques signes pour exprimer leurs désirs, qui étaient bornés aux premiers besoins de la vie. Ils reconnaissaient leur mère, et aimaient à rester auprès d'elle. Rarement allaient-ils l'un sans l'autre. Dans leur maison. ils s'asseyaient toujours côte à côte. La fille fut envoyée à l'hôpital de Toulouse, où je l'ai vue en 1828. Elle étaient d'une taille moyenne, sa tête était petite, aplatie à son sommet, les yeux petits, cachés sous l'orbite, les lèvres épaisses, la bouche béante, pleine de mucosités. Deux petits goitres était appendus à son menton. Elle marchait lourdement et en cannetant. Elle ne proférait aucune parole, mais laissait échapper un son grave et sourd pour exprimer sa joie, comme sa peine. Elle avait un goût prononcé pour les substances fortes. Elle prenait du tabac avec avidité. Elle parut contente lorsque je lui en donnai et le porta aussitôt à son nez. Je lui présentai quelques pièces de monnaie, elle les prit dans ma main, les regarda attentivement, exprima sa reconnaissance en poussant quelques sons étouffés et inarticulés. Cette fille est morte. M. Delaye, médecin en chef de l'hospice des Aliénés de Toulouse, m'a envoyé le crâne de cette idiote, dont suivent les dimensions. La moitié gauche du crâne est plus exprimée que la moitié droite.

Circonférence	0.510
Courbe de la racine du nez à la tubérosité occipitale	0.245
Diamètre antéro-postérieur...........................	0.168
Diamètre bi-temporal.................................	0.145
Total	1.068

Le crétinisme est endémique, ai-je dit, dans les gorges des montagnes, dans quelques plaines. On trouve des crétins dans les Alpes, dans les Pyrénées. dans les Asturies en Écosse, dans les monts Krapacks, dans la Tartarie, dans les Cordillières, etc., etc. Les crétins sont en beaucoup plus grand nombre dans les pays où le crétinisme est endémique, que les idiots ne le sont dans les pays de plaines et dans les villes.

Les crétins sont si nombreux dans ces pays, que dans le seul département des Alpes, on comptait 3000 crétines en 1812, d'après un mémoire auquel j'aurai beaucoup d'emprunts à faire, tandis que l'idiotie est un phénomène rare chez nous. En effet. dans les hospices d'aliénés, on compte un trentième d'idiots tout au plus. Dans la table générale des aliénées ad mises à la Salpêtrière, pendant 4 ans moins troismois, publiée par Pinel. on trouve que, sur 1002 aliénées admises, il n'y avait que 36 idiotes. Les relevés du même hospice, faits depuis l'année 1804 jusqu'à 1814, sur 2804 femmes aliénées, présentent 98 idiotes (1). Il en est de même à Bicêtre : d'après un mémoire inédit de Pussin, ainsi que les relevés faits par le docteur Hébréard, médecin de cet hospice, relevés publiés par M. le comte Pastoret en 1816 (2), sur 2154 aliénés hommes admis à Bicêtre pendant 10 années, 69 étaient idiots de naissance.

Le rapprochement de ces relevés justifie ce que je disais plus haut, en annonçant que l'idiotisme est un phénomène rare parmi nous puisque, sur 7950 aliénés des deux sexes, on ne compte que 203 idiots (3).

Pinel dit qu'il y a un quart d'idiots dans les hospices de Bicêtre et de la Salpêtrière. Il est évident qu'il y a eu ici erreur de rédaction ; les tables statistiques du même ouvrage disent le contraire.

Reil, et les écrivains qui ont écrit après le célèbre professeur français, ont répété la même erreur. L'acception vague du mot idiotisme explique cette apparente contradiction entre ce qu'ont avancé ces deux grands maîtres et les résultats de l'observation.

---

(1) *Rapport au conseil général des hospices.* Paris, 1816, in-4.

(2) *Traité de l'aliénation.* Paris, 1809, in-8, p. 186

(3) Ces chiffres sont assurément bien au-dessous de la vérité. Cela tient à ce que la plupart des idiots, enfants ou adultes, sont conservés dans leur famille, parce qu'on refuse de les hospitaliser, parce qu'on ne sait pas même parmi les médecins. que la grande majorité des enfants peut être sérieusement améliorée (B.).

Les divers auteurs qui ont observé les crétins et qui ont écrit sur le crétinisme, ont émis des opinions différentes et souvent opposées sur les causes de cette infirmité; on rencontre des crétins dans les vallées basses, profondes, étroites, dans les gorges circonscrites par de hautes montagnes. Un célèbre voyageur italien dont le nom me fuit, assure qu'on rencontre beaucoup moins de crétins dans les gorges des montagnes magnésiennes que dans les montagnes calcaires. Saussure a observé qu'il n'y a plus de crétins, au-dessus de 600 toises d'élévation. Il ne partage pas l'opinion des auteurs qui accusent l'eau de neige, ou de glace fondue, et les eaux contenant des sulfates calcaires, d'être la cause du crétinisme; les habitants des hautes montagnes, dit-il, boivent des mêmes eaux et ne sont pas goîtreux; ce savant attache peu d'importance aux émanations marécageuses, à la mauvaise nourriture, à l'ivrognerie, à la débauche, comme cause de cette infirmité, parce que les effets de ces mêmes influences ne se font pas sentir aux habitants des plaines. Il attribue le crétinisme à l'air stagnant, échauffé et corrompu que respirent les habitants des vallées, car, ajoute t-il, les villages exposés au midi offrent un plus grand nombre de crétins.

Les crétins des Pyrénées, observés par Ramond, habitent des vallées au nord, respirent un air sec et tempéré, boivent des eaux pures et vives. C'est donc à d'autres causes qu'il faut attribuer le crétinisme, qu'à celles indiquées par Saussure. La paresse, la nonchalance, ne peuvent pas non plus être accusées; les habitants du Béarn et de la Navarre étant très actifs, sont cependant sujets au goitre et au crétinisme; mais peut-on convenir avec Ramond, que la misère, l'état d'avilissement, le mépris, dont les crétins sont l'objet, aient produit avec la succession des temps, le crétinisme des habitants des Pyrénées? Non sans doute. Les crétins du Valais sont entourés d'une sorte de considération, assistés avec des soins affectueux et ne sont point misérables.

Fodéré n'admet point que les eaux dont s'abreuvent les habitants des vallées des Alpes soient la cause du crétinisme, les habitants des hautes montagnes n'ayant point d'autres eaux à boire. Ce savant professeur croit que le crétinisme est produit par l'air chaud, humide, concentré et stagnant qu'on respire dans les gorges.

Dans un mémoire inédit que M. le comte de Rambuteau envoyait au ministre de l'intérieur en 1812. mémoire que j'ai largement mis à contribution, M..., l'ancien préfet du Simplon, pense que le Rhône, débordant dans la saison de la fonte des neiges, laisse dans les plaines du Valais des eaux marécageuses qui exhalent des vapeurs malfaisantes ; que les eaux en descendant de la hauteur des montagnes se chargent de muriate et de carbonate de chaux, qui les rendent malsaines ; ces circonstances ne sont pas les seules qui contribuent à la production du crétinisme ; il rejette l'opinion de ceux qui accusent les eaux provenant des glaciers et de la fonte des neiges. Dans le Valais même, dit M. Rambuteau, les habitations qui sont situées sur les hautes montagnes où l'on respire un air pur et vif, présentent une population robuste. Dans la vallée du Rhône, plusieurs portions plus larges où l'air est plus agité, la majeure partie des vallées latérales, lorsqu'elles reçoivent les vents rafraichissants du nord, lorsqu'elles sont éloignées des marais et lorsqu'on y boit des eaux de qualité, sont exemptes de goitres et de crétinisme. Tandis que les crétins sont plus nombreux dans les vallées entourées de hautes montagnes, exposées pendant quatre mois aux rayons d'un soleil ardent. La chaleur réfléchie par les roches nues et brûlantes y est tellement concentrée qu'on ne respire qu'un air étouffant et embrasé et le vent du midi, signalé par Hippocrate pour ses mauvaises influences sur l'innervation, y règne habituellement. Il est remarquable que les vallées où il y a seulement des goitreux, avoisent les vallées des crétins, qu'en approchant de celles-ci les goitres commencent à paraitre d'abord rares, puis plus fréquents ; on voit ensuite réunis les goitreux aux crétins. Les habitations du Valais sont basses, étroites et sales. L'air ne s'y renouvelle point, la lumière n'y pénètre pas, les animaux domestiques y séjournent pêle-mêle avec les hommes, la nourriture est mauvaise, elle se compose de viandes salées, de pommes de terre, de maïs, de châtaignes. L'indolence, la paresse, l'ivrognerie et la débauche, les soins mal entendus qu'on donne aux nouveau-nés, les accidents qui arrivent de l'abandon de ces mêmes enfants, sont tout autant de causes secondaires, mais puissantes, qui augmentent l'énergie des funestes influences du sol, des eaux et de l'air.

A toutes ces dénégations de l'action malfaisante des eaux, le docteur Bailly oppose les résultats contraires de son observation. Le goitre ou le bronchocèle provient, dit ce médecin, des eaux crues, dures, qui coulent abritées du soleil et de l'action de l'air, comme sont les eaux qui sourdent du creux des rochers, des montagnes où des entrailles de la terre et que l'on boit peu après leur issue. Il est vrai, ajoute notre confrère, que le goître est produit par la qualité des eaux et non par l'état de l'atmosphère, qu'il y a des fontaines dans le Léman dont l'usage de l'eau, pendant 8 jours seulement, produit ou augmente cette tumeur. Ceux des habitants d'un même village qui ne boivent pas des eaux de ces fontaines, ne sont nullement affectés de goitres et ne deviennent point idiots, quoiqu'ils ne soient éloignés que d'une portée de fusil des autres habitants.

M. Vyn, dans son excellent *Itinéraire en Suisse*, discute les diverses opinions qui ont été émises sur les causes du crétinisme et n'est satisfait d'aucune. Il pense que cette infirmité est produite par la transition brusque et fréquente de la température froide. Cette transition est déterminée par des courants d'air très froids qui s'échappent des gorges étroites et par le très grand abaissement de la température après le coucher du soleil, comparativement à sa grande élévation pendant le jour.

Les causes immédiates organiques du crétinisme ne sont pas mieux connues ni mieux déterminées que les causes prédisposantes et éloignées ; ainsi l'un accuse la petitesse des crânes des crétins, l'aplatissement du vertex et de l'occipital. Malacarne prétend que le peu de capacité du crâne ou bien son étroitesse ne permettant pas au cerveau de se développer, celui-ci ne peut remplir ses fonctions. Ackermann concluait que l'aplatissement de l'occipital observé chez beaucoup de crétins, en déplaçant les faisceaux nerveux à leur origine nuisait à leur action et par conséquent au développement de l'intelligence. Quelques observateurs ont trouvé le cerveau très dense et quelques autres hydrocéphales. Quelques autres attribuent le crétinisme à la compression des carotides, exercée par les glandes sous-maxillaires très développées par les scrofules.

Le crétinisme est-il le résultat d'un vice congénial ? La difformité du crâne est-elle toujours la cause de cette infirmité ; ou bien ne serait-il pas souvent une maladie acquise après la naissance ? Josias Simer, historien du Valais, qui écrivait en 1574, prétend que les sages-femmes de son temps connaissaient, au moment de la naissance, si l'enfant devait être crétin.

S'il en était ainsi, les crétins naîtraient avec quelques vices de conformation même appréciable, et dès lors l'habitation des vallées humides et chaudes, l'état de l'atmosphère, la qualité des eaux, le mauvais régime n'exercerait qu'une influence secondaire. Mais M. de Rambuteau assure qu'il est très rare de pouvoir reconnaitre si un enfant qui nait sera crétin ; et d'ailleurs, comment expliquer l'amélioration qu'éprouvent les habitants des vallées qui se transportent sur les hautes montagnes? comment expliquer la diminution considérable des crétins observée depuis un grand nombre d'années? Il est plus vraisemblable de penser que les influences auxquelles sont soumises les enfants sont les causes productives de cette maladie; car, comme nous l'avons dit en commençant, les enfants ne naissent pas crétins : ils ne le deviennent qu'à la seconde et quelquefois à la quatrième ou cinquième année. Un autre problème intéressant à résoudre est le suivant : le crétinisme et le goitre dépendent-ils essentiellement des mêmes causes? Comme la plupart des crétins sont goitreux, quelques observateurs se sont décidés pour l'affirmative : cependant il est des faits qui doivent inspirer quelques doutes sur cette identité d'origine: les crétins naissent en général de parents goitreux, le contraire arrive, et il n'est pas rare de voir dans la même famille des enfants crétins et des enfants d'une intelligence développée, quoique nés du même père et de la même mère. Partout où il y a des goitres il n'y a pas toujours de crétins : ainsi le goitre n'influe pas nécessairement sur le développement des organes et des facultés intellectuelles, mais il est compliqué d'idiotie dans certains pays. Il est d'observation constante, dit M. de Rambuteau, que des crétins mariés à des individus exempts de crétinisme, donnent naissance à des êtres sains de corps et d'esprit, tandis que des individus bien constitués et intelligents engendrent des crétins. On ne peut dire ce qui arriverait du mariage de deux crétins, car on ne voit pas de pareilles unions. Il est notoire que des pères et des mères qui sont bègues (chose très commune dans le Valais) donnent souvent le jour à des idiots, et que dans les familles dont le premier-né est idiot, les puinés le sont également. On a encore observé que les Valaisanes qui épousent des Français ou des Savoyards réfugiés, produisent plutôt des crétins que lorsqu'elles s'allient avec les gens du pays On se rend compte de ce phénomène si l'on se rappelle que les Français et les Savoyards qui se réfugient dans le Valais sont des hommes sans principes, sans éducation, sans ressources, qui s'énervent par la chaleur excessive des vallées, par l'ivrognerie, par la débauche ; qui deviennent apathiques, abrutis, et qui se mariant avant d'être acclimatés, produisent des enfants faibles, scrofuleux, soumis aux funestes influences de toutes les causes qui favorisent le goitre et le crétinisme, tandis que si les Valaisanes épousent des Français bien élevés, dans une condition aisée, elles donnent le jour, comme avec les habitants des hautes montagnes, à des enfants forts et robustes.

Qu'elles que soient les causes éloignées et prochaines du crétinisme, il est consolant de savoir que le nombre des crétins, depuis quarante ans, diminue progressivement dans les Alpes, les Pyrénées. M. L'ancien préfet du Simplon, attribue cette diminution aux digues qui préviennent les inondations du Rhône, au déssechement des marais, au défrichement des terres, enfin au meilleur régime des habitants des Alpes, qui sont devenus plus laborieux, moins adonnés, à la crapule et à l'ivrognerie. Fodéré assure que le soin d'élever les enfants sur les hautes montagnes, que l'industrie, le commerce, l'usage du café avaient puissamment contribué à diminuer le nombre de ces infortunés. Ramond partage l'opinion de ces auteurs relativement à la diminution des crétins. Peut-être aussi faut-il tenir compte des lumières qui ont pénétré dans ces contrées. Le préjugé, les égards superstitieux qu'on avait pour ces malheureux, les soins mal entendus qui leur étaient prodigués, contribuaient à rendre indolents, apathiques, stupides, crétins en un mot, des malheureux qui, aujourd'hui, sans manquer des soins dus à ces êtres disgrâciés de la nature, sont élevés avec plus de discernement.

On appelle *Albinos*, des individus qui accidentellement et par suite d'une maladie ordinairement congéniale, ont la peau d'un blanc laiteux, des cheveux et des poils d'un blanc éclatant et les yeux rosés.

La peau des albinos est blafarde, d'un blanc de lait, couverte de duvet blanc, les cheveux, les cils, les sourcils, la barbe et le poil des autres parties du corps sont d'un blanc brillant. La cornée privée de pigmentum, laisse apercevoir les vaisseaux sanguins qui traversent le bulbe oculaire, ce qui donne aux yeux une couleur rosée: un clignement continuel agite les paupières; les pupilles se contractent et se dilatent fréquemment. Ces malades fuient la lumière, dont l'éclat les empêche d'apercevoir les objets, ils ne voient bien que pendant le crépuscule et pendant que la lune éclaire l'horizon. Cet état est souvent compliqué d'imbécillité ou d'idiotie. Là où l'on rencontre des albinos st trouvent aussi des goitreux et des idiots.

Les albinos ne sont point une race d'hommes comme on l'a prétendu. La naissance d'un albinos est un accident. Il naît de parents noirs, olivâtres, ou cuivrés, dans la zône torride; parmi nous, il nait de parents blancs ordinaires dont les autres enfants sont comme leur père et leur mère. Les albinos sont généralement d'une constitution débilitée, d'une capacité intellectuelle faible aussi.

Les albinos se reproduisent-ils? C'est ce qu'on ignore, manquant d'observations à cet égard; mais il est certain que, mêlés à des individus sains, ils engendrent des enfants bien portants. Les *kakrelaks* d'Asie passent pour féconds. Le respectable missionnaire, M. Dubois, qui pendant 30 ans a prêché le christianisme dans l'Inde, a baptisé l'enfant d'une femme kakrelake et d'un soldat européen.

Cette infirmité de l'espèce humaine est plus fréquente entre les tropiques qu'en Europe. On trouve des Albinos dans l'ile de Ceylan, sous le nom de *bédas*, sous celui de *krakelaks*, dans l'Amérique; on appelle *dandos*, les albinos du midi de l'Afrique.

Les albinos étaient connus des anciens: on lit dans les fragments de Ctésias, que les indiens sont noirs naturellement et non par l'influence du soleil; mais j'ai vu, dit cet auteur, deux femmes et cinq hommes qui étaient blancs. Pline raconte que, dans l'Albanie, au pied du Caucase, on trouve des individus qui ont les yeux glauques, qui sont blancs dès la naissance et qui voient mieux la nuit que le jour. Il y a une cinquantaine d'années que l'on montrait, à Paris, deux albinos nés dans les montagnes d'Auvergne. M. Blandin (1) rapporte qu'un de ses amis connaissait une famille d'albinos dans les environs de Paris. Nous avons tous vu, à Paris, il y a une quinzaine d'années, un albinos venu, disait-on, de la forêt Noire; qui était très bien conformé quoique d'une taille petite et d'une grêle stature, qui parlait plusieurs langues, qui était marié et avait deux enfants qui ne partageaient pas l'infirmité de leur père. L'aumônier de l'hospice de X*** est albinos.

M. D., âgé de 50 ans environ, est né de parents très sains, mais il est albinos. Il s'est développé comme les autres enfants,

---

(1) *Dictionnaire de médecine et de chir. pratiques.* Art. ALBINIE, p. 454.

quoique d'une constitution délicate et d'une intelligence ordinaire. Son caractère est très bon, facile, mais timide. Jusqu'à l'âge de 7 ans, M. D... ne voyait pas pendant le jour, mais dès cette époque, il s'habitua peu à peu à voir; il distingue les objets qui sont à portée de sa vue. Il est myope, est obligé de rapprocher très près de ses yeux les objets qu'il veut considérer et ce qu'il veut lire. Il a reçu une éducation excessivement soignée et en a profité sans acquérir une grande étendue de connaissances. Jusqu'à son entrée dans le monde, vers l'âge de 18 ans, il conserva ses cheveux blancs flottants sur ses épaules; à cette époque, il prit une perruque, mit des bésicles, fréquenta la société, dans laquelle il parut toujours un peu gêné. Cet homme s'est marié et a deux enfants qui sont très bruns.

Tous les médecins ont visité Roche, albinos, qui habite Bicêtre depuis un grand nombre d'années. Il avait environ 34 ans lorsque je l'observai en 1821. La taille de Roche est moyenne, son embonpoint considérable, sa peau fine, d'un blanc de lait avec une légère teinte rosée. Sa tête paraît d'un volume proportionné à sa taille, assez bien conformée, quoique le front soit aplati. Mesures de la tête :

Circonférence	0.550
Courbe de la racine du nez	0.305
Diamètre antéro-postérieur	0.184
Diamètre transversal	0.155
Total	1.194

Cet albinos a les cheveux et les poils d'un blanc éclatant ; ses paupières sont continuellement en mouvement: si le clignotement cesse. elles restent demi-fermées, le bulbe de l'œil est rosé. Roche voit mal les objets éclairés, il a la vue très courte, regarde comme un myope; il voit mieux dans l'ombre, aussi se plait-il dans sa cellule. Sa physionomie est sans expression, même lorsqu'il se fâche; sa démarche est lourde, incertaine, ses mouvements sont brusques ; il se promène en chemise, nu-pieds, court sans bas, chante, crie, brise ce qu'il rencontre. Sa voix est criarde et devient aiguë quand on le contrarie. Cet albinos n'a point d'idées suivies, articule mal les quelques mots qu'il a appris ; à peine entend-on ce qu'il veut dire. Il comprend lorsqu'on lui parle des choses relatives à ses habitudes et aux besoins ordinaires de la vie. Il tend la main pour demander du tabac, il soulève sa chemise, sans doute accoutumé à cette pratique par l'appât de quelque argent que lui donnent les curieux qui le visitent. Il mange beaucoup, ramasse ce qu'il rencontre, se fâche, mais n'est point méchant. Il est très adonné à l'onanisme : depuis quelque temps, Roche perd ses cheveux, reste mieux vêtu et peut vivre dans un dortoir.

CAGOTS. On appelle *cagots*, une race d'homme qui, plongée dans la plus profonde misère, poursuivie par le mépris, l'injure et l'avilissement, se trouve dispersée le long de l'Océan, depuis le nord, jusqu'au midi de la France. « Dans les solitudes « de la petite Bretagne, dit Ramond, on les voit dès les « temps les plus reculés, traités avec barbarie. A peine leur « permet-on, dans un âge plus civilisé, de vaquer aux profes- « sions de cordonniers et de tonneliers. Le parlement de « Rennes est obligé d'intervenir pour leur faire accorder la « sépulture. On les trouve alors désignés sous le nom de *ca-* « *cous* et de *cagneux*, et les ducs de Bretagne avaient ordonné « qu'ils ne paraitraient point sans une marque distinctive. « Vers l'Aunis, on retrouve leurs pareils, cachés dans l'île de « Maillezais. La Rochelle est peuplée de *coliberts* ou esclaves. « Ils reparaissent sous le nom de *cahets* en Guienne et en « Gascogne, réfugiés dans les marais, les lagunes et les « landes longtemps inhabitables de ces contrées. Dans les « deux Navarre, ils s'appellent quelquefois *caffos* : c'est ainsi « que les nomme l'ancien *For*, compilé vers 1074. On les dé- « couvre enfin, dans les montagnes du Béarn, de la Bigorre, « des quatre vallées et du comté de Comminges. Là ce sont « ces *cagots*, ou *capots* que, dans le XI⁵ siècle, je vois donner, « léguer et vendre comme esclaves, réputés ici comme par- « tout, ladres et infects, n'entrant à l'église que par une petite « porte séparée et y trouvant leur bénitier particulier et leur « siège à part ; qu'en plusieurs lieux les prêtres ne voulaient « pas recevoir à la confession, auxquels l'ancien *For* de Béarn « croyait faire grâce en prenant sept témoins d'entre eux pour « valoir un témoignage ; qui furent en 1460, l'objet d'une récla- « mation des États de Béarn, voulant qu'il leur fut défendu de « marcher nu-pieds dans des rues de peur d'infection, et qu'ils « portassent sur leurs habits leur ancienne marque distinctive, « le pied d'oie, ou de canard. »

Les cagots étaient voués de temps immémorial au malheur, à la misère, à l'ignominie, aux infirmités. Infâmes et maudits, rejetés de la population, relégués dans les lieux écartés, ne pouvant s'allier avec les autres habitants, ni exercer d'autres métiers que ceux de bûcheron ou de charpentier, obligés de marcher les premiers aux incendies, et de rendre aux comu- nautés les services les plus honteux.

Ce n'est guère que vers le milieu du siècle dernier, que le parlement de Bordeaux rendit un arrêt par lequel il est fait inhibition et défense d'injurier aucun particulier prétendu descendant de la race de *Giezi* et de les traiter d'*agots, cagots, gahets,* ni *ladres.* On y ordonne l'exécution des arrêts de la même cour, du 9 juillet 1723, et 22 novembre 1735, à peine de 500 livres d'amende. Le même arrêt ordonne que les *gahets* soient admis à toutes les assemblées générales et particulières qui se feront par les habitants, aux charges municipales et aux honneurs de l'église comme les autres. La cour du parlement de Toulouse donna un arrêt semblable, le 11 juillet 1746 en confirmation de deux précédents du mois d'août 1703, et du 11 août 1745. Ramond a fait une savante dissertation sur l'origine de cette race d'hommes, qui présentait les mêmes caractères physiques et le même abrutissement intellectuel et moral, dans les différentes provinces. Ce savant n'a pu donner que des conjectures. Sont-ce des restes des anciens peuples qui se sont rués successivement sur la Gaule? Sont-ce des Sarazins, débris échappés au fer de Charles-Martel? Sont-ce, enfin, des lépreux bannis de la société, relégués dans des lieux reculés et déserts où ils se sont abâtardis, n'osant quitter leur retraite? Il reste toujours à expliquer comment des êtres aussi avilis, aussi dégradés, vivant hors de la société qui les dédaignait et les outrageait, se sont conservés pendant un si grand nombre de siècles. Au reste, depuis le commencement du siècle dernier, les préjugés ayant cessé de poursuivre ces malheureux, le médecin Noguès ayant élevé la voix en leur faveur et déclaré qu'ils étaient hommes forts, robustes, intelligents; l'autorité des parlements ayant mis un terme à leur état d'ilotisme, on ne retrouve presque plus de cagots, et si j'en ai parlé ici, ce n'est que pour mémoire comme preuve des déplorables effets de la misère, du mépris, et de l'ignorance, sur l'intelligence humaine.

Ici se placent naturellement quelques considérations relatives aux *sauvages.* Existe-t-il des hommes sauvages? Non, sans doute, si l'on veut parler d'un homme doué d'intelligence, vivant seul, isolé, étranger à toute civilisation, sans éducation et n'ayant jamais communiqué avec les autres hommes. Mais il est des peuples qui mènent une vie errante dans les bois, dans les montagnes, sur les bords des fleuves, qui sont privés des bienfaits de la civilisation, qu'on appelle sauvages.

Ces hommes ont peu d'idées. Pour se faire entendre, pour échanger leurs pensées, leurs désirs, ils n'ont qu'un petit nombre de mots à leur usage; mais ils ont des sensations, mais ils ont des passions, mais ils comparent, mais ils prévoient, ils veulent, ils vivent en société. Sans doute ils ont moins de sensations, moins d'idées, moins de besoin, que nous, moins de prévoyance, leur intelligence est moins cultivée. Ils sont moins civilisés que les hommes qui habitent dans nos villes, dans nos capitales ; mais les sauvages sont doués des mêmes facultés, il n'y a de différence entr'eux et nous, que celle qui existe entre un homme qui a reçu de l'éducation et celui qui n'en a reçu aucune ; entre l'homme ignorant et celui qui est instruit, entre l'homme sans expérience et celui qui en a beaucoup, entre l'homme qui se livre à ses passions brutales avec celui qui appris à les dompter.

Et ces hommes trouvés dans les bois, sur lesquels l'éloquence des philosophes du dernier siècle a appelé l'intérêt du monde civilisé, qu'on a montrés, avec affectation, à la curiosité publique, comme des hommes parfaits, supérieurs aux Newton et aux Bossuet auxquels il ne manquait que l'éducation ; ces infortunés n'étaient point des sauvages, c'étaient des idiots, des imbéciles abandonnés ou fugitifs que l'instinct de leur conservation, et mille circonstances fortuites avaient préservé de la mort.

Une mère coupable, une famille dans la misère abandonne son fils idiot ou imbécile ; un imbécile s'échappe de la maison paternelle, et s'égare dans les bois, ne sachant retrouver son habitation ; des circonstances favorables protègent son existence ; il devient léger à la course, afin d'éviter le danger, il grimpe sur les arbres pour se soustraire aux poursuites de quelque animal, qui le menace, pressé par la faim ; il se nourrit de tout ce qui tombe sous sa main ; il est peureux parce qu'il a été effrayé ; il est entêté parce que son intelligence est faible. Ce malheureux est rencontré par des chasseurs, amené dans une ville, conduit dans une capitale, placé dans une école nationale, confié aux instituteurs les plus célèbres ; la cour, la ville s'intéressent à son sort et à son éducation ; les savants font des livres pour prouver que c'est un sauvage, qu'il deviendra un Leibnitz, un Buffon ; le médecin observateur et modeste assure que c'est un idiot. On appelle de ce jugement ; on fait de nouveaux écrits ; on discute ; les meilleures méthodes, les soins les plus éclairés sont mis en œuvre pour l'éducation du prétendu sauvage ; mais, de toutes ces prétentions, de tous ces efforts, de toutes ces promesses, de toutes ces espérances qu'est-il résulté? Que le médecin observateur avait bien jugé ; le prétendu sauvage n'était autre qu'un idiot. Tel avait été le jugement de Pinel sur le *sauvage* de l'Aveyron (1). Concluons de ceci que les hommes dépourvus d'intelligence, isolés, trouvés dans les montagnes, dans les forêts, sont des imbéciles, des idiots égarés ou abandonnés.

Observations pour servir à l'histoire de l'idiotie.

Dargent, âgée de 24 ans, entrée à la Salpêtrière le 8 septembre 1820, est d'une taille élevée; sa tête est volumineuse, son front relevé; la bosse frontale, du côté droit, est plus saillante que celle du côté gauche, tandis que la saillie de l'occipital est plus prononcée à gauche. Les yeux sont châtains, le regard louche, les dents sont belles, la face est bouffie et colorée, la physionomie stupide, les membres sont bien conformés, la peau est blanche. D... mange seule, mais elle ne sait point aller chercher ses aliments, elle ramasse toutes sortes d'ordures; ses déjections sont involontaires elle ne parle point, ne s'occupe à rien, ou bien joue avec des chiffons roulés en forme de poupée. D'un caractère très doux, elle est rarement en colère, et témoigne, par ses caresses, de la reconnaissance aux personnes qui la soignent.

Au mois de mars 1824, elle fut renversée par une aliénée; elle avait ses règles qui se supprimèrent. Pendant quelques jours, elle refusa de manger, mais bientôt elle reprit ses habitudes. Les menstrues n'ont pas reparu. Le 18 mai, il se manifesta une toux continue et de la dyspnée; le 20, la face était fortement colorée la respiration difficile, le pouls dur et fréquent, l'abdomen souple. On ne put juger les crachats qui étaient avalés. Saignée, gomme, looch; 21, rémission. Sangsues à l'anus. 22, la toux persisite, vésicatoire au bras; 24, oppression très forte, vésicatoire sur la poitrine; 26, potion huileuse pour combattre la constipation; 27, déjections alvines; 28, abdomen douloureux, quinze sangsues sur l'abdomen; 29, persistance des symptômes pulmonaires, dévoiement; 31, respiration laborieuse, dévoiement; 2 juin, mort; 3, ouverture du cadavre.

Autopsie. Tête volumineuse, les os du crâne sont épais et éburnés. Arachnoïde légèrement injectée; circonvolutions moins nombreuses et peu profondes, particulièrement du côté gauche; ventricules latéraux très rétrécis, surtout à droite; cerveau de consistance normale; cervelet moins dense que

______

(1) Il est impossible de lire rien de plus intéressant que les deux rapports du docteur Itard, sur les soins admirables que notre confrère prodigua à cet idiot pour développer son intelligence.

le cerveau ; poumons tuberculeux et caverneux. Sérosité dans le péricarde, cœur petit. L'estomac contient la substance puriforme des crachats avalés pendant la vie. Muqueuse des intestins rouge dans quelques points. Proportions du plâtre moulé sur la tête :

Circonférence	0.543
Courbe de la racine du nez à la saillie occipitale	0.340
Diamètre antéro-postérieur......................	0.183
Diamètre bi-tempooal	0.142
Total	1.208

Delâtre, âgée de 21 ans environ, a un père imbécile. Elle a la taille petite, la tête peu volumineuse, le front bas. A la hauteur de deux travers de doigts, au-dessus des arcades sourcillières, la voûte du crâne s'aplatit, et l'on observe une dépression plus marquée au sommet de la tête. Les yeux sont roux, presque fixes, le regard est louche, la commissure externe des paupières est plus élevée que la commissure interne, la pupille est habituellement dilatée. Dès l'enfance, D... est demi-sourde, depuis l'âge de 19 ans, la surdité semble diminuée. Le nez, déprimé à sa racine, se termine en pointe ; la lèvre supérieure, la dépasse de quelques lignes ; le menton est bifurqué, retroussé en haut ; la physionomie exprime la tristesse. Mesure de la tête sur le sujet vivant.

Circonférence	0.520
Courbe de la racine du nez à la protuberance occipitale	0.312
Diamètre antéro-postérieur	0.184
Diamètre bi-temporal	0.157
Total	1.153

D... marche pesamment, avec lenteur et ne peut courir; elle ne saisit pas de ses mains les objets avec force et ne peut manier un balai. Elle reste isolée de ses compagnes, assise ordinairement par terre, fouillant dans la boue; elle ramasse des chiffons qu'elle effile. Elle a l'habitude de tendre une corde entre ses dents et une de ses mains, tandis qu'avec l'autre main elle fait vibrer la corde. S'approche-t-on d'elle, elle regarde d'un air sauvage. Voit-elle faire des signes, elle reste la bouche béante.

D... s'habille et se déshabille seule, mais ne sait prendre aucun autre soin de sa personne, et se prête volontiers à ceux qu'on lui donne. Elle aime à changer de linge et voit arriver le dimanche avec plaisir pour mettre des vêtements plus propres. Elle connaît les heures des repas et mange beaucoup. Pendant la distribution des aliments, elle s'irrite si on la fait attendre et si on ne la sert pas avant les autres; elle flaire les aliments et les rejette s'il ne lui convient pas. Si elle voit donner quelque chose à manger à ses compagnes elle fait signe pour qu'on ne l'oublie pas. Elle reconnaît son père et lui fait des caresses ; elle est reconnaissante, mais ce sentiment est très fugace ; elle témoigne sa satisfaction par une sorte de grognement qui lui est propre. Elle vole, retient et défend ce qu'elle a pris ; elle ne donne jamais rien, elle n'est entêtée que pour conserver, soit les chiffons qu'elle a ramassés soit les aliments, soit ce qu'elle a volé. Est-elle contrariée, elle pousse un cri, mais n'articule aucun son. A certaines époques, particulièrement celles de la menstruation, D... devient méchante et colère, elle saute à la figure, cherche à l'arracher et même à étrangler les personnes qui lui déplaisent. Lorsqu'elle s'est livrée à un acte de colère et qu'elle a frappé, elle s'enfuit aussitôt. Elle est sans pudeur, aime à rester nue, et paraît occupée à se considérer. Très adonnée à l'onanisme, la présence des hommes ne paraît avoir aucune influence sur elle. D... dort bien, n'est jamais malade, elle est très régulièrement menstruée.

Grous est âgée de 19 ans. Sa mère, la nourrissant, fut effrayée par une folle, qui voulut arracher de ses bras cette enfant qui avait alors deux mois. Son intelligence ne se manifesta point proportionnellement au développement du corps ; à 18 mois, G... eut la petite vérole confluente. A deux ans seulement, elle commença à faire quelques pas. A trois ans, elle eut une maladie grave, et depuis lors arrêt complet dans le développement de l'intelligence. A 7 ans, les forces physiques se rétablirent ; à 14, éruption spontanée des menstrues.

G... est d'une taille élevée, sa tête est petite, aplatie, peu développée, l'occipital est remarquablement petit. Les cheveux, les sourcils sont châtains, le front est court, les yeux sont bleus, la lèvre inférieure plus grosse est saillante ; les dents sont bien conservées ; la peau est hâlée par le soleil ; la physionomie est stupide. Mesures de la tête prises pendant la vie.

Circonférence	0.504
Courbe de la racine du nez à l'occipital	0.283
Diamètre occipito-frontal	0.178
Diamètre bi-temporal	0.146
Total	1.111

G... a les membres bien conformés. Sa démarche est gauche, lente et saccadée. En marchant, elle étend ses mains comme un enfant qui essaie ses forces ; sa tête est penchée vers la terre et son corps est fortement porté en avant ; elle est habituellement assise par terre ou sur un banc, tenant à la main une poupée avec laquelle elle joue, ou bien roulant avec ses doigts ses vêtements et son bonnet. Si elle marche et qu'on l'arrête, elle ne parait ni contrariée ni impatiente. La nuit, elle quitte son lit et court sans motif dans le dortoir. Depuis l'âge de 14 ans, époque de la première menstruation. G... est devenue méchante, surtout aux époques menstruelles. Elle renverse ses camarades sans provocation aucune. Si elle est fâchée contre une de ses compagnes, elle se déchire la peau et va accuser celle qui l'a contrariée. Dans ses accès de colère elle jette ses sabots. Elle est extrêmement entêtée, peureuse et se cache si on la gronde, mais recommence ce qui avait provoqué les gronderies. Jamais elle n'a pu rien apprendre, elle ne connait que les choses relatives aux premiers besoins de la vie et les personnes qui la soign t habituellement. Il faut l'habiller, faire son lit, lui porter s aliments sur lesquels elle se jette avec voracité.

Elle ne peut articuler, qu'avec peine, des monosyllabes, et s'est créé un jargon que les enfants comprenaient mieux que sa mère. Lui présente-t-on des objets qui lui plaisent elle laisse échapper du gosier des sons inarticulés *hé, hé, héou*, et sourit. Sa voix est enfantine, trainante et grêle. Elle a retenu un air qu'elle se plait à fredonner.

Elle arrête son attention sur les objets qui l'entourent ; elle n'a de mémoire que pour se rappeler ce qu'on lui a promis. Si on laisse de l'argent à sa portée, elle s'en empare pour acheter des friandises. Elle connait la valeur de la monnaie, et si on essaie de la tromper elle se fâche, se met en colère, mais n'a point de parole pour rendre ce sentiment. Quoique paraissant ignorer le chagrin et l'ennui, quoique lors de son entrée dans l'hospice, elle n'ait témoigné ni regret, ni surprise, elle accueille bien sa mère lorsque celle-ci vient la voir. Elle est reconnaissante pour la fille de service qui la soigne et même parfois elle est généreuse et donne les choses que sa mère lui apporte. Elle aime particulièrement les enfants.

Quoique G... aime la toilette, elle ne peut garder plusieurs jours un vêtement sans le déchirer pour faire des espèces de poupées. La présence des hommes agit fortement sur elle ; son trouble, et même ses désirs se décellent par le sourire, la rougeur de la face et par des gestes non équivoques qu'elle ne dissimule pas, même en présence de plusieurs personnes. Un homme est-il près d'elle, elle feint d'avoir mal au ventre, se renverse par terre comme les épileptiques et imite leurs convulsions ; mais aussitôt qu'on la menace ou qu'on lui jette de l'eau au visage, elle cesse le jeu. Les fonctions de la vie de nutrition s'exécutent bien ; les menstrues sont régulières.

Brikton, âgée de 20 ans, est née d'une mère bien portante et d'un père habituellement dans un état d'ivresse. Elle a deux frères qui n'ont jamais pu apprendre à lire. Elle est venue au monde chétive; elle n'a su trouver le sein de sa mère qu'après deux ans d'allaitement. A cet âge, elle a commencé à se traîner sur ses genoux, sur ses mains et sur ses jambes, et à prononcer les mots *papa maman*. Elle a eu des convulsions pour les premières dents et à la seconde dentition. A 7 ans seulement elle a marché, à 12 ans elle était très petite, mais depuis lors sa croissance a été rapide. Elle ne jouait point avec les enfants de son âge, mais elle savait se défendre. A 15 ans les menstrues ont paru, peu après elles se sont supprimées pendant 8 mois; depuis, elles sont régulières et abondantes.

B... est d'une taille moyenne, d'un très grand embonpoint, sa tête est petite proportionnellement à la face. Les cheveux sont bruns et abondants, le front est étroit et peu élevé. L'œil droit est bleu, le gauche est roux, le nez grand est aplati à sa racine, la bouche largement fendue, les lèvres sont épaisses et saillantes, les dents mauvaises, les joues grasses; le menton est rond, le cou court et gros, la face est injectée et hâlée; la physionomie est calme, mais sans expression. Mesures de la tête.

Circonférence	0.486
Courbe de la racine du nez à l'occipital	0.311
Diamètre antéro postérieur	0.180
Diamètre transversal	0.143
Total	1.120

Les membres sont courts et gros, les seins développés; B... se meut lentement, sa démarche est lourde et elle tend ses bras en marchant.

Elle arrête son attention sur ce qui se passe autour d'elle et parait s'en occuper; ainsi, voyant chausser une de ses compagnes, elle comprit et dit que les souliers allaient bien. Elle répond assez juste aux questions qu'on lui adresse. Elle n'a pu apprendre que quelques lettres et jamais à lire ni à écrire. Elle a un peu de mémoire, elle se rappelle divers évènements dont elle a été témoin dans sa famille, mais les confond lorsqu'elle veut en parler. Si on lui demande son âge, elle dit: « Je n'en sais rien, mais ma mère le sait. » Elle connait la valeur de quelques pièces de monnaie et s'en sert à propos. Quoiqu'elle connaisse le nom de la rue qu'habitent ses parents, elle ne peut la reconnaître. On a eu beaucoup de peine à lui apprendre à s'habiller. Elle n'a jamais pu tricoter. Elle va chercher sa nourriture. Elle s'acquitte quelquefois des travaux les plus grossiers de l'hospice.

Le caractère de B... est doux, elle aime sa mère et les personnes qui la soignent; elle se met en colère lorsqu'elle est provoquée; elle a le sentiment de la honte et de la pudeur. Elle n'aime point à jouer, vit isolée, sans inquiétude et sans ennui, et répète souvent qu'elle est sans soucis : sa santé physique est bonne.

Barboulax, âgée de 20 ans, évacuée de l'hospice des femmes incurables à l'âge de 14 ans, a la taille ordinaire ; la tête est volumineuse, le front, d'une hauteur médiocre, est aplati sur les côtés, les bosses frontales sont légèrement prononcées et séparées par une légère dépression ; les cheveux, les sourcils et les cils sont très noirs ; on remarque quelques cheveux blancs sur le front ; les yeux, cachés sous d'énormes joues, châtains et humides s'ouvrent lentement et sans expression ; le nez est large, la bouche fendue, la face colorée, la physionomie timide et enfantine, le cou court.

Les membres sont bien développés, mais gros, les mouvements sont gauches et lourds. B... marche peu, est habituellement accroupie dans un coin du dortoir sans avoir l'idée d'aller dans la cour. Lorsqu'on observe B... elle cache son visage avec l'avant-bras et de la main de l'autre bras elle frotte rapidement ses habits. Si on emploie la force elle rougit, pleure et a l'air de mauvaise humeur ; quoique habituellement tranquille, elle se met en colère lorsqu'on la contrarie, elle mord, donne des coups de pieds et lance ses sabots. Si on la frappe elle reste déconcertée et dit *battue*. Elle est sensible aux louanges et aux reproches, elle a le sentiment de la honte et de la pudeur, elle est très accessible à la jalousie. Avant d'entrer à la Salpêtrière, elle jeta par la fenêtre un enfant qu'elle voyait avec jalousie, comblé de caresses, elle ne témoigna aucun regret ; elle ne connait ni la tristesse, ni l'ennui, ni la coquetterie. Elle est reconnaissante pour la fille de service qui la soigne et elle affectionne particulièrement une de ses compagnes. Son vocabulaire se borne à un très petit nombre de mots, elle dit *oui* ou *non*, souvent mal à propos, et *battu* lorsqu'elle a été frappée. Elle sait s'habiller, mais ne réussit pas toujours bien. On est obligé de la laver et de la peigner ; elle ne sait point aller chercher les aliments, si on ne les lui apportait pas elle ne les réclamerait point : elle ne demande jamais rien, elle ramasse des chiffons propres ou sales pour faire des espèces de poupées. La santé de B... est d'ailleurs bonne et les menstrues sont régulières.

Coulmin, âgée de 20 ans, d'une petite taille et rachitique, a l'habitude du corps maigre, la peau hâlée, la tempe gauche est fortement déprimée, le front est élevé, et le vertex légèrement aplati.

Circonférence	0.526
Courbe de la racine du nez à la tubérosité occipital ...	0.310
A reporter......	0.836

	Report........	0.836
Diamètre fronto-occipital		0.175
Diamètre bi-temporal		0.147
Total		1.158

Ses cheveux sont blonds, ses paupières sont enflammées et rouges, ses yeux petits et bleus ; son nez est court, les lèvres sont épaisses, la bave s'écoule de sa bouche, le menton est rond, le pavillon des oreilles est très grand. Les membres sont très grêles ; la tête se porte en avant et le dos est très voûté. La démarche est mal assurée, à peine un pied touche le sol qu'il est brusquement relevé et le corps chemine par saccades. Le regard de C... est hébété ; lorsqu'elle rit, elle ouvre largement les lèvres et montre les dents ; elle mange beaucoup et se nourrit des choses les plus sales. Si elle a faim, elle frappe du pied et appelle *salopes* les filles de service lorsqu'elles tardent à lui porter à manger. Les déjections sont involontaires, les règles n'ont point paru.

C... est tranquille et dort pendant la nuit, elle salit son lit. Lorsqu'on l'a levée et habillée, on la porte sur un banc, elle s'y accroupit le menton posé sur les genoux et se balance continuellement d'avant en arrière ; elle marche rarement.

C... ne connait que la fille qui la soigne. Il faut la lever, l'habiller, la laver, la déshabiller avant de la coucher. Les soins de propreté la contrarient, elle répète souvent les mots *bête, cochonne*, pour exprimer soit son mécontentement ou sa colère, soit quelques désirs bornés, toujours au besoin de nourriture. Elle n'est point sourde, le son de la cloche l'avertit qu'on va distribuer les aliments. Lorsqu'on lui dit de marcher elle quitte son banc et fait quelques pas. Elle essaie de chanter en répétant *la, la, la, la,* et lorsqu'elle dit l'un des deux à trois mots qui forment son vocabulaire, sa voix est rauque imitant le cri grave d'un chat.

Indifférente à tout, C...., parait sans pudeur ; elle rit et pleure, elle est entêtée et colère, alors sa figure se colore, la mucosité qui s'échappe habituellement de la bouche augmente, elle crache à la figure, elle mord les autres et elle-même. Rien ne parait l'effrayer, elle ne manifeste aucun sentiment de reconnaissance.

On est obligé de tenir cette idiote dans la camisole pour l'empêcher de se laver avec son urine, de se rouler dans les ruisseaux, jusque dans les latrines et de ramasser les ordures les plus sales, etc.

Brault, âgée de 26 ans, entrée à la Salpêtrière le 3 septembre 1812 à l'âge de 16 ans. Brault est d'une taille moyenne ; sa tête est petite, particulièrement la portion postérieure. Elle porte sa tête alternativement de gauche à droite. Ses cheveux sont châtains, ses yeux bleus se meuvent convulsivement et ne peuvent rester fixes longtemps. Son front est aplati sur les côtés, court et presque pointu; les lèvres constamment écartées par un rire convulsif. Les deux dents incisives sont très larges et saillantes, Le menton est très volumineux et forme deux plis. La face est grosse, colorée. La physionomie est sans expression, les membres sont gros et courts, les doigts sont petits et effilés. Cette dernière disposition se rencontre fréquemment chez les idiots. Mesures de la tête prises sur le vivant :

Circonférence	0.522
Courbe de la racine du nez à la tubérosité occipitale	0.349
Diamètre antéro-postérieur	0.175
Diamètre bi-temporal	0.155
Total	1.195

On est obligé de lever, d'habiller Brault, de la déshabiller, elle ne va point chercher les aliments, cependant elle dit *pignon* lorsqu'elle veut demander à manger, et *agnon* lorsqu'elle veut boire. Elle paraît satisfaite lorsqu'on lui apporte ses repas qu'elle prend avec gloutonnerie. Son appétit est très grand. Les déjections sont involontaires. B... passe la journée accroupie sur un banc ou par terre. Elle a souvent entre les doigts une aiguille qu'elle passe et repasse au travers de quelques chiffons. Lorsqu'elle est couchée, elle dit à la fille de service : *bonsoir ma bonne.* Elle marche lourdement et agite convulsivement ses mains en marchant, elle ne peut courir, et s'il pleut. elle ne se met pas à l'abri. Quoique ses facultés intellectuelles soient très bornées, elle ne paraît pas tout à fait étrangère à ce qui se passe autour d'elle. Elle reconnaît le son de la cloche qui annonce l'heure des repas. Elle articule plus ou moins mal cinq ou six mots, les sons qu'elle articule sont très lourds. On l'entend quelquefois chanter les quatre syllabes suivantes : *la, la, la, la,* Elle est colère, particulièrement à l'époque de la menstruation ou bien lorsqu'on la provoque, alors elle jette ses sabots à la tête. Elle est très entêtée; sa mère est morte depuis trois mois; Brault ne se rappelle plus sa mère quoiqu'elle la reçut avec plaisir et la caressât lorsque celle-ci venait la voir. Elle reconnaît la fille de service; mais elle ne lui témoigne nulle reconnaissance. Si on lui fait des menaces, elle pleure. Elle n'a aucun sentiment de pudeur: elle ne sait point jouer, elle a quelques chiffons dans la main qu'elle tortille gauchement entre ses doigts.

Laquette, âgée de 50 ans environ, est d'une taille ordinaire. Sa tête, fortement penchée en avant, est petite, aplatie sur les côtés, l'occiput un peu saillant, le front élevé fuit en arrière: les bosses frontales sont légèrement dessinées. Les cheveux sont bruns mêlés de cheveux blancs, les sourcils sont de même, les yeux petits, roux, louches, le nez est gros, et allongé, la bouche est moyenne les lèvres sont pâles, amincies et plissées. Les dents incisives manquent, le menton est rond et retroussé, le teint est brun, la face aplatie et ridée. La mesure de sa tête donne les proportions suivantes :

Circonférence	0.511
Courbe de la racine du nez à la tubérosité occipitale	0.325
Diamètre antéro-postérieur	0.180
Diamètre bi-temporal	0.144
Total	1.160

Laquette tient ses mains appliquées contre son corps et fait des mouvements de tête brusques semblables au balancement de la tête qu'exécutent les brebis. Les membres sont développés. L... marche avec lenteur et lourdement, porte son attention sur ce qui se passe autour d'elle, distingue les objets, entend ce qu'on lui dit. Elle répète plusieurs fois de suite et avec énergie les monosyllabes, bé, bé, bé, lorsque quelque chose l'intéresse fortement. Elle sait indiquer à la fille de service où doivent être ses sabots lors même qu'elle les a déposés dans un coin depuis quelque temps. Elle est extrêmement paresseuse, fait du tapage pendant la nuit.

Les déjections sont involontaires nuit et jour. Elle s'enfuit si ses compagnes veulent la battre, elle n'attaque personne ; lorsqu'elle est en colère elle lance ses sabots au-dessus des bâtiments ; elle renverse les ustensiles de ménage, déchire ses habits, ses bas, sa chemise, se rend auprès de la fille de service et lui fait signe de réparer ce qu'elle vient de déchirer. Elle exprime son contentement lorsque ses vêtements sont raccommodés. Pour la mettre hors d'état de déchirer, on est obligé de la fixer dans son lit, ce qui ne l'empêche pas de détruire avec ses dents la camisole pour s'en débarrasser. Elle a le sentiment de la faim, mais il faut lui apporter ses aliments, et avant d'y toucher, elle les examine avec soin et les flaire. Elle mange beaucoup. Elle aime à sentir les fleurs. On est obligé de l'habiller, de la laver ; j'ai essayé de la faire habiller elle-même. Elle a réussi tant bien que mal, a mis la camisole de force sans répugnance. Était-elle arrêtée dans cette opération par quelque obstacle ? elle avertissait de l'aider en faisant signe, en se grattant vivement plusieurs fois de suite le front, la tête.

Elle remercie quand on lui donne du linge blanc. Elle aime à voir les personnes bien mises, elle salue et fait même la révérence sur l'invitation de la fille de service, aux personnes qui lui donnent du tabac qu'elle prend avec avidité et porte rapidement à son nez. Elle n'a point le sentiment de la pudeur, et elle est souvent nue, paraissant se regarder avec plaisir. Elle est très livrée à l'onanisme. Elle est sensible aux reproches, pleure, mais ses regrets sont passagers, elle se livre bientôt à la faute qui vient de lui attirer des reproches. Cette idiote a retenu l'air *Vive Henri IV* qu'elle chante en répétant *bé, bé, bé,* et en sautant sur elle-même. Les règles ont cessé depuis quelque temps, L... n'a pas paru en éprouver le moindre changement dans sa santé qui est excellente.

Ferrandier, âgée de 22 ans, d'une taille un peu au-dessus de la moyenne a la peau hâlée, néanmoins souple et molle, la tête petite, habituellement baissée et penchée de côté. Le crâne est peu développé, relativement à la face ; le front est étroit, l'occiput aplati, le vertex élevé ; les cheveux sont bruns, abondants, les yeux bleus ; les paupières épaisses, peu ouvertes ; le regard est louche, les joues sont grosses ; le nez est petit ; les lèvres sont saillantes, retroussées, entr'ouvertes. Elle aspire avec la langue le mucus qui découle continuellement des narines ; les dents sont blanches ; le menton est rond ; la physionomie stupide ; le cou court, gros ; les seins sont volumineux et pendants ; le bassin est large. Les membres supérieurs sont petits et sans force ; membres abdominaux sont courts et infiltrés pendant l'hiver, le côté droit est plus faible que le gauche. Les mesures de la tête sont prises sur le vivant.

Circonférence..	0,493
Courbe de la racine du nez à la tubérosité occipitale.	0,295
Diamètre antéro-postérieur...............................	0,169
Diamètre bi-temporal...	0,135
Total	1,092

Ferrandier marche très lentement, ne peut courir, ni monter un escalier sans être aidée. Elle reste accroupie dans la cour et par terre, ordinairement à la même place. Elle est épileptique, les attaques reviennent tous les sept à huit jours ; les déjections sont involontaires pendant la nuit. F... comprend ce qu'on lui dit, et répond aux questions qu'on lui adresse. Elle est susceptible d'attention pour les objets qu'on lui présente et pour ce qui se passe autour d'elle. Mais elle est incapable de faire la moindre chose : il faut l'habiller, la peigner, la laver ; elle joue avec des poupées, elle compte jusqu'à cent, sauf quelques erreurs ; elle conserve l'argent qu'on lui donne et le garde pour acheter des friandises ; elle fredonne quelques airs qu'elle a entendus ; elle est affectueuse pour une de ses compagnes qu'elle embrasse tendrement et souvent ; on a remarqué qu'elle s'est brouillée pendant huit jours avec sa compagne, alors elle ne la recherchait plus et ne l'embrassait point ; elles se sont raccommodées à en juger par leurs embrassements. F... est très reconaissante des soins qu'on lui donne ; elle est entêtée et se met facilement en colère, alors elle frappe, mord, déchire tout ce qui tombe sous sa main, on est forcé de lui mettre la camisole. Elle est insensible aux reproches, inaccessible à la peur, elle n'a point de sentiment de pudeur et parait se plaire auprès des hommes. La santé de cette idiote est bonne et sa menstruation régulière.

Gaudin, entrée à la Salpêtrière le 7 avril 1824 à l'âge de 20 ans, est scrofuleuse et rachitique, sourde et muette ; la tête est très petite, le front court et les régions temporales développées. Les yeux sont petits et bleus, le regard est louche et fixe, les cheveux sont châtains, les dents belles, la face est décolorée, la physionomie sans expression, les membres sont très grêles, habituellement ployés et contractés à gauche.

Privée de tout sentiment, G... n'exprimant pas même par ses gestes les premiers besoins de la nutrition, on est obligé d'introduire les aliments dans la bouche et alors elle avale. Les déjections sont involontaires. Habituellement couchée G... reste dans la même position, si on la découvre, ses membres se meuvent convulsivement, particulièrement à droite, elle manifeste de l'impatience, On a essayé plusieurs fois de l'asseoir sur une chaise, elle glisse et se laisse tomber. Plusieurs fois on a interrogé sa sensibilité en la pinçant, elle n'a donné aucun signe de douleur ; elle n'est point réglée.

Depuis son admission dans l'hospice, la santé de G... s'est chaque jour dégradée ; elle est devenue très maigre, les traits de la face se sont décomposés. Vainement a-t-on voulu explorer les diverses cavités, vainement a-t-on voulu saisir quelque signe qui expliquât le dépérissement progressif et rapide, G... a succombé le 26 juin, un mois et demi après son admission dans l'hospice.

L'ouverture des corps fut faite le lendemain pendant la clinique. Les os étaient minces et friables à tel point qu'ils se sont détruits par la macération. Le crâne est petit, la dure-mère est saine, les circonvolutions atrophiées, très serrées ; l'arachnoïde, injectée, présente, au niveau des bosses frontales, deux points osseux de trois à quatre lignes de diamètre, et adhère à la substance corticale dans une grande étendue des hémisphères ; cette substance est rouge, la substance blanche est injectée et un peu molle ; les corps striés et les couches optiques sont fortement injectés. Les ventricules ont peu de capacité, le cervelet est également injecté ; la protubérance annulaire est moins dense que de coutume ; la moelle épinière est peu consistante, les poumons sont hépatisés, le cœur est petit et flasque, la membrane muqueuse de l'estomac est molle et rouge.

Proportions du plâtre moulé sur la tête après la mort :

Circonférence	0,495
Courbe antéro-postérieure............................	0,290
Diamètre occipito-frontal	0,167
Diamètre bi-temporal.....................................	0,143
Total	1.095

Audry, âgée de 23 ans, est d'une taille moyenne. Sa tête est volumineuse, l'occipital développé, le front étroit et aplati ; les yeux sont très noirs, quelquefois louches, ils sont souvent et fortement fermés ; elle les cache souvent ; les cheveux sont très noirs et crépus, la peau de la face est olivâtre, tandis que celle du corps est brune, seulement le nez est gros et épaté, les lèvres sont volumineuses, les dents très belles, les oreilles très grandes, les pieds grands et plats, les mamelles fortes, la physionomie est stupide. Les mesures de la tête ont été prises sur le vivant :

Circonférence de la tête	0.570
Courbe de la racine du nez à l'occipital	0.318
Diamètre antéro-postérieur	0.195
Diamètre transversal	0.151
Total	1.234

Les membres sont bien développés. Audry ne marche point, reste toujours assise sur les talons, tantôt par terre, tantôt sur un fauteuil, se balançant d'avant en arrière, exposée à toutes les variations de température, sans autre vêtement qu'une chemise, regardant à droite et à gauche sans qu'elle entende ce qu'on lui demande, et sans rien comprendre vraisemblablement à ce qui se passe autour d'elle ; elle est néanmoins très occupée à regarder ses mains qu'elle porte très près de ses yeux. L'instinct de cette idiote est presque nul. Elle ne connaît que la personne qui a l'habitude de lui donner des soins ou de lui donner du tabac Non seulement elle ne parle pas, mais elle ne prononce que la syllabe suivante, qu'elle répète sans cesse et avec plus de vivacité lorsque quelque chose l'impressionne d'une manière agréable ou pénible : *brou, brou* est son unique langage, qu'elle bourdonne presque continuellement, ce qui lui a fait donner dans l'hospice le nom de *Bourdon*. Il faut la vêtir, la coucher comme un enfant, et lui porter les aliments qu'elle dévore avec voracité après les avoir flairés. Elle est très peureuse, le moindre bruit l'effraie ; elle exprime son effroi en ramassant, pour ainsi dire, tout son corps sur lui-même ; l'effroi passé, elle s'essaie à rire. Elle n'a nulle affection pour personne, ni l'instinct de se défendre si elle est frappée. Elle a un goût excessif pour le tabac. Elle présente non la main, mais son bras à toutes les personnes qui passent auprès d'elle, et lorsqu'on a mis du tabac sur son bras, elle le porte avec une sorte d'avidité et de sensualité au nez d'abord et puis à la bouche; elle lèche sa chemise, le siége sur lequel elle est assise, lorsqu'il y reste attaché quelques grains de tabac. Lorsqu'elle n'en a plus elle fait sortir de son nez celui qu'elle vient de priser pour l'avaler ensuite. On est parvenu à lui faire comprendre qu'il fallait danser pour avoir du tabac; alors à la moindre parole, et surtout lorsqu'on lui montre du tabac ou une tabatière, elle saute elle-même, les pieds en dedans, les bras en l'air. L'ouïe paraît être dure, car il faut crier plusieurs fois pour attirer son attention et se faire apercevoir, mais la vue du tabac suffit pour la mettre en émoi. Pendant que je la faisais dessiner, je lui donnai des abricots, elle en mangeait la pulpe et ne pouvant mordre le noyau, elle l'avalait.

Elle n'a nul sentiment de pudeur : je l'ai vue plusieurs fois, accroupie sur un fauteuil, jouer avec ses mamelles dont elle tortillait les bouts avec ses doigts; je l'ai vue aussi uriner et regarder avec une sorte de curiosité l'urine qui coulait sur le carreau. Elle satisfait aux autres besoins involontairement et partout où elle se trouve. Audry d'ailleurs se porte bien les menstrues sont très régulières et très abondantes. Elle se livre à l'onanisme d'une manière effrénée, en plein jour, et en présence de tout le monde. Plusieurs fois en ma présence et celle du dessinateur, elle a essayé de satisfaire à ce penchant sans paraître soupçonner qu'elle fut en présence de quelqu'un. Son insensibilité physique est telle, qu'en la pinçant, qu'en promenant les barbes d'une plume sur ses lèvres, sur ses paupières, il m'a été impossible de produire le moindre signe de sensibilité.

Depuis son admission, il y a six ans, Audry a fait quelques progrès; elle sait avertir par signes qu'on ne lui a pas servi ses aliments; elle souffre des vêtements, aide à ce qu'on l'habille, elle met elle-même un bonnet sur sa tête, elle va prendre la même chaise qui est percée, la traîne à la même place, pose dessous un vase de nuit, et s'accroupit sur le siége. Lorsqu'elle ne peut obtenir par ses gestes et par son bourdonnement, qu'on lui donne du tabac, elle descend de son siége et fait des efforts mimiques pour qu'on lui en donne. En 1826, Audry fut prise d'une petite vérole confluente à laquelle elle succomba le sixième jour.

Pendant sa maladie, elle n'a pas accusé la moindre douleur; mise à la diète elle n'a point témoigné le désir de manger ni de boire, mais elle acceptait tout ce qui était à portée de sa bouche.

XV.

NOTE

sur le volume et la forme de la tête dans l'idiotie

CONSIDÉRÉS DANS LEURS RAPPORTS AVEC L'INTELLIGENCE

par

M. LE Dʳ DESMAISONS-DUPALLANS (1).

Existe-t-il, dans l'idiotie, une relation constante entre le volume de la tête et l'arrêt de développement intellectuel ?

A cette question ainsi posée, la doctrine phrénologique répond affirmativement. Elle a établi en principe qu'il existe chez les idiots un rapport direct entre le volume de la tête et le degré d'imperfection morale, et Gall a ainsi formulé cette loi : « Lorsque les parties cérébrales augmentent de volume, « l'imbécillité est moins complète dans la même proportion. »

A l'aide du compas d'épaisseur et du ruban métrique, j'ai soumis cette proposition à l'épreuve des faits, sur un nombre de douze idiots de l'hospice de Bicêtre. Chez neuf d'entre eux l'idiotie est complète. Les trois autres sont parvenus à ce degré auquel M. Esquirol réserve en propre le nom d'imbécillité.

Les mesures extrêmes que j'ai rencontré sont les suivantes : elles sont évaluées en millimètres.

Circonférence horizontale...........................	571	487
Courbe de la racine du nez à la tubérosité occipitale	340	310
Diamètre antéro-postérieur........................	195	168
Diamètre transverse	157	128
Demi-circonférence antérieure.....................	310	258
Demi-circonférence postérieure....................	261	239
Totaux.......	1814	1380

En examinant les habitudes des deux êtres auxquels ces mesures appartiennent, trouverons-nous dans le degré d'imbécillité une différence analogue à celles qu'on rencontre dans le volume de la tête ?

____

(1) *L'Esculape*, 1839, nº 1, p. 5.

Nous devons le dire, il n'existe pas plus d'instinct, ni de traces d'aucune faculté chez l'idiot, dont la tête offre le volume le plus considérable que chez celui qui présente les dimensions les plus petites de cette partie. Si, dans un pareil état, on tenait compte de quelques signes de mémoire automatique, et si l'on voulait d'après ces manifestations incomplètes d'intelligence, classer ces deux individus, l'idiot à petite tête serait supérieur à l'autre par la faculté qu'il a de se rappeler et de répéter à sa manière un air de chanson, tandis que le premier dont la tête est le plus développée, porte en tout les caractères de la stupidité la plus profonde.

Nos recherches ayant été faites exclusivement sur des idiots adultes, exempts de contracture ou de paralysie des membres et des autres signes extérieurs de l'hydrocéphale chronique, on ne saurait, sous prétexte de l'influence de cette cause sur le volume de la tête, rejeter ce premier fait.

Ce fait démontre si je ne me trompe, que le volume de la tête peut augmenter et l'idiotie rester complète.

De ce qu'une différence aussi considérable dans le volume n'apporte aucune modification à l'infirmité intellectuelle, dans le sens indiqué par Gall, ce n'est pas un motif de borner à ce point nos investigations.

Quel résultat amènera la comparaison du volume de la tête des individus de cette série, qui diffèrent le plus sous le point de vue du développement des facultés intellectuelles et morales ?

Les dimensions inscrites sous la lettre A appartiennent à l'imbécile le plus intelligent de toute la série ; les chiffres placés au dessous de B expriment celles de la tête de l'idiot le plus stupide :

	A	B
Circonférence horizontale	525	559
Courbe longitudinale	331	332
Diamètre antéro-postérieur	180	192
Diamètre transverse	151	156
Demi-circonférence antérieure	262	316
Demi-circonférence postérieure	263	242
Totaux	1.714	1.788

Le rapprochement de ces expériences ne permet pas d'adopter la solution du problème indiqué par Gall. Les chiffres précédents établissent d'une manière rigoureuse un principe contraire. Ils confirment pleinement les résultats des recherches statistiques de M. Parchappe. C'est maintenant une vérité démontrée que parmi les idiots, le volume n'est pas proportionnel au développement de l'intelligence

On ne peut disconvenir qu'il existe un rapport de causalité entre la petitesse excessive du crâne chez l'homme et l'abolition de ses facultés intellectuelles, mais nous croyons que les auteurs frappés de cette coïncidence, ont tenu trop de compte des exceptions, en présentant l'exiguité du volume de la tête comme le signe caractéristique de l'idiotie. Il est certain que l'arrêt de développement cérébral entraine à sa suite l'imperfection de l'intelligence, mais beaucoup de faits échappent à la loi tout à fait empirique en vertu de laquelle on a prétendu établir une relation constante entre le volume de la tête et le degré de faiblesse morale. Il s'agit donc, non point de ce qui peut-être, dans certains cas, mais de ce qui est le plus souvent.

Il faut savoir si l'idiotie reconnait en *général* une semblable cause, et pour y parvenir, rien n'est plus simple que de déterminer, le compas à la main, quel est le volume de la tête des idiots en général. C'est là, si je ne me trompe, la seule manière d'avancer la question.

Nous nous bornerons à donner ici les moyennes des mesures prises sur les idiots, dont nous avons rapporté plus haut les deux extrêmes.

Moyenne des dimensions de la tête sur douze idiots :

Circonférence horizontale	543
Courbe longitudinale	325
Diamètre antéro-postérieur	187
Diamètre transverse	153
Demi-circonférence antérieure	243
Demi-circonférence postérieure	259
Total	1.750

Le volume exprimé par ce nombre est assurément médiocre, si on le compare à celui des hommes d'une belle organisation. Il s'éloigne toutefois moins de ce dernier que des limites assignées par Gall aux dimensions extrèmes de la tête dans l'idiotie. Selon cet auteur, c'est entre quatorze et dix-sept pouces pour la circonférence (378 à 460) et à peu près dix ou douze pouces, pour l'axe qui s'étend de la racine du nez à la tubérosité occipitale (270 à 297) que sont comprises les dimensions de la tête dans l'idiotie.

Sur les idiots que j'ai observés, je n'ai pas rencontré une seule fois la circonférence de 460, ni la courbe longitudinale de 297.

Si l'on joint à ces résultats les suivants, on sera convaincu que ces proportions sont, pour ainsi dire, exceptionnelles. Sur neufs crétins adultes des Pyrénées, chez lesquels l'idiotie était plus ou moins prononcée, selon les observations de M. P. Marchand qui a bien voulu me communiquer ces mesures, la moyenne de la circonférence est exprimée par 524 mill. et la courbe longitudinale par 321. Ces idiots sont tous d'une taille très petite, condition qui ne doit pas être négligée, quand on compare le volume de la tête dans l'idiotie à celui de l'état normal.

Le travail du docteur Cerise sur les crétins des Alpes, indique également dans les crétins de ces contrées le développement de la tête plus considérable qu'on ne l'a dit jusqu'à présent. On doit souhaiter que tous ces points, obscurs encore, deviennent le but de recherches nouvelles.

L'étude du volume du crâne des idiots, n'aurait pas beaucoup d'importance, si l'on ne pouvait appliquer à la connaissance de l'homme en général, les résultats obtenus dans cette étude ; mais lorsque des faits morbides, on descend aux individualités et qu'on transporte dans l'état normal les données de la phrénologie que nous avons essayé de rectifier dans ce qu'elles ont de trop absolu, eu égard à l'idiotie, c'est alors qu'on voit s'accroitre les causes d'erreurs et qu'il faut se garder de porter un diagnostic trop prompt.

Je ne citerai qu'un exemple des erreurs possibles dans ce genre d'observations. La moyenne de la circonférence chez les idiots observés par nous, est de 543, la courbe longitudinale est de 325.

Ayant mesuré ces deux dimensions sur un homme de petite taille, d'une conformation régulière et qui ne manquait ni de profondeur dans le jugement, ni d'activité dans l'esprit, d'ailleurs très cultivé, nous avons trouvé la circonférence de 540 et la courbe longitudinale de 310 : toutes deux inférieures à la moyenne des idiots.

Dans les considérations précédentes, il n'a été question que du rapport entre le volume général de la tête et le degré d'imbécillité. L'examen de la forme du crâne, dans cette classe d'êtres, reste encore à faire.

Pour être traitée, comme il convient, dans son ensemble, l'étude de ce point exige qu'on entre dans beaucoup de détails, tant à cause des difficultés du sujet que des travaux nombreux dont il a été la source.

Idiotie, I.   15

Je me bornerai dans cette note à la question suivante : y a-t-il une déformation de la tête propre à l'idiotie ?

De même qu'on a eu raison de substituer aux mots vagues, *tête volumineuse*, *crâne petit*, des chiffres qui expriment rigoureusement le volume, nous pensons, quand il s'agit de déterminer les formes d'un organe, que rien n'est préférable à un dessin exact.

De quel avantage ne sommes-nous pas redevables à ce moyen qui nous permet de montrer plusieurs sortes de crânes à la fois, et de faire admettre sans contestation la proposition suivante : on rencontre plusieurs conformations de la tête parmi les idiots.

Il nous semble que tout homme tant soit peu exercé à juger des formes d'un objet d'après son image, ne pourra refuser son adhésion à cette vérité, s'il se donne la peine de comparer entre elles les figures d'idiots ci-jointes, qui ont été puisées dans différents ouvrages.

Examinons rapidement chacune d'elles en particuler.

La fig. I, représente un idiot dont toute l'existence était une vie purement animale ; « d'une malpropreté dégoûtante, affecté de mouvements spasmodiques et souvent convulsifs, se balançant sans relâche, mordant et égratignant ceux qui le contrariaient, ne témoignant aucune espèce d'affection à ceux qui le servaient, enfin indifférent à tout et ne donnant de l'attention à rien. « Tel est le portrait de cet idiot devenu célèbre sous le nom de Sauvage de l'Aveyron ; nous l'empruntons au docteur Itard. Les soins constants prodigués par ce médecin si distingué et qu'animait l'espoir d'améliorer l'intelligence de ce jeune homme, tous les secours imaginés par la sollicitude la plus ingénieuse n'ont servi qu'à constater l'incurabilité de l'idiotie. Et cependant, dans ce cas, autant qu'on en peut juger sur un profil, la forme de la tête est régulière. Il n'y a pas déformation de l'enveloppe osseuse du cerveau.

En voyant la figure II, il n'est personne qui ne reconnaisse qu'elle appartient à un être profondément abruti.

Avons-nous rencontré chez cet individu la déformation caractéristique de la tête parmi les idiots ?

Sans contredit, l'idiotie est la suite inévitable d'un pareil éta.. On ne peut concevoir, dans une organisation si défectueuse, des facultés normales. Mais est-ce bien là une *déformation* ? Lorsque tous les diamètres du crâne sont diminués comme dans cet exemple, ou augmentés comme dans l'hydrocéphale, est-il profitable de tenir compte de la forme, est-il judicieux d'en tirer des inductions ?

Le volume général excessif en plus ou en moins n'est pas une déformation, dans le sens qu'on doit attacher à ce mot. si l'on veut qu'il signifie quelque chose. C'est de l'atrophie générale, c'est de l'hypertrophie.

Nos recherches précédentes sur le volume de la tête, nous ont appris que dans l'idiotie son excessive petitesse n'est pas la règle, mais l'exception. Le fait par lui-même n'a qu'une valeur relative ; elle pourrait acquérir de l'importance à la condition que la forme du crâne des idiots en général, sauf les différences de volume, se rapprochât de ce type.

J'ai conservé les dessins de quelques idiots microcéphales ; les traits du visage sont en disproportion évidente avec le crâne. Ce contraste est d'autant plus frappant que chez la plupart d'entre eux, la face dont la charpente osseuse n'a pas cessé de s'accroître et dont les chairs sont flasques et bouffies, contribue à faire ressortir, par son ampleur démesurée comparativement, les dimensions exiguës de la boîte osseuse du cerveau.

Le volume de la tête des idiots étant un peu au-dessous de la moyenne des hommes à l'état de complet développement, on peut entrevoir déjà cette conséquence qu'en général il existe parmi les idiots un défaut d'harmonie entre les proportions de la face et celle du crâne au détriment de ce dernier. C'est, en effet, ce que l'on voit fréquemment : l'observation suivante prouve que le contraire arrive. Quant à la forme du crâne elle peut varier à l'infini.

La figure III a été copiée dans l'ouvrage de M. Esquirol. « La tête, dit-il, est très volumineuse, irrégulièrement con- « formée, le front très haut, très large, très bombé, les bosses « frontales très saillantes, surtout la bosse frontale gauche, « la ligne faciale gauche a plus de 90 degrés. » Elle appartient à une idiote de quarante-trois ans.

L'angle facial très ouvert, la saillie du front se rencontrent avec l'idiotie, et j'oserais dire assez souvent ; si l'on en croit Lavater, les fronts proéminents appartiennent à des esprits faibles et bornés. Telle était au physique et au moral la naine sur laquelle on a pratiqué dernièrement l'opération césarienne, et qui a fixé un instant, l'attention du public. Son enfant a hérité de cette conformation ; quel présage augurer de cette disposition organique, pour les facultés intellectuelles?

M. Esquirol signale chez l'idiote dont il est ici question, une irrégularité dans les deux portions supérieures du frontal. Le défaut de symétrie est selon lui un des phénomènes les plus constants et peut-être le plus digne d'attention dans l'idiotie. Les résultats de ces observations confirmeraient l'ingénieux aperçu de Bichat : l'harmonie est aux fonctions des organes, ce que la symétrie est à leur conformation. Blumenbach, qui nous a donné tant de travaux remarquables sur les variétés des races humaines, déclare quelque part, en voyant une tête de forme insolite et dont il ne connait pas l'origine, qu'elle n'est point une *déformation* morbide, tant elle offre de régularité dans son développement : *summâ symetria conspicuum.*

Lorsque le volume de la tête ne s'écarte pas des dimensions ordinaires, et que la symétrie des deux portions est conservée, il est, en effet, très difficile de dire s'il y a déformation, et surtout si elle entraine ou non l'idiotie.

Par exemple, la figure IV représente une forme remarquable de la tête signalée par M. Foville, dans un mémoire plein d'intérêt. Il attribue cette déformation à l'habitude répandue dans certaines provinces d'entourer la tête des enfants d'un bandeau très serré. Le crâne aplati supérieurement se prolonge en arrière.

Celui-ci, fig. IV, appartient, il est vrai, à une idiote. Mais on ne doit pas attribuer à la seule altération de la forme l'arrêt de développement des facultés morales : car l'auteur a fait dessiner d'autres déformations du crâne plus prononcées, et il n'indique pas qu'elles aient eu pour résultat l'oblitération de l'intelligence. Alors même que la déformation est portée au dernier degré et par une cause toute mécanique, comme on le raconte pour les Caraïbes, dont on a tant de fois cité l'exemple, l'idiotie n'est pas liée à cette conformation. Rien ne témoigne que ces peuples fussent moins intelligents que leurs voisins.

Dans tous les crânes examinés par ce médecin la longueur de la ligne conduite du trou auditif à la protubérance de l'occipital est de beaucoup augmentée.

Le résultat est précisément l'opposé d'un fait que nous avons observé un trop grand nombre de fois, pour ne pas lui donner une place dans ces considérations sur les variétés de la forme de la tête qui accompagnent l'idiotie.

La planche V représente la tête d'un idiot. Voici les principaux caractères : le front est à peu près perpendiculaire, le sinciput élevé ; le diamètre d'une oreille à l'autre considérable, proportionnellement à celui d'avant en arrière qui est raccourci. Mais surtout, ce qui frappe le plus, c'est l'aplatissement de l'occipital.

Le propre de l'homme est d'avoir un occiput convexe et saillant : le crâne ainsi déformé perd les caractères essentiels; les lobes postérieurs du cerveau ne recouvrent plus entièrement le cervelet, et cette disposition se rapproche de l'état des animaux chez lesquels les recherches de M. Leuret ont démontré un rapport direct entre le développement de l'instinct et le prolongement des lobes postérieurs du cerveau.

En résumé, d'après ce petit nombre de faits, on peut avancer les propositions suivantes :

L'idiotie existe quelquefois sans déformation de la tête.

Il est impossible d'assigner une déformation propre à l'idiotie, lorsque le volume de la tête et sa symétrie sont conservés.

Dans les cas de ce genre, l'aplatissement de la partie postérieure de la tête est aussi fréquent que celui du front.

XVI.

DE L'IDIOTISME ou IDIOTIE

par FERRUS (1).

C'est par l'idiotisme que M. Ferrus croit devoir débuter dans l'analyse des troubles intellectuels, parce qu'ils sont plus tranches, moins insidieux, et plus accessibles aux recherches des personnes qui ne sont point encore initiées aux études des maladies mentales. Pour simplifier la question, et niveler le terrain qui doit supporter son édifice de psychologie morbide, il descendra jusqu'à l'être humain inférieur, non-seulement à ses semblables, mais encore à la plupart des autres animaux, et déroulera le tableau de sa dégradation.

Les idiots sont pour l'observateur qui pénètre dans les asiles, des objets de commisération et d'effroi, et soulèvent une invincible curiosité! Comment ne pas se sentir ému de pitié, en voyant pour la première fois des individus offrant au premier aspect figure humaine, et réduits cependant à la condition d'insensibilité apparente d'un mollusque ou à celle d'une plante parasite qui végète misérablement et sans utilité. Lorsqu'on a donné cours aux impulsions primitivement égoïstes que soulève la présence d'un idiot, on éprouve le désir de pénétrer au sein de cette nature si contrefaite, pour se rendre compte de ses conditions d'existence, et de l'isolement qu'il présente au milieu d'êtres civilisés, et on s'explique alors avec combien de justesse on a tiré le mot idiot de ἴδιος, *privatus, solitarius.*

Les auteurs n'ont point tous adopté la même dénomination, pour désigner l'état mental qui m'occupe. Sauvages a rattaché le terme générique *amentia* à l'idiotisme et à des états forts distincts. Cullen, Pinel, Reil et Fodéré n'ont pas assez isolé les lésions en moins de l'intelligence; cependant Pinel a eu recours au mot *idiotisme* pour caractériser l'oblitération des facultés intellectuelles et affectives, tandis qu'il a adopté celui

---

(1) *Cours sur les maladies mentales.* (*Gazette des hôpitaux civils et militaires*, tome XII, p. 327, 345, 352, 369, 385 et 397, 1838.)

de *démence,* pour exprimer l'abolition de la pensée. M. Esquirol faisant observer que l'expression idiotisme était également réclamée par les grammairiens, a proposé celui d'*idiotie,* que j'emploierai aussi quelquefois, puisqu'il peut augmenter les ressources du langage médical.

L'idiotisme ou idiotie est un état dans lequel les facultés intellectuelles, morales et instinctives, originellement nulles ou presque nulles, ou bien seulement affaiblies d'une manière variable avant leur entier développement, n'ont jamais pu s'élever, même à l'aide des soins de la famille et des ressources de la civilisation, jusqu'au degré nécessaire à la conservation de l'individu et à la moralité de ses actes. Cette définition permettra d'établir sur des bases solides la distinction essentielle entre l'idiotie innée, l'arrêt de développement des facultés a été déterminé par des causes qui ont modifié durant la vie intra-utérine l'organisation délicate du fœtus; dans l'idiotie acquise, les conditions de l'évolution future de l'intelligence ont existé jusqu'au moment de la naissance, et n'ont été abolies que par une influence fâcheuse, qui a pu s'exercer à une époque variable, depuis le moment de l'accouchement jusqu'à la puberté. C'est après la période si orageuse des maladies de l'enfance que l'affaiblissement des facultés intellectuelles, des sentiments moraux et des instincts reçoit le nom de démence. Cette rapide distinction suffira pour isoler deux affections que les auteurs ont trop souvent confondues dans leurs classifications, et je ne veux pas empiéter sur l'histoire de la démence où les caractères ressortiront avec les couleurs vivaces et fidèles de l'actualité.

Quel est le nombre proportionnel des idiots relativement aux autres aliénés ? Lorsqu'on parcourt les auteurs qui ont pris ce point en considération, on voit qu'ils sont arrivés à des résultats différents et cependant exagérés; c'est ce qui ressort de l'examen des travaux de Pinel, de M. Halliday, de ceux d'une commission norwégienne, etc. Je ne pense pas qu'il y ait, en France, plus d'un idiot sur cinquante aliénés environ. Toutefois on doit convenir que cette proportion des idiots ne s'observe pas également dans toutes les contrées, et qu'il en est quelques-unes où la misère, l'humidité, le défaut de ventilation, la mauvaise nourriture, les infractions nombreuses aux règles de l'hygiène, etc., rendent le nombre des idiots très considérables, c'est ce qui arrive dans les lieux où l'idiotie se montre d'une manière endémique, et reçoit des noms particuliers, comme celui de crétinisme dans la vallée d'Aoste, le Valais, etc., Fodéré a calculé que dans certains villages des Alpes, les crétins formaient le 30e de la population; on m'a assuré qu'à Aigle, village du canton de Vaud, peu distant de Saint-Maurice dans le Bas-Valais, la 25e partie de la population, était, au commencement de ce siècle, frappée de crétinisme, et j'ai pu constater à Bramois, près Sion en Valais, que ces malheureux constituaient une fraction encore plus nombreuse. On a aussi remarqué que l'idiotie sévissait plus rarement sur les montagnards que sur les gens qui habitent les plaines et les vallées, et moins sur ces derniers que sur la population chétive et languissante des pays marécageux où l'industrie et la civilisation n'ont pas épanché leurs bienfaits alors si opportuns. En revanche, les autres formes des maladies mentales y apparaissent d'une manière inverse, comme nous aurons soin de l'établir lorsque nous traiterons des causes du délire, et nous y puiserons un nouvel argument en faveur de l'influence que Montesquieu a attribuée au climat et au sol sur les facultés intellectuelles.

Les *causes* de l'idiotie sont prochaines ou éloignées; les premières consistent dans des modifications de structure, de forme, de composition ou de quelques autres propriétés physiques, soit des centres nerveux, soit de leurs enveloppes, aussi les élaguerons-nous de suite pour les placer dans le cadre de l'anatomie pathologique où nous les retrouverons plus tard; les secondes n'ont pas toutes le même degré de certitude ou d'importance, quelques-unes offrent même une nature problématique, ce qui ne nous empêche pas de croire qu'elles doivent jouer un grand rôle dans la détermination de l'idiotie. Parmi ces causes, les unes agissent au moment de l'acte générateur, d'autres pendant la grossesse, un petit nombre au moment de l'accouchement, quelques-unes après la naissance, et plusieurs non seulement à cette époque, mais encore au moment de la vie fœtale, ou même antérieurement à cette dernière. Au nombre des causes qui dominent au moment de la génération, on peut signaler un état d'ivresse, de débilité, de répugnance, d'inquiétude ou de terreur, la constitution scrofuleuse, l'infection syphilitique, la préexistence d'excès alcooliques ou vénériens, de maladies mentales, ou de conditions morales désordonnées, une contention d'esprit prolongée, etc. Les causes dont l'influence a son point de départ à l'une des époques de la grossesse, se rattachent toutes à la mère, et peuvent être physiques ou morales; parmi les premières on range les tentatives d'avortement, les maladies graves, les hémorragies, tous les ébranlements de cause externe, l'usage de vêtements suceptibles de gêner le développement du globe utérin, etc. Les causes morales sont les émotions vives de l'âme, et principalement celles de nature oppressive, comme les chagrins violents, les angoisses d'une maternité flétrie par la société, etc.

Quant aux causes développées durant l'accouchement, elles se résument dans les compressions prolongées de la tête du fœtus, dans les violentes hémorrhagies qui compliquent quelquefois l'accouchement, et dans l'expulsion prématurée du fœtus.

Après la naissance, les causes les moins équivoques de l'idiotie sont les conditions fâcheuses de l'allaitement, sous le rapport physique et moral, l'absence de précautions hygiéniques, la compression circulaire qu'on détermine sur la tête des jeunes enfants, ainsi que l'a pensé M. Foville qui s'est élevé avec force contre une pratique aussi funeste, les nombreux accidents de la première dentition et les maladies graves qui viennent assaillir l'enfant, et surtout les convulsions. Ces dernières ne sont pas toujours les interprètes de la sympathie qui unit les centres nerveux aux autres parties de l'économie, il arrive très souvent que l'affection est primitivement cérébrale, et, dans ce cas, je suis porté à penser que l'origine de l'altération déterminante remonte très fréquemment à l'époque de la vie fœtale. Un système vicieux d'éducation peut provoquer l'idiotie; mais pour qu'il ait des effets aussi funestes, il faut qu'il soit continué avec une persévérance aveugle, à cause de la mobilité des impressions du jeune âge. On a vu aussi la chorée provoquer l'idiotie, mais cette terminaison n'est qu'exceptionnelle pour cette forme des maladies convulsives, tandis qu'elle est générale pour l'épilepsie qui survient chez les enfants en bas-âge. On doit encore admettre au nombre des causes l'onanisme dont les funestes effets ont été si habilement représentés dans l'énergique peinture qu'en a tracé Tissot, et dans l'ouvrage plus récent de M. Deslandes; cette œuvre solitaire de dégradation peut non seulement déterminer de prime-abord l'idiotie ou l'imbécillité, mais encore la produire consécutivement, en suscitant l'apparition de l'épilepsie ou des autres formes convulsives qui occupent une place si importante dans l'étiologie. Cette influence poursuit l'idiot jusque dans son abjection la plus profonde, et j'ai vu plus d'une fois son état s'exagérer ou offrir des traces d'amélioration suivant qu'il était adonné avec fureur à la masturbation ou cessait cette funeste pratique.

On observe, en outre, certaines causes exceptionnelles agissant quelquefois d'une manière sporadique, et généralement endémique ; elles peuvent préparer leur influence avant la vie fœtale, ou agir durant cette dernière et les premières années de la vie ; elles nous offrent encore le plus souvent l'hérédité réunie à l'influence des localités, et provoquant l'apparition de deux états constitutionnels fort remarquables, l'albinie et le crétinisme, dont je ne tarderai pas à m'occuper.

L'idiotisme ne se montre pas toujours au même degré, ainsi que l'ont remarqué avec raison, non-seulement les nosologistes, mais encore les personnes étrangères aux sciences médicales. Ces dernières, comme on le sait, admettent généralement deux états bien tranchés dont l'un, sous le nom d'idiotisme, se rapporte aux infortunés qui sont entièrement ou presque entièrement incapables de subir une amélioration intellectuelle ; tandis que l'autre, désigné sous le nom d'imbécillité, comprend cette tourbe d'êtres hybrides qui touchent à l'idiotie, et présentent cependant de nombreuses traces de sociabilité. A cette classification, quelques auteurs ont proposé d'ajouter un type particulier, auquel ils donnent le nom de fatuité, et dont je préfère renvoyer l'examen à l'époque où je m'occuperai du délire maniaque, qui n'est qu'un état de fatuité exagérée. On a conseillé, en outre, d'admettre plusieurs degrés d'idiotie et d'imbécillité fondés sur l'intensité variable de l'oblitération ou de l'abolition de l'intelligence ; cette division semble offrir un caractère remarquable d'opportunité, si l'on tient compte des avantages qu'elle présente sous le rapport clinique, parce que, dans ce cas, il devient commode et même nécessaire de partir du degré le plus inférieur de l'idiotie pour s'élever insensiblement jusqu'à l'imbécillité la plus équivoque, en adaptant l'analyse à chacun des anneaux de la chaîne qui attache l'idiot le plus complet à l'imbécile le plus susceptible de perfectionnement ; mais lorsqu'on vient à substituer la théorie à la pratique, on voit que la tâche devient immense, et que vouloir décrire isolément chaque degré de l'idiotie ou de l'imbécillité, c'est s'exposer à des répétitions inutiles et fastidieuses. Je crois donc convenable, pour éviter cet écueil, de me borner à adopter la division en *idiotisme* et en *imbécillité* consacrée par le langage presque universel, en faisant toutefois observer que l'imbécillité, appartenant déjà au domaine du législateur et du moraliste, devra m'occuper brièvement, tandis que je vais m'occuper plus spécialement des caractéres de l'idiotisme qui est le véritable terrain de cette exploration médicale.

Avant d'entrer dans l'examen des désordres, physiques et moraux qui caractérisent l'idiot, il me semble opportun de signaler ici avec quelquels détails les deux formes constitutionnelles, albinisme, et crétinisme, que j'ai déjà nommées en terminant l'énumération des causes.

De l'albinisme. Cette anomalie organique présente, pour caractère essentiel, l'absence de la matière colorante de la peau et du pigmentum de la choroïde. Les albinos ont été observés dans des contrées fort différentes, et les naturalistes ou voyageurs ont signalé depuis longtemps leur existence ; cependant il faut se garder d'accorder à leurs récits une confiance illimitée, ainsi que l'a fait Voltaire, qui, sur le témoignage de quelques voyageurs, crut à l'existence de peuplades d'albinos vivant dans l'intérieur de l'Afrique, opinion dont les découvertes plus récentes ont fait justice.

Lors de la conquête du Nouveau-Monde par les Espagnols, les vainqueurs trouvèrent des albinos dans les jardins de Montézuma, où ils faisaient partie de la collection des animaux rares. Quoiqu'ils aient été observés en plus grand nombre sous le ciel brûlant de l'Afrique, on en rencontre aussi dans toutes les contrées de l'Europe quelques cas sporadiques qui servent fréquemment à spéculer sur la curiosité publique.

Partout où ils existent, ils sont l'objet du mépris public, du ridicule ou bien d'une stupide vénération, qui ne peut être comparée qu'à celle déployée autrefois à l'égard des crétins. Cependant ce dernier sentiment vient rarement alléger le poids de leurs misères, ce qui s'explique naturellement par la condition fâcheuse de leur intelligence, généralement faible ou nulle. Ce n'est que dans des cas fort rares que des albinos possèdent quelques étincelles de ce feu sacré, et ce n'est que plus rarement encore qu'ils montrent des facultés intellectuelles éminentes.

On m'a assuré que dans une ville de 200.000 âmes, capitale de l'une des républiques américaines, il existe un albinos d'une naissance illustre, et occupant un poste distingué dans le gouvernement de cette contrée. Il est âgé de quarante-cinq ans ; sa taille est ordinaire, sa peau très blanche et légèrement rosée ; tout le système pileux est très blanc ; ses pupilles sont rosées, il voit très difficilement durant le jour, cependant il ne se sert pas de lunettes, et distingue assez bien les objets. M. de S... a un caractère très doux et des manières aimables ; son instruction est très étendue, ses facultés intellectuelles sont non seulement entières, mais tellement développées qu'il a déployé, comme gouverneur de la province, beaucoup d'activité et fait preuve de grands talents administratifs à une époque où les agitations politiques exigeaient une direction habile et vigoureuse. M. de S... a une sœur qui est également albinos et très intelligente, et plusieurs autres frères ou sœurs qui ne sont point albinos.

La plupart des albinos que j'ai observés étaient idiots ou au moins imbéciles ; c'est parmi ces derniers que peuvent être placés deux albinos que je rencontrai en 1813 à Chamouny au pied du Mont-Blanc, et plusieurs individus présentant la même anomalie, qu'on montra à des époques différentes dans divers lieux de Paris : parmi ceux-ci je n'en ai trouvé qu'un seul doué d'une intelligence ordinaire.

Bicêtre renferme aujourd'hui deux albinos ; l'un nommé Roche, entré dans cet hospice en 1793, à l'âge de 9 ans et demi ; l'autre beaucoup plus jeune et ayant à peine atteint sa dixième année. Ces deux individus, que vous avez déjà observés et que vous pourrez encore étudier fréquemment, offrent un tableau exact des anomalies physiques et des imperfections morales qui caractérisent cette variété d'abâtardissement de l'espèce humaine.

Dans ces deux observations, on peut constater l'état doux, soyeux et rectiligne des cheveux, leur blancheur argentée et brillante. Les sourcils et les cils offrent la même couleur ; un duvet fin et blanc revêt certains points du corps ; la peau est partout d'une blancheur éclatante, et parcourue par des lignes azurées qui indiquent le trajet des veines superficielles. Les yeux vacillent constamment durant le jour, lorsque les paupières sont écartées l'une de l'autre ; aussi les trouve-t-on habituellement rapprochées ou agitées d'un clignotement qui cesse avec le jour. Les pupilles n'offrent pas les oscillations prolongées que les auteurs ont signalées ; seulement leur circonférence tremblote et s'agrandit d'abord lorsque les yeux sont exposés à une lumière interne, puis reste à l'état de repos.

Les pupilles sont d'un rouge noirâtre ; autour d'elles, la petite circonférence de l'iris est tracée par une auréole jaunâtre. Quant à l'iris, sa couleur est bleuâtre ; mais non pas d'un bleu tranché ; il y a en même temps une légère teinte rosée.

Chez le plus jeune de nos deux albinos, la tête se balance constamment sur les épaules, et, durant le jour, les mains se portent dans tous les sens, comme pour saisir un corps qui voltige et fuit devant elles ; le plus ancien abrite au contraire ses yeux à l'aide de ses deux mains étalées au bas du front, à la manière d'un chapiteau. Chez tous deux, la vue est très faible et soumise à des modifications nombreuses sous l'influence de rayons lumineux d'une intensité différente : lorsque le temps est obscur, on peut maintenir les paupières relevées sans provoquer une vive souffrance ; mais si le soleil est élevé sur l'horizon, et éclatant, on détermine une sensation pénible, mais qui cependant ne va pas jusqu'au larmoiement.

Ces deux observations nous montrent l'albinos naissant de deux individus de race blanche, et prouvent aussi l'influence de l'hérédité se prononçant à un degré même éloigné de parenté. Il nous a été impossible d'établir ici l'influence des localités ; mais cette question a été décidée depuis longtemps par l'affirmative. On a remarqué que l'obscurité et l'humidité sont des causes déterminantes de l'albinisme, que celle-ci est plus fréquente dans les contrées humides du globe, et qu'en remplissant les deux conditions indiquées, on peut provoquer artificiellement son apparition chez les animaux et les végétaux.

Du crétinisme. — Le crétinisme est une variété d'idiotisme endémique dans les Alpes, les montagnes du Tyrol, de l'Écosse, et généralement dans toutes les vallées humides, profondément encaissées entre des montagnes d'une grande élévation. Les individus frappés de crétinisme ont reçu différents noms : dans les Pyrénées on leur a donné celui de *cagots* ; dans le Valais, la Tarentaire, la Maurienne, on les a nommés *crétins*, mot dégénéré de celui de chrétiens, qui servait à les désigner, parce que le fanatisme religieux des populations au milieu desquelles on les rencontrait, les faisait considérer comme prédestinés à toutes les jouissances célestes. Quoique la dénomination de crétins soit le plus généralement adoptée dans le Valais, cependant les Valaisans les plus pauvres emploient communément celle de *pesans*, qui traduit plus fidèlement pour eux l'état d'apathie ou d'immobilité des crétins actuels, ou la lenteur et la gaucherie de leurs mouvements. Si l'on

n'envisage aujourd'hui le crétinisme que sous le rapport intellectuel, on voit qu'il offre de nombreux points de ressemblance
avec l'imbécillité de nos contrées, mais il n'en est pas de même
si l'on tient compte de l'activité de quelques-unes de ses causes sensibles, et surtout de la grossièreté des formes extérieures qui l'accompagnent et rendent la laideur morale encore
plus repoussante.

Les crétins ont une taille beaucoup au-dessous de la moyenne,
quelques-uns de ceux qui ont été soumis à mon observation ne dépassaient pas trois pieds; leurs membres son
épais et très courts, surtout les inférieurs, exiguité qui me
semble avoir sur celle de la taille absolue une influence marquée. Leurs chairs sont flasques, leur peau rugueuse, d'un
brun sale lorsqu'ils ont été longuement exposés à l'air et au
soleil, et d'une blancheur cadavéreuse si quelque infirmité les
fixe sur leurs grabats ou dans leurs habitations; leurs sens
sont habituellement obtus et fréquemment incomplets; leurs
cheveux sont rares, raides, d'une couleur variable; la peau du
front est très ridée, surtout en bas, de manière à simuler un
relief de la partie frontale assignée par la phrénologie aux
facultés perceptives. La face présente peu de hauteur; sa largeur, prononcée vers son tiers supérieur, diminue brusquement au-dessous des pommettes pour se rétrécir angulaire-
ment à mesure qu'on se rapproche du menton. Elle a d'ailleurs de nombreux rapports avec celle que les naturalistes
assignent à la race jaune ou mongolique.

Les yeux petits, enfoncés, et obliquement disposés, sont
recouverts par des paupières épaisses et chassieuses, et cer-
nés par des rides profondes et divergentes; les pommettes
sont saillantes; le nez épaté à narines largement échancrées,
prend naissance à une telle distance du front, qu'il en résulte
une rigole transversale allant d'un œil à l'autre, de manière
que les commissures internes des deux yeux se trouvent sur
le même plan que la racine du nez, les commissures des
lèvres sont très éloignées; la bouche est béante, à lèvres
épaisses et renversées en dehors; la langue gonflée et vis-
queuse s'avance entre les arcades dentaires; les joues molles
pendent un peu en forme d'abajoues; le menton est aigu, et les
pavillons des oreilles s'écartent des parties latérales du crâne.
Chez un grand nombre d'entre eux, mais non chez tous, on
observe un goitre de forme, de volume et de consistance
variables, que le vulgaire désigne par le nom de sonnette à
cause de sa mobilité. Lorsque cette tumeur est très volumi-

neuse, elle comprime les conduits placés dans son voisinage, cyanose la face, donne à la voix un timbre rauque et rend la respiration sifflante.

Le type original et souvent monstrueux que je viens de décrire appartient à tous les individus du sexe masculin entachés de crétinisme, mais il est loin d'exister d'une manière absolue chez les crétines. Quoique j'eusse remarqué antérieurement que celles-ci échappaient fréquemment à cette uniformité, j'étais loin de penser que les exceptions fussent aussi nombreuses que je l'ai constaté plus tard dans le Valais, et surtout à l'hôpital de Lyon. Là, j'ai trouvé parmi les crétines deux types distincts : dans l'un, presque identique à celui du crétin, la taille est épaisse et ramassée, les membres courts et trapus, les extrémités grossièrement sculptées, le col court et gonflé; le crâne volumineux proportionnellement à la taille; la face formée de traits durs, de joues molles et cellulaires, de rides grossières et profondes, et de lèvres boursouflées.

Le second type se distinguait, au contraire, par la sveltesse du tronc et la souplesse de ses membres, par la longueur et la flexibilité du col, l'exiguité de la tête et la forme anguleuse du visage. Tandis que dans le type précédent la saillle de la bouche était déterminée par la charnure des lèvres, ici elle avait pour cause le prolongement de l'os incisif supérieur, ce qui, joint à l'obliquité du front, à des rides convergentes aux commissures des lèvres et des paupières, et à une chute légère des joues simulant des abajoucs, rappelait involontairement les individus les plus élevés de l'ordre des quadrumanes. Je n'ai point observé chez les unes ou chez les autres ces mamelles volumineuses et flasques qu'on leur a attribuées généralement sur la foi de quelques auteurs. Les crétines âgées avaient les glandes atrophiées; chez celles moins avancées en âge, les seins étaient petits et mous; une seule était remarquable par la longueur et la flaccidité de ces organes, qui étaient excoriés sur leur face postérieure, et exhalaient l'odeur la plus fétide.

On chercherait en vain dans nos hôpitaux d'aliénés un exemple d'idiot ou d'idiote susceptible d'offrir une ressemblance parfaite avec la peinture que je viens d'exquisser, mais on en rencontre quelquefois qui présentent avec elle des analogies assez frappantes. Je possède le dessin d'une idiote de la Salpêtrière dont la conformation extérieure rappelle celle des crétins, sans être complètement identique; M. Falret, dans le service duquel cette idiote est placée, a bien voulu faire mettre à ma disposition, par M. Herpin, interne des hôpitaux, tous les renseignements qui pourraient m'être utiles, et j'ai acquis la certitude que cette fille, née dans les environs de Paris, offrait sous le rapport physique et moral, des points de contact avec les crétins ou crétines appartenant aux degrés les moins avancés.

Idiotisme. Durant les premières années de ce siècle, on a cru convenable de rapporter à trois classes les divers degrés du crétinisme envisagés sous le double rapport de la laideur physique et de l'imperfection des facultés cérébrales.

La première comprenait le crétin réduit à une existence purement automatique, immobile comme un corps inorganique, moins à cause de la faiblesse des systèmes moteurs que par suite de l'absence d'un mobile d'activité, jouissant des facultés intrinsèques de nutrition, que Dumas a nommées de composition et d'agrégation, mais incapable de se procurer des aliments, et souvent de les porter à sa bouche lorsqu'ils étaient placés devant lui. On conçoit d'avance que chez des êtres réduits à de telles conditions, les facultés cérébrales devaient être nulles ; c'est en effet ce qu'on observait de la manière la plus évidente ; les sensations n'étaient pas perçues ; les fonctions de l'entendement humain étaient inactives ; il n'y avait aucune lueur d'affection ou de moralité ; les instincts les plus inhérents à la conservation de l'individu ne se manifestaient point ; et, chose remarquable, on ne pouvait pas même celui de la propagation, auquel les crétins moins complets doivent leur lasciveté dégoûtante.

Le premier degré du crétinisme a maintenant presque complétement disparu, et on observe le plus fréquemment aujourd'hui que les deuxièmes et troisièmes degrés. Dans ceux-ci, les sensations sont perçues, quoique faiblement ; la nonchalance est excessive, mais du moins elle n'exclut pas les mouvements ; les phénomènes de l'entendement sont ébauchés ; les sentiments offrent quelques germes et les instincts se développent assez pour que la vue et le souvenir des aliments éveillent le désir d'en faire usage.

Doit-on penser avec quelques auteurs, que les crétins, appartenant à ces derniers degrés, s'adonnent généralement avec fureur à la masturbation, ou recherchent vivement les rapports sexuels? Je suis fondé à considérer cette opinion comme exagérée, si je tiens compte des renseignements que j'ai recueillis moi-même et récemment sur les lieux à cet égard. Je m'élèverai également contre une assertion, vraie à cette époque éloignée de nous, mais qui déjà, au commencement de ce siècle, était contestée, savoir : que les crétins ou crétines, loin de rencontrer de la résistance à leurs désirs sexuels, pouvaient les satisfaire amplement à cause de la vénération dont ils étaient l'objet. Heureusement pour la morale et la civilisation, on ne rencontre plus chez les habitants du Valais ces funestes complaisances, fruits de l'ignorance et du fanatisme, qui rendaient si fréquemment les femmes complices de la lubricité des crétins, et tendaient à multiplier ces êtres dégradés ; leurs désirs excitent maintenant le dégoût, et et je pourrais en citer un exemple remarquable qui a eu un retentissement scandaleux dans des localités où le crétinisme était endémique. Je préfère lui substituer l'observation suivante, qui nous donnera une idée de certains faits qu'on signale de temps en temps dans le Valais.

A Evionaz, village du Bas-Valais, on pouvait visiter, vers la fin de 1837, une chaumière infecte, habitée par une famille presque toute crétine. Parmi les individus qui la composaient, on comptait une sourde-muette, d'un extérieur repoussant, couverte de haillons, crétine au deuxième degré, et offrant de temps en temps une mamelle souillée et flétrie à un enfant âgé de quelques mois, dont toute la personne portait déjà l'empreinte d'une réprobation physique et morale, digne héritage de sa mère. Cet allaitement était bien loin d'être spontané : pour que cette crétine cédât aux cris que la faim arrachait à son nourrisson, il fallait qu'une personne commensale lui en intimât l'ordre par des gestes très significatifs. Personne n'osait dans ce village, avouer une semblable paternité ; mais le soupçon planait sur un ouvrier allemand, dont la vue apportait quelque changement à l'état d'indifférence dans lequel était habituellement cette victime d'une honteuse débauche.

Cette maternité, accompagnée de circonstances hideuses, remplit l'âme d'indignation, de dégoût et de pitié ; on y voit, d'un côté, la passion la plus brutale satisfaite sur une victime repoussante ; de l'autre une mère sans conscience de son caractère, et sans sollicitude pour le chétif enfant qui souffre auprès d'elle. Des faits de cette nature sont heureusement rares aujourd'hui, et ne reconnaissent pour cause que la brutalité de quelques êtres sensuels et redoutent le poids du mépris public.

Aujourd'hui on ne retrouve plus de trace de ces égards res-

respectueux et nuisibles que le crétin trouvait dans sa famille, et dans plus d'une chaumière, celui qu'on aurait, au commencement de ce siècle, traité coume un bienheureux, est envisagé maintenant comme le plus redoutable des fléaux. Un pareil changement, renfermé toutefois dans les limites de la commisération, est une condition favorable à l'extinction du crétinisme, puisqu'il annulle une grande partie des coutumes qui contribuaient à sa propagation, et a mis sur la voie des moyens propres à l'enrayer chez ceux qui ne l'offraient point encore au plus haut degré. Au lieu d'une vénération stupide qui, après sa mort, se rattachait aux objets dont il avait fait usage, le crétin est dans beaucoup de localités, sollicité au travail autant que ses forces le permettent; réforme d'autant plus favorable que, là comme parmi les idiots, on remarque des nuances nombreuses qui s'arrêtent en général au bégaiement ou à la surdi-mutité unis à un peu d'intelligence.

La Révolution française a marqué son passage dans le Valais par la diminution du nombre des crétins, et par la ruine des préjugés superstitieux qui les entouraient. Si l'on en croit certaines traditions que j'ai recueillies sur les lieux, les républicains français se vengèrent plus d'une fois sur les crétins abandonnés dans les villages, de la résistance tentée d'abord par les habitants valides de la contrée, qui s'enfuyaient sur les montagnes, et c'est ainsi que furent portés les premiers coups à une béatification si peu méritée. Ce que les armées des Alpes avaient commencé d'une manière quelquefois brutale, a reçu ensuite de notables développements sous le régime impérial, qui s'était imposé la mission de civiliser les départements du Simplon et du Mont-Blanc. Les nombreuses améliorations dont ceux-ci devinrent le théâtre, modifièrent non-seulement le sol, mais encore ses habitants, pour qui l'occupation française devint un bienfait.

Parmi les mesures qui tendent à éteindre le crétinisme je citerai encore le placement des crétins à l'hôpital de Sion; ils s'y trouvaient au moment de mon passage en 1837, au nombre de 55. Depuis plusieurs années, on remarque que leur nombre va toujours en diminuant.

On a cherché à apprécier les causes éloignées qui jouent le plus grand rôle dans la production du crétinisme; je ne vous énumérerai pas toutes celles qui ont été signalées par Fodéré, de Saussure, M. de Rambuteau; je me contenterai de vous dire que ces trois observateurs placent au premier rang la stagnation d'un air chaud et humide. Le docteur Bailly attribue une influence majeure à l'usage des eaux résultant de la fonte des neiges, opinion dont on a contesté avec raison la valeur. Parmi les autres causes qui m'ont été signalées dans le Valais, et que j'ai cherché à apprécier, je trouve le voisinage des glaciers, la privation du vent du nord, le rapprochement des sexes dans un état d'ivresse, et une observation piquante par son originalité sur le défaut d'équilibre, sous le rapport de l'activité génératrice, entre deux individus concourant à l'acte de la fécondation. Je ne mentionnerai ici que les causes auxquelles mes propres observations me donnnent le droit d'attacher de l'importance ; en première ligne, je rangerai le séjour dans des gorges profondes, humides, mal aérées, où la chaleur est excessive à cause de la réflexion des rayons solaires par les montagnes qui encadrent les vallées ; viendront ensuite comme causes prédisposantes, le défaut d'hygiène, la malpropreté, la mauvaise nourriture, le libertinage, l'union d'un Valaisan ou d'une Valaisane avec un habitant d'un pays offrant à peu près les mêmes conditons de mœurs et de localités, tels que la Tarentaise, la Maurienne, etc., ou même encore, ce qui est très remarquable, avec un individu d'une autre nation.

J'aurais désiré terminer ce résumé de quelques-unes des observations que j'ai faites dans le Valais, par l'indication de données d'anatomie pathologique propres à éclairer la cause immédiate du crétinisme ; mais d'une part, les autopsies signalées par les auteurs présentent des résultats différents ; d'autre part, je n'ai pu, dans plusieurs voyages que j'ai faits dans le Valais, assister à aucune autopsie de crétin, en sorte que je me vois obligé d'ajourner à une époque assez rapprochée, j'espère, l'occasion de fournir quelques documents précieux pour l'anatomie pathologique du crétinisme.

Les facultés perceptives sont nulles chez les idiots les plus avancés, ébauchées chez quelques idiots moins complets et distinctes chez les imbéciles. Elles servent pour anisi dire de mobile et d'aliment au développement des facultés comparatives, dont l'innéité n'est pas une condition suffisante d'évolution et de manifestation.

Quant aux facultés affectives et morales, elles suivent la raison décroissante ou progressive des facultés précédentes, mais avec une tendance manifestement perverse chez les imbéciles. C'est ainsi qu'on a remarqué qu'ils sont méchants.

portés à la destruction, rusés, voleurs, entêtés, poltrons et incapables d'attachement.

Les instincts des idiots extrêmes sont inférieurs à ceux des animaux, et souvent ils ne sont pas même comme les végétaux, doués de la faculté de se nourrir avec les substances nutritives mises à leur portée. A mesure qu'on se rapproche de l'imbécillité, on trouve moins un perfectionnement qu'une exagération funeste; car les imbéciles sont gourmands, lascifs, masturbateurs, et montrent une grande brutalité à satisfaire ces impulsions.

C'est avec raison que M. Broussais a dit, que les individus qui naissent privés de la vue et de l'ouïe sont nécessairement idiots, puisque le concours des sens est nécessaire au développement de l'intelligence. Toutefois il arrive le plus souvent que les organes des sens sont bien conformés, que leurs fonctions et leur activité sont manifestes, sans que rien annonce une réaction cérébrale, c'est qu'alors le désordre n'existe pas à la superficie, mais frappe la pensée dans ses fondements. Sans doute c'est aussi par ce motif que pour l'idiot il n'existe pas de différence entre une perspective agréable et un tableau repoussant, qu'il mange indifféremment ce qu'on lui présente, flaire tous les objets, etc. Qu'ils viennent observer les mains de nos idiots, les philosophes qui ont placé la supériorité de l'homme dans la conformation de sa main, et ils pourront se convaincre de toute la vanité de leurs théories.

La sensibilité est généralement obtuse, les mouvements volontaires abolis, incomplets, faibles ou bizarres, suivant qu'il y a paralysie à des degrés variables, déformation des membres, faiblesse musculaire, inertie cérébrale, absence d'excitateurs intellectuels ou moraux, ou mouvements insolites désignés sous le nom de *tics*.

Tous les idiots complets sont privés de la voix et de la parole ou font entendre seulement quelques cris inarticulés, sortes de grognements plus ou moins sauvages, comparables à ceux des animaux les plus immondes, d'autres sont susceptibles de répéter des mots et même des phrases entières qui ont été prononcées en leur présence; mais ce n'est là qu'un langage de perroquet sans avantage marqué sur le mutisme. Les imbéciles sont au contraire très babillards; on doit remarquer toutefois que chez eux le langage roule sur une série d'idées peu développées, et très superficielles et souvent reproduites.

Si nous jetons un coup d'œil sur les fonctions *nutritives*, nous remarquons qu'elles s'affectuent d'abord d'une manière satisfaisante, mais qu'elles se troublent à mesure que l'idiot avance en âge. On ne s'en étonnera pas, si on réfléchit qu'il mâche et insalive incomplètement ses aliments, qu'il ne prend pas d'exercice, se nourrit fréquemment de substances nuisibles, épuise sa salive par des crachements répétés ou la bave qu'il laisse écouler de sa bouche. Aussi, la lientérie et le dévoiement, la rareté du pouls, la respiration incomplète, l'émission involontaire de l'urine et des fécès sont des phénomènes fréquents, pour ne pas dire généraux, chez les idiots. Aussi la nutrition qui résulte de l'harmonie des autres fonctions doit-elle s'effectuer, et s'effectue réellement d'une manière imparfaite. C'est pourquoi l'aspect de l'idiot est généralement chétif et misérable ; sa taille est peu élevée, ses membres courts et grêles, souvent difformes ; son ventre volumineux ; la teigne et les autres maladies cutanées viennent souvent l'assaillir. Sa face est pâle, la peau de son front ridée et épaisse, ses yeux sont couverts de taies, ses paupières chassieuses, et, le plus souvent, il offre des traces nombreuses de rachitisme et de scrofule. L'expression de son visage est indéfinissable, mais elle ne défie pas toujours l'art du peintre, ainsi que M. Ferrus l'a prouvé en montrant plusieurs dessins d'idiots d'une exactitude remarquable.

Les organes de la génération sont développés chez les idiots peu exagérés et les imbéciles, et flétris, et presque atrophiés dans le cas d'idiotisme outré. Le volume est d'ailleurs relatif à l'exercice dont ces organes sont l'objet, car les masturbateurs pullulent surtout parmi les imbéciles, et l'on y observe quelquefois un sale penchant à la pédérastie.

Les idiotes et imbéciles sont en général menstruées fort abondamment ; on signale aussi parmi elles de nombreux cas de lascivité remarquable et même de nymphomanie. Elles sont aptes à la fécondation et l'on a vu quelques-unes d'entre elles négliger, durant l'accouchement, les contractions abdominales destinées à favoriser l'expulsion du fœtus.

Il est facile de prévoir que les maladies doivent revêtir chez les idiots un caractère prononcé de chronicité. Les scrofules, la phthisie tuberculeuse, le carreau, les colites les plus intenses, le scorbut, etc., sont les affections qui les moissonnent habituellement. On expliquera par les mêmes raisons pourquoi ces diverses maladies, et même les affections cérébrales intercurrentes de nature traumatique, sont dépourvues de réaction, et pourquoi la durée de leur vie est si courte, si ce n'est au sein de quelques familles riches, où l'idiot végète d'une manière presque artificielle.

De toutes les maladies mentales, dit M. Cruveilhier, il n'en est aucune sur laquelle l'anatomie pathologique soit appelée à jeter un plus grand jour que sur l'idiotie. Cette opinion, étayée par son auteur sur un très grand nombre d'observations qu'il a consignées dans son grand ouvrage sur l'anatomie pathologique, repose en outre sur les faits signalés par les auteurs les plus recommandables, Morgagni a trouvé le cerveau très-dense; Meckel a constaté que la substance cérébrale était plus sèche; Malacarne, que les circonvolutions du cerveau et les lamelles du cervelet étaient moins nombreuses. Selon Fernel, la figure du cerveau est imparfaite chez les idiots; sa conformation mauvaise, ou la substance cérébrale peu abondante. Willis, Pinel et Gall ont observé une petitesse disproportionnée du cerveau, et M. Esquirol une étroitesse notable des ventricules cérébraux. Bonnet a parlé d'un idiot: *cui insuper pauciores annotabantur gyri.* Gall, Desmoulins, MM. Cruveilhier, Foville, Delaye et la plupart des observateurs ont également sigalé cette atrophie des circonvolutions, que M. Rostan considère comme le résultat d'un ramollissement suivi d'une absorption plus rapide. Dans quelques cas, ce mode d'explication ne peut être invoqué, et il s'agit d'un véritable arrêt de développement; c'est ce qui avait lieu dans un fait emprunté par M. Foville à M. Payen, qui trouva, durant son internat à l'hôpital des Enfants Malades, un cerveau d'idiot dont les circonvolutions inférieures étaient seules développées; supérieurement le cerveau était plane, et il y avait manifestement persistance d'un état transitoire de la vie intra-utérine, puisqu'à une certaine époque de cette dernière, le cerveau n'offre pas de circonvolutions.

M. Foville a rapporté plusieurs observations de destruction des circonvolutions, et même de disparition de la substance blanche; il a fait aussi, avec M. Delaye, l'autopsie d'une idiote chez laquelle on ne trouva qu'une portion de la base du cerveau et quelques fragments inégaux et irréguliers faisant saillie dans des poches celluleuses et pleines de sérosité. On ne reconnaissait ni couche optique, ni corps strié.

M. Belhomme a rapporté l'observation d'un idiot hydrocéphale dont les deux membres du côté droit étaient atrophiés;

la couche optique et le corps strié n'existaient pas du côté gauche.

J'ai eu fréquemment occasion d'observer, à Bicêtre, la plupart de ces lésions ou anomalies dues fréquemment à une destruction accidentelle ou à un arrêt de développement. Quelques-unes d'entre elles étaient fort remarquables; tel était le cas d'un hydrocéphale nommé Lange, dont l'observation a été insérée dans le compte rendu d'unes de mes précédentes cliniques, et qui offrait de plus une ossification de la portion centrale du cervelet. Tel est encore celui d'un idiot accidentel nommé Bayeux, dont l'autopsie a mis hors de doute l'entre-croisement, contesté par quelques auteurs, des pyramides antérieures au niveau du collet du bulbe rachidien.

Je sais que quelques auteurs, s'insurgeant contre l'anatomie pathologique, ont objecté que souvent, même chez les idiots, on ne trouvait rien dans le volume, la coloration et les autres propriétés physiques du cerveau qui pût expliquer l'absence des facultés cérébrales. Tout en respectant la foi de ces observateurs, je crois qu'on est en droit de leur reprocher la forme trop arrêtée de leurs assertions, puisqu'ils ne tiennent point assez compte des difficultés que rencontre l'esprit humain à la solution de chacun des problèmes de la nature, et surtout de la variété des éléments que nous devons explorer. A des époques récentes, on a semblé établir que dans le cerveau des idiots, le phosphore était moins abondant que dans celui des êtres intelligents.

M. Natalis Guillot possède quelques faits qui permettent de croire que la circulation cérébrale est moins active et moins régulière chez les idiots, soit à cause du calibre peu considérable des vaisseaux, soit par suite de leur inégale répartition.

Tous les auteurs s'accordent à refuser une forme de tête propre à l'idiotisme; mais il n'en est qu'un petit nombre qui se montrent peu disposés à admettre que dans la presque totalité des cas, il y a, dans la conformation du crâne des idiots, quelque chose de bizarre et de défectueux qui frappe au premier abord. Pinel, Gall, etc., ont signalé une petitesse excessive du crâne, ou bien une épaisseur marquée des os qui entrent dans sa composition; sur cent observations d'idiotisme, M. Belhomme a trouvé 86 fois des déformations crâniennes plus ou moins saillantes.

M. Foville a signalé une difformité du crâne consistant en une dépression circulaire qui offre sa plus grande largeur à la partie supérieure du front et se dirigeant en bas et en arrière gagne cette portion de la nuque qui correspond aux insertions musculaires de l'occiput. Cette conformation lui semble devoir être attribuée à l'habitude si répandue en France, et surtout dans quelques provinces, d'entourer la tête des nouveau-nés avec une bande de toile qui passe sur le trajet de la dépression indiquée. M. Falret possède, dit-on, à la Salpêtrière, une collection précieuse de têtes en plâtre d'un grand nombre d'idiots moulés avec une grande exactitude, et dont la conformation insolite saisit au premier coup d'œil. M. Parchappe, qui a cherché à ramener par la mensuration les dimensions du crâne des idiots à quelque chose de fixe, n'a obtenu que des résultats variables. Toutefois, en déduisant cette conclusion que, parmi eux, le degré d'intelligence n'est pas proportionnel au volume du crâne, cet observateur a trouvé que l'avantage dans le volume de la tête est pour les plus intelligents, et que la moyenne du crâne était inférieure chez les idiots.

Ce n'est pas toujours par l'exiguité du crâne, mais bien aussi par ses proportions considérables, que se distinguent les idiots; c'est là sans doute ce qui avait fait dire à Aristote que les individus à petite tête étaient plus intelligents que ceux à grosse tête; et à Desmoulins, que les individus à plus grosse tête ne sont pas les plus remarquables par l'universalité de leurs connaissances. Cette opposition dans les formes n'infirme en aucune manière la valeur des singularités crâniennes observées chez les idiots; car elle peut tenir à une épaisseur variable des parois du crâne, à la présence ou à l'absence de sérosité dans la cavité crânienne, etc.; et lors même que le volume et la forme du crâne exprimeraient exactement le volume et la forme de l'encéphale, il nous resterait encore la composition, dont l'importance n'est pas encore moins considérable.

L'idiotisme confirmé est incurable; mais le pronostic est moins fâcheux lorsque l'affaiblissement intellectuel est le résultat d'études précoces excessives, ou la conséquence récente d'une maladie du jeune âge. On peut, en diminuant, dans le premier cas, l'activité cérébrale et dans le second en ayant recours à la médication tonique, concevoir l'espérance de réveiller la vie intellectuelle. L'incurabilité est-elle, au contraire, constatée d'ue manière rigoureuse, on doit, ainsi que le conseillait Pinel, s'efforcer d'arracher à l'inaction et à l'engourdissement les idiots susceptibles de se livrer à quelques travaux grossiers. Cette précaution sera tout à la fois avantageuse sous le rapport intellectuel, hygiénique et social, ainsi que nous en avons eu plus d'une preuve dans nos observations sur les crétins. Il ne faut pas croire à *priori* que les idiots et les imbéciles n'offrent pas quelques chances de perfectionnement; j'ai constaté la preuve du contraire dans une sorte d'école que j'ai établie au milieu des idiots de Bicêtre. De semblables remarques ont été souvent répétées par M. Voisin, et l'on ne saurait trop préconiser une méthode qui fortifie la constitution des idiots, les détourne de la masturbation et les relève en partie de la dégradation dans laquelle ils sont irrévoquablement plongés.

XVII.

DE L'IDIOTIE

Par Félix VOISIN.

DE
L'IDIOTIE
CHEZ LES ENFANTS

ET DES AUTRES

PARTICULARITÉS D'INTELLIGENCE OU DE CARACTÈRE

QUI NÉCESSITENT POUR EUX UNE INSTRUCTION
ET UNE ÉDUCATION SPÉCIALES.

DE LEUR RESPONSABILITÉ MORALE.

PAR

FÉLIX VOISIN,

Médecin en chef de l'hospice des aliénés de Bicêtre (1re section),
membre de la Légion d'Honneur, etc.

> S'il est possible de perfectionner
> l'espèce humaine, c'est dans la méde-
> cine qu'il faut en chercher les moyens.
>
> DESCARTES.

A PARIS,
CHEZ J.-B. BAILLIÈRE.
LIBRAIRE DE L'ACADÉMIE ROYALE DE MÉDECINE,
Rue de l'Ecole de Médecine, 17 ;
A LONDRES, CHEZ H. BAILLIÈRE, 219, REGENT-STREET.
1843.

INTRODUCTION.

S'il est possible de perfectionner l'espèce humaine, c'est dans la médecine
qu'il faut en chercher les moyens.
DESCARTES.

Le Conseil général des hospices, toujours préoccupé du soin d'améliorer le sort des aliénés, vient de prendre en considération particulière la seule et dernière classe de ces malheureux qui, jusqu'à présent, fut restée en quelque sorte dans l'oubli : je veux parler des enfants idiots. Cette administration supérieure, qui cherche et veut le bien en toute chose, a entendu la voix des hommes qui n'ont point complètement désespéré de ces infortunés ; elle a pensé avec eux qu'il y avait une distinction à faire et à établir entre les individus compris sous cette fatale dénomination, et qu'il était possible d'en appeler quelques-uns à une partie de l'existence intellectuelle et morale propre à l'humanité.

En conséquence de ces convictions, elle a voulu que les idiots qui peuvent présenter quelque prise à l'action des modificateurs externes reçussent les bienfaits d'une instruction et d'une éducation spéciales, et elle a pour cet objet même nommé à Bicêtre, un instituteur qui, sous la direction et la surveillance des médecins en chef de l'hospice, pût exclusivement se consacrer à ces fonctions honorables.

Depuis déjà treize années, ayant publié différents mémoires sur les enfants idiots et sur ceux non moins intéressants qui offrent des particularités saillantes d'intelligence ou de caractère, n'ayant pas perdu un seul instant de vue tous ceux qui, soit en bien soit en mal, soit en génie, soit en stupidité, se sont mis dès le bas-âge en dehors de leur espèce, et ayant même en 1834 créé pour eux tous un établissement où je m'efforçais de faire face aux besoins de leur condition exceptionnelle, je crois qu'il est de mon devoir aujourd'hui de réunir tous les matériaux scientifiques que je possède sur la matière, et d'exposer le plan que j'ai suivi et que je me propose de suivre encore dans l'intérêt de ces malheureux.

J'y joindrai une notice abrégée de ce qui a été fait en France en leur faveur depuis Itard, MM. Ferrus, Falret, Leuret, jusqu'à M. Séguin que le Conseil général vient récemment de nommer à Bicêtre instituteur de nos enfants.

En mettant tous ces documents sous les yeux de nos lecteurs, j'espère pouvoir démontrer que les médecins de l'époque actuelle, ne sont point restés sans action devant les enfants qui, d'une manière ou d'une autre, sortent de la ligne ordinaire et qui, par cela même, tant pour eux que pour la société, ont en général besoin, comme je l'ai dit dans un de mes mémoires, en me servant des expressions de Montaigne, d'être ployés et appliqués au niveau de la générale et grande maîtresse la nature universelle. Dans cette œuvre de science et de philanthropie, les médecins ne se sont laissé devancer par personne ; animés des plus généreuses intentions, initiés aux mystères de l'organisation, observateurs exacts de tous les phénomènes psychiques que le cerveau tient sous sa dépendance immédiate, *ils ont les premiers fait connaitre ce que c'est que l'idiotie, et exposé les principes et indiqué les méthodes propres à modifier la constitution instinctive, intellectuelle, morale et perceptive des enfants qui ont le malheur d'en être atteints ;* les premiers, ils en ont plaidé la cause, et comme on va le voir, pour leur noble entreprise, il n'a pas dépendu d'eux de trouver plus promptement de l'écho dans l'intelligence et dans l'âme de leurs contemporains.

Paris, 20 février 1843.

DE L'IDIOTIE.

—

MÉMOIRE LU A L'ACADÉMIE ROYALE DE MÉDECINE,

Le 24 janvier 1843.

MESSIEURS,

Pénétré de reconnaissance pour la bienveillance avec laquelle vous avez déjà bien voulu dans différentes circonstances encourager mes travaux, je croirais ne pas m'acquitter de mes obligations envers vous, si je ne venais aujourd'hui vous parler d'un fait important qui se passe dans notre grand hospice de Bicêtre.

Le Conseil général des hôpitaux, sous les inspirations et d'après les rapports de l'honorable docteur Orfila, vient de fixer enfin son attention sur les pauvres enfants affectés d'idiotie.

Un service tout particulier s'organise en ce moment en faveur de ces malheureux, et on a mis à leur disposition un local qui a l'avantage d'être un peu isolé des autres corps de bâtiments de l'hospice. C'est là que, par une instruction et une éducation spéciales, nous allons essayer sur une assez grande échelle de rapprocher le plus possible ces infortunés de la vie commune de leur espèce.

Jusqu'à présent, privés de tout appui dans le monde extérieur, ils ont eu complètement à subir les conséquences de leur organisation cérébrale tronquée ou altérée, affaiblie, entravée dans ses fonctions par l'effet des maladies graves qui l'ont atteinte dans la première enfance. Espérons que l'exemple donné par la ville de Paris trouvera des imitateurs dans l'Europe, et que nous n'aurons bientôt plus nulle part à signaler l'abandon dans lequel on les a laissés si longtemps.

Les médecins, qui depuis de longues années avaient appelé de leurs vœux une pareille institution, et qui dans ce but s'étaient efforcés de propager, presque sans espérance de les voir appliqués un jour, les principes les plus élevés de leur science, reçoivent dans cette circonstance la récompense de leurs généreux efforts. La direction supérieure de ces enfants leur est confiée, un instituteur a été accordé à leurs sollicitations. Cet instituteur a lui-même sous ses ordres un employé intelligent, secondé à son tour par un nombre assez considérable de subalternes pour faire face à tous les besoins du service.

Ainsi que vous pouvez en juger par ces détails, rien n'a donc été négligé de la part de l'administration supérieure pour assurer le succès de notre entreprise.

Déjà M. Ferrus, à qui nous devons les plus beaux travaux sur les maladies mentales, et en particulier sur celle qui fait ici l'objet de notre communication, est venu, comme inspecteur général de nos hospices d'aliénés, examiner ce nouvel état de choses, à la création duquel il est loin d'être resté étranger. Après nous avoir éclairés de ses conseils, il a eu l'obligeance de nous demander une notice historique succincte sur tout ce qui a pu être fait en France, comme ailleurs, en faveur des idiots; et en même temps il m'a engagé à lui faire connaître mes idées sur l'idiotie, et le plan que je me propose de faire suivre dans l'intérêt de ces pauvres enfants.

Surchargé comme je le suis d'occupations, j'avais demandé à M. Ferrus un peu de temps et de réflexion pour réunir mes matériaux et composer mon travail; mais voilà qu'au moment où je prenais mes dispositions pour cet objet, voilà que nous sommes de nouveau convoqués à Bicêtre pour recevoir au nom de l'Institut, section des sciences politiques et morales, une commission composée de deux hommes bien chers à la science et à l'humanité: je veux parler de MM. de Rémusat et Villermé,

A l'Institut, on a entendu parler de notre nouvelle organisation en faveur des idiots; et allant au-devant de l'honneur que nous allions incessamment solliciter, cette illustre société s'empresse de venir juger ce fait en lui-même; elle prend des renseignements généraux, passe en quelque sorte en revue tous nos enfants, et a l'obligeance aussi de nous demander quelques détails qui puissent faire connaitre l'état actuel de la science, et la direction que nous nous proposons de donner à chacun des enfants dont nous allons nous efforcer d'agrandir l'existence.

La première chose à faire, ai-je eu l'honneur de dire à ces messieurs, est de nous attacher à bien déterminer l'état actuel et particulier de chaque enfant, sous le rapport instinctif, intellectuel, moral et perceptif. Ce point de départ étant bien constaté, ont repris ces messieurs, nous aurons effectivement un terme fixe de comparaison; et en venant vous visiter de temps en temps, nous pourrons ainsi beaucoup mieux apprécier les résultats de votre méthode et de vos efforts. Croyez que nous suivrons vos expériences avec un bien vif intérêt.

A ce second appel, comme vous le pensez bien, messieurs, j'ai tout quitté pour me mettre en mesure de répondre et pour représenter autant qu'il était en moi notre bonne corporation médicale, dans une œuvre qui est sienne, qui l'intéresse avant qui que ce soit; et pour laquelle elle a toujours eu un mandat en quelque sorte impératif à remplir; et en même temps que j'envoie aujourd'hui même mon travail à MM. de Rémusat et Villermé, je viens remplir mon devoir envers vous, vous en donner communication en réclamant votre indulgence, et vous prier de vouloir bien de votre côté nommer une commission qui nous encourage par sa présence, nous guide par ses lumières et nous appuie par son autorité.

Dans tous les temps, les idiots ont été plus malheureux que les aliénés. A Sparte, ils partageaient le sort des enfants d'une faible constitution et on les jetait impitoyablement dans l'Eurotas; et lorsque dans les temps modernes on s'est occupé d'améliorer le sort des hommes qui avaient perdu la raison, on n'a rien fait pour ceux qui, dès l'enfance, ne présentaient qu'une intelligence obtuse, incomplète et limitée à certains nombres de phénomènes. Une fois atteint par cette terrible dénomination d'idiot, l'individu n'inspirait plus que le dégoût et l'horreur, et privé de toute assistance, séquestré de la société tout entière, il restait éternellement plongé dans les ténèbres de son infirmité.

Si vous lisiez ce qu'on a écrit sur l'idiotie, depuis l'antiquité jusqu'à l'époque actuelle, vous seriez étonnés, avec tant de faits sous les yeux, de l'étroitesse de vues de nos prédécesseurs sur cette espèce d'affection, M. Ferrus excepté. Ils n'ont véritablement envisagé qu'une des facettes du sujet, et n'ont fait que le répéter les uns les autres; vous allez en juger par la définition que nous en a laissée notre respectable maître Esquirol, à qui la science et le malheur sont redevables d'ailleurs de tant d'obligations. « L'idiotie, dit-il, est cet état particulier dans lequel les facultés intellectuelles ne se sont jamais manifestées, ou dans lequel elles n'ont pu se développer que très imparfaitement. »

Aujourd'hui, la science ne peut plus se contenter d'une pareille définition, et les considérations dans lesquelles je vais entrer un instant vont, je l'espère, vous rendre la chose aussi sensible qu'à moi-même, et vous disposer peut-être à accepter celle qu'une étude assez approfondie et assez neuve du sujet me porte à lui substituer aujourd'hui. J'espère être assez heureux pour démontrer qu'il y a bien d'autre idioties que celles dont les auteurs nous ont parlé, et où il n'est question que de l'oblitération plus ou moins complète des facultés intellectuelles.

Pour reconnaitre toutes les espèces d'idiotie, pour s'apercevoir de ce qui manque dans une tête quelconque de l'espèce humaine, il est essentiel avant tout de connaitre la nature de l'homme, dans son développement intégral ; il faut savoir quels sont les éléments instinctifs, intellectuels, moraux et perceptifs, qui entrent dans la constitution de notre entendement, en d'autres termes, les éléments qui, par leur ensemble et leur harmonie, constituent l'homme comme animal, l'homme comme être moral et l'homme comme être intellectuel et perceptif. L'idiotie ne respecte aucune faculté de quelque ordre qu'elle puisse être, et n'a point de siège déterminé. Elle peut frapper l'homme partiellement ou complètement, dans toutes les virtualités de son être. Tantôt elle le frappe dans ses instincts de conservation et de reproduction ; tantôt elle le frappe dans ses sentiments moraux, tantôt dans ses puissances intellectuelles et tantôt dans ses facultés de perception ; elle peut le frapper dans l'un ou l'autre de ces pouvoirs fondamentaux, sans que les autres pouvoirs cessent pour cela de remplir ce que j'appellerai volontiers leurs fonctions individuelles.

Tantôt, enfin, et c'est le dernier degré, elle frappe et détruit tout, et tout à la fois dans l'homme elle détruit tout l'être instinctif, tout l'être moral, tout l'être intellectuel et tout l'être perceptif ; l'ombre de l'animal et de l'homme alors n'est pas même aperçu.

Comme on le voit déjà, l'idiotie est bien loin de ne présenter que cet état particulier dans lequel les facultés intellectuelles ne se sont jamais manifestées ou dans lequel elles n'ont pu se développer que très imparfaitement.

En effet, si nous consultons les faits, nous voyons qu'on peut avoir quelquefois plus ou moins d'intelligence, et ne pas posséder, ou ne posséder qu'à un très faible degré telle et telle puissance de conservation. Combien d'individus par exemple, sont privés d'affection, sont privés de courage, sont privés d'ambition, sont privés d'égoisme et sont morts aux amours, quoique aptes d'ailleurs à ordonner intellectuellement leurs rapports dans le monde!

Ne peut-on pas avoir plus ou moins d'intelligence et cependant être atteint d'idiotie dans ses sentiments moraux? Les exemples ne manquent pas d'individus qui, par vice de nature, et quelquefois aussi par vice d'éducation, se montrent sans bonté, sans justice, sans noblesse et sans vénération. Je le dis à regret, mais certains hommes, haut placés dans notre hiérarchie sociale, ne sont que des animaux intelligents. Je ne veux point maintenant, messieurs, soulever ici une question de phrénologie, et je commence par déclarer qu'il n'y a point, en général, de formes déterminées dans la configuration cérébrale pour l'idiotie intellectuelle. Mais, permettez-moi de vous le dire, et soyez assez tolérants pour l'entendre, le moment n'est pas loin si je ne me trompe, où l'on finira cependant par reconnaître que l'*évidement* de la tête dans sa partie supérieure, *évidement* assez rare, *évidement* exceptionnel dans la constitution de l'humanité, comporte la faiblesse innée des sentiments moraux, comme dans d'autres circonstances assez rares, également l'étroitesse, l'aplatissement et le peu de profondeur du front révèlent aujourd'hui à tous les yeux la faiblesse innée des facultés de l'intelligence. Et notez toujours bien, messieurs, qu'en exprimant ce simple fait, je ne dis pas que l'*idiotie morale* ne puisse exister avec une tête magnifique frappée de maladie dans sa première enfance, ou mal dirigée à cette même époque de la vie.

Continuons le relevé de nos observations particulières et générales, et reconnaissons aussi avec nos devanciers que l'idiotie peut spécialement atteindre les facultés intellectuelles, lorsque d'ailleurs les sentiments sont énergiques et les penchants prononcés.

Dans l'état actuel de la science, l'idiotie pourrait donc être définie, cet état particulier dans lequel les instincts de conservation et de reproduction, les sentiments moraux et les pouvoirs intellectuels et perceptifs ne se sont jamais manifestés, ou cet état particulier dans lequel ces différentes virtualités de notre être, ensemble ou séparément, ne se sont qu'imparfaitement développées.

En général, l'idiotie est bien rarement complète ; cependant on en voit des exemples. Quelques individus ont été tellement disgraciés, que non-seulement ils ne révèlent aucun caractère de l'humanité, mais qu'ils sont encore, sous le rapport de l'activité des penchants et de la perception des objets extérieurs, au-dessous de l'animalité même ; il y a chez eux abrutissement complet ; aucune force interne ne les sollicite à l'action, et aucune impression du dehors ne vient leur communiquer la vie.

Tout se réduit, chez les sujets de cette première catégorie, à une existence végétative ; la respiration et la digestion sont les deux seules fonctions apparentes. Dans la généralité des cas, les sens sont ouverts et bien conformés, mais ils ne trouvent point, si je puis dire ainsi, à qui transmettre les impressions du monde extérieur ; l'impression s'arrête à l'organe, à l'instrument d'acoustique ou d'optique, et ne détermine ancun mouvement dans l'être. Rien ne parait avoir de destination dans leur organisme ; tout y est vague et confus, sans harmonie et sans but: l'œil ne se fixe point, l'oreille ne se dresse point, la main ne s'étend point ; les besoins impérieux de la soif et de la faim se font vainement sentir, les aliments sont sous leurs yeux et à leur disposition, et ils ne savent pas les porter à leur bouche. Nulle attention, nulle perception ; penchants, sentiments, affections, passions, intelligence, rien ne se manifeste ; rien de ce qui peut donner une idée de l'animal ou de l'homme n'apparait chez aucun d'eux.

Sans pouvoir aujourd'hui m'en rendre compte, je crois devoir signaler chez quelques-uns de ces idiots un mouvement de tout leur corps d'avant en arrière ou de droite à gauche ; les deux bras sont pendants, et la tête tourne parfois légèrement sur son axe ; ils s'agitent souvent ainsi pendant des heures entières. Je n'ai vu cette espèce de balancement que chez les singes renfermés dans nos ménageries ; je l'ai particulièrement remarqué chez les idiots par point d'arrêt dans le développement cérébral, chez presque tous ceux dont le cerveau est réduit aux plus petites dimensions.

Si auprès d'individus aussi horriblement mutilés par la nature, la médecine est réduite à déplorer son impuissance, il faut dire néanmoins que sur ces rudiments de l'espèce, que sur ces formes grossières de l'humanité, la science peut faire des observations intéressantes. Qui sait si l'on ne finira par découvrir les lois suivant lesquelles se manifestent ces vices de conformation organique ? Lorsque le cerveau ne présente point de configuration extraordinaire, comme cela a lieu assez fréquemment, et que nous constaterons seulement des altérations dans son tissu même ou dans ses membranes, qui sait si nous ne parviendrons pas aussi à connaître les causes qui ont enflammé cet organe, qui ont troublé le travail de sa nutrition, qui ont entravé son développement normal, et qui ont mis ainsi pour l'avenir de l'individu un obstacle invincible à la manifestation libre, facile, régulière et puissante de ses facultés intellectuelles et perceptives ? J'ai tout lieu de l'espérer et au bénéfice de la population comme dans l'intérêt des sentiments les plus doux du cœur humain, les femmes pourront un jour recevoir de leurs médecins des instructions aussi salutaires pour elles-mêmes que pour le fruit qu'elles portent dans leur sein.

Nous mettrons sous vos yeux cinq ou six enfants qui, dans notre service, appartiennent à cette première catégorie.

Dans la seconde, je crois devoir placer les idiots moins maltraités par la nature, mais cependant singulièrement dangereux pour eux-mêmes comme pour la société ; ce sont ceux dont les penchants inférieurs sont complètement et fortement développés, tandis que les facultés intellectuelles et les sentiments moraux sont à peine ébauchés dans leur constitution.

L'idiotie sur laquelle je désire m'arrêter avec une intention bien marquée, c'est l'idiotie qu'on observe le plus fréquemment dans nos hospices d'aliénés, et qui, si elle eût été mieux connue, eut offert le plus de ressources à la thérapeutique. Qui le croirait? quoique la plus générale de toutes les idioties, c'est elle qui a été le moins bien analysée, par suite de l'ignorance où on est resté si longtemps sur la nature de l'homme, sur les éléments constitutifs de l'entendement humain. Je veux parler de l'idiotie qui atteint partiellement l'ensemble de nos facultés. Je me l'explique par la simple exposition, traduction et interprétation des faits que j'ai chaque jour sous les yeux. Ainsi l'idiot de cette espèce aura les penchants conservateurs de l'espèce humaine, mais il ne les aura pas tous; un deux ou trois leur feront défaut. Il possédera également les sentiments moraux; mais l'un ou l'autre de ses attributs supérieurs manquera dans sa tête. Il se fera remarquer aussi par ses facultés intellectuelles et perceptives : mais le nombre n'en sera point complet, et on ne pourra non plus le placer sous ce dernier rapport au niveau d'une organisation commune. Son idiotie, regardée jusqu'à présent d'une manière si vague, si banale et si générale, se compose donc d'idioties partielles qui le frappent dans chaque ordre de ses facultés.

Ce sont particulièrement ces idiots qui sous le rapport des facultés de tout ordre qui leur restent, peuvent aisément succomber aux excitations extérieures, et peuvent aisément aussi répondre à l'instruction et à l'éducation qu'on leur donne, toujours néanmoins dans la mesure de leur capacité naturelle : car l'éducation et l'instruction ne créent pas les facultés; fortes ou faibles, il faut qu'elles existent, qu'elles soient pour que les instituteurs puissent à force de patience et de soins en tirer le parti le plus avantageux à l'individu comme à l'ordre social.

Enfin, au-dessus de ces idiots s'en trouvent quelques autres qui se rapprochent davantage encore de l'homme ordinaire, quoique bien ostensiblement privés de quelques facultés supérieures (comparaison et causalité). Leurs sensations fugitives, leurs sentiments vagues, leurs penchants indéterminés, la marche irrégulière de leurs idées, la facilité avec laquelle ils s'excitent, leur parler en phrases hachées ou par substantifs ou par verbes, lorsqu'ils éprouvent de vives émotions, tout fait également sentir pour eux la nécessité d'une instruction et d'une éducation spéciales. Ils méritent d'autant plus de fixer l'attention conjointement avec ceux de la catégorie précédente, qu'il n'est pas très rare de voir quelques-uns de ces malheureux traduits devant les cours royales pour des faits dont-ils ne devraient pas rigoureusement et complètement encourir toute la responsabilité.

Ces sujets, que l'on désigne ordinairement dans le monde sous le nom d'imbéciles, doivent, autant que possible, être mis dans l'impossibilité de nuire ou de compromettre l'intérêt social; mais, quand ils ont faibli, il ne faudrait pas les prendre pour ce qu'ils ne sont pas, il ne faudrait pas multiplier sans raison le nombre des scélérats. A cette occasion, je me permettrai de réclamer votre appui pour une demande que je désire déjà depuis longtemps adresser au ministre de la justice. Voici le fait : il y a des idiots dans nos bagnes et dans nos maisons de détention. Je demande, non qu'ils soient rendus à leur famille, car ils n'y séjourneraient point sans danger pour eux comme pour l'ordre social; mais je demande qu'ils soient reconnus comme ayant agi sans discernement et sans liberté, et qu'on ait pour cela même pour eux de l'intérêt, de la pitié, de la justice et de la raison; je demande qu'on rende l'honneur à leurs pères, à leurs mères; je demande à aller les chercher, à les amener dans cette enceinte, et à les livrer à vos lumières et à vos sentiments généreux, à les arracher du poteau de l'infamie, et à les placer dans l'hospice dont j'ai le bonheur d'être médecin en chef, j'y prendrai soin de leur misère.

Heureux dans leur infortune ceux qui, semblables aux idiots dont parle Fodéré (1), n'ont que des facultés intellectuelles isolées, dont l'activité extraordinaire a pu s'exercer impunément pour eux comme pour la société ! Ils n'ont

---

(1) *Traité du goitre et du crétinisme*, Paris, an VIII, page 133.

point eu à redouter pour ce second ordre de *faits involon-taires*, les fausses interprétations des hommes chargés de veiller à l'exécution des lois.

« On remarque, dit cet homme vénérable, que, par une singularité inexplicable, plusieurs de ces individus doués d'une si faible intelligence, naissent avec un talent particu-lier pour copier un dessin, pour trouver des rimes ou pour la musique.

« J'en ai connu qui ont appris d'eux-mêmes à toucher passablement de l'orgue et du clavecin, d'autres qui s'entendent sans avoir eu des maitres à raccommoder des horloges et à faire quelques pièces de mécanique. Cela tient vraisemblable-ment, continue cet observateur, à l'organisation plus par-faite de l'organe sous la dépendance duquel se trouve tel et tel art, et non à l'entendement ; car ces individus, non seule-ment ne savaient pas lire dans les livres qui traitent des principes de leur art, mais encore ils étaient déroutés lors-qu'on leur en parlait, et ne se perfectionnaient jamais. Ils res-taient sous le point de vue de toutes leurs autres facultés dans leur imperfection naturelle. »

Si la société n'honore point ces malheureux pour les produits de leurs facultés industrielles et artistiques, en quelque sorte automatiques, si elle ne tient point compte de quelques-uns de leurs bons sentiments, pourquoi n'a-t-elle pas une vue plus large, et ne prend-elle pas en considération tous les jeux bizarres de la nature? Pour-quoi se montre-t-elle si sévère, lorsque l'automatisme vient d'un ordre tout à fait différent de facultés ? Puisque l'on est convaincu que leurs actes les plus intéressants et les meilleurs sont dénués de toute espèce de mora-lité, pourquoi alors, dans d'autres circonstances, ne va-t-on pas plus loin, n'envisage-t-on qu'un côté du sujet et ne considère-t-on pas l'activité exclusive immodérée. *invo-lontaire* de quelques-uns de leurs penchants, comme un titre incontestable à la pitié des hommes ?

Je me rappellerai toute ma vie avoir vu à Bicêtre, en 1828, lors du départ de la chaine des forçats, un jeune homme de vingt-deux ans, atteint de l'idiotisme incom-plet dont je parle et qui avait été condamné pour viol.

J'entrais dans la grande cour de la prison au moment

où l'on faisait exécuter un mouvement général parmi ces malheureux pour en opérer le ferrement ; habitué que je suis à saisir les caractères extérieurs de ces êtres infirmes et dégradés, du plus loin que j'aperçois ce jeune homme, à sa configuration cérébrale, à sa démarche, à ses poses mal assurées, à son sourire niais et stupide, à la manière dont ses camarades le plaçaient et le déplaçaient, à son indifférence, il me vient de suite en idée que j'ai un idiot sous les yeux. Je veux éclaicir mes doutes, je vais à lui, je l'examine, je l'interroge, je fais à ses compagnons d'infortune une foule de questions sur l'ordre et le genre de ses manifestations habituelles; ils me regardent tous avec étonnement, ils ne savent rien de tout ce qui se passe dans ma tête ; des émotions que j'éprouve, des idées qui m'assiègent ; et comme ils ne se doutent pas de l'importance que j'attache à ne pas avoir le moindre doute sur la situation mentale de ce jeune homme, ils ne peuvent concevoir comment un homme qui parait avoir d'ailleurs quelque instruction peut rester si longtemps à constater une imbécillité si patente pour eux, et d'ailleurs, disaient-ils, si manifeste à tous les yeux. Je ne m'étais point trompé j'étais en présence d'un pauvre enfant à qui la nature avait été bien loin d'accorder tous ses dons, et que l'on sacrifiait en pure perte aux intérêts sociaux. L'infortuné n'avait point, il est vrai, la conscience de son état ; mais sa famille avait à subir les conséquences d'une condamnation infamante.

Ne voulant pas abuser de vos instants, ni entrer dans des détails scientifiques d'un ordre secondaire, je me suis arrêté à ces considérations sommaires, persuadé qu'elles suffiraient pour faire connaitre où nous en sommes sur le sujet de l'idiotie dans mon service particulier de Bicêtre.

Maintenant, pour continuer à répondre aux demandes de M. Ferrus et de MM. Rémusat et Villermé, je crois devoir vous présenter le cadre que j'ai tracé, et que je désire remplir pour chacun de mes pauvres enfants. Je crois qu'il embrasse tout l'être psychologique, tout l'être instinctif, moral, intellectuel et perceptif de chacun d'eux.

1° J'examinerai donc en premier lieu sous le rapport des instincts de conservation et de reproduction, sous le rapport des penchants que nous partageons avec les espèces inférieures, ce que chaque enfant peut avoir reçu en moins ou en trop dans sa constitution.

2° De même, tant la nature est inégale dans ses répartitions, j'examinerai les sentiments moraux qui leur manquent, ou qui sont faibles, ou qui peuvent par exception être très prononcés, et entraver par cela même l'exercice des autres facultés.

3° Je passerai ensuite à la vérification des facultés intellectuelles, dont ils pourront être complètement ou incomplètement privés.

4° Je terminerai par l'examen de leurs facultés de perception ; je verrai jusqu'à quel point ils sont aptes à recevoir les impressions du monde extérieur, et à agir en conséquence de ces données positives. Ce sera l'occasion de constater l'intégrité des sens, et d'étudier le rapport dans lequel ils se trouvent avec les facultés de perception.

De cette manière, vous saurez dans quel état nous avons pris nos idiots ; vous aurez un point de départ, un terme de comparaison, et vous pourrez apprécier avec plus d'exactitude et de vérité les résultats de nos efforts.

Quant à ce qu'on a pu faire en faveur des idiots, jusqu'à présent, en France, il faut reconnaitre que c'est à Bicêtre même qu'on a commencé à s'occuper de ces malheureux. C'était en 1828 : M. Ferrus était alors médecin en chef de cet hospice. Quoique chargé du service médical de huit cents autres aliénés, il jeta les yeux sur cette division d'infortunés, et secondé par un employé plein d'intelligence, il organisa une école où chaque matin, et dans le courant de la journée, il faisait conduire les enfants et les adolescents qui paraissaient lui offrir quelque ressource dans l'esprit ; il leur faisait contracter des habitudes d'ordre et de travail ; leur faisait apprendre à lire, à écrire, à calculer, les livrait aux exercices de la gymnastique, les plaçait ainsi presque constamment sous les yeux de l'administration locale, les arrachait à l'oisiveté, les enlevait à la violence de leurs mauvais penchants, et fortifiait par tous les moyens possibles leur faible constitution.

En 1830, j'eus l'honneur moi-même de faire imprimer un travail sur ces pauvres sujets, et de réclamer pour eux les bienfaits d'une éducation spéciale (Voyez plus loin ce second Mémoire).

En 1831, M. Falret donna le premier, sous ce rapport, l'impulsion à la Salpêtrière. Je laisse ici parler M. Double, enlevé trop tôt à la science et à l'humanité.

« Hâtons-nous de le dire, *ce sont les propres expressions de son rapport* (1), notre honorable et digne collègue M. Falret, avait depuis longtemps établi à la Salpêtrière une école élémentaire pour les femmes aliénées. Déjà, en 1831. M. Falret réunissait en une école commune quatre vingts idiotes, imbéciles ou aliénées chroniques, choisies sur une population d'environ quatre cents folles et des succès chaque jour plus encourageants couronnaient sans cesse de pareils essais ; un peu plus tard, le docteur Falret organisa pour les aliénées à l'état aigu une semblable école, composée de quatre-vingts élèves environ, prises parmi deux cents de ces aliénées. Dans l'un comme dans l'autre cas, ces généreuses tentatives ont bien réussi »

Plus tard encore, on donna suite, dans les autres hospices d'aliénés de Paris à ces idées belles et généreuses ; en 1839, M. le docteur Leuret et moi, lorsque nous primes à la même époque le service de Bicêtre, nous organisâmes sur une assez grande échelle un système d'instruction et d'éducation appropriées à nos malheureux malades.

Je n'ai point, messieurs, à vous parler en particulier de M. Leuret ; vous connaissez comme moi tout ce que ce savant a fait en faveur des aliénés. On doit se plaire à rendre tout à la fois justice à l'énergie de son caractère et à l'étendue de ses lumières ; c'est un homme qui porte bien l'héritage de ses maîtres, et qui tient avec distinction sa place dans le monde médical.

Il ne m'appartient point de parler de mon associé et de mon ami M. Falret : mes paroles pourraient être soupçon-

---

(1) *Académie royale de médecine*, t. VI, p. 704.

nées de partialité ; mais si dans son hospice de la Salpêtrière, au lieu de travailler en silence et de faire faire tout à ses frais, il fut sorti de ses habitudes de modestie et eut fait retentir les journaux de tous les faits qui s'accomplissaient dans sa division, on ne serait pas venu plus tard lui contester la priorité d'idées qui font autant d'honneur à son esprit qu'à son caractère. Les Nélaton, les Forget, les Maisonneuve, les Bernard, les Delpech, qui s'inscrivent aujourd'hui parmi les célébrités de la jeunesse médicale de Paris, sont là pour attester tout le bien que sous le rapport que nous envisageons en ce moment, M. Falret n'a cessé de faire, dès 1831, à nos malheureux aliénés.

Toujours simple narrateur des faits dont j'ai été l'acteur ou le témoin, je dois ajouter que j'organisai en 1833 le service des enfants idiots dans l'hospice de la rue de Sèvres, et qu'en 1834, je créai un établissement particulier en faveur de ces infortunés. Mais malgré les rapports favorables de M. Orfila au Conseil général des hospices, et de M. Marc, médecin du roi, au préfet de police de Paris, je ne fus point secondé dans mes efforts ; je fus même attaqué devant l'Institut par M. Népomucène Lemercier et entièrement méconnu dans mes bonnes intentions. J'aurai bien grand plaisir à mettre tous ces documents scientifiques sous les yeux de la Commission que j'ose attendre de la bienveillance de l'Académie.

Lorsque nous parlons des hommes qui se sont occupés des idiots, nous ne pouvons pas, messieurs, ne pas mentionner ici avec quelque distinction, M. Séguin que nous avons été assez heureux, M. Ferrus et moi pour recommander à l'estime et à la bienveillance du Conseil général des hospices, et qui vient d'être nommé instituteur de nos enfants à Bicêtre. Doué d'un caractère énergique plein de capacité, bon observateur, maitre de son temps, il a tout ce qu'il faut pour travailler la matière et servir à la fois la science et l'humanité. Déjà, en 1838 et depuis, il a publié le résultat de ses efforts sur un certain nombre d'enfants qu'il a assez heureusement modifiés. Les études tout-à-fait spéciales qu'il n'avait pas pu faire jusqu'alors ne vont point tarder, je l'espère, à lui devenir familières; et je ne doute pas qu'il ne soit bientôt en état par ses compositions psychologiques, de prendre un rang distingué parmi ses contemporains. Nous avons d'ailleurs l'intention de publier en commun tous les faits que nous recueillerons dans mon service particulier.

En thèse générale et en résumé les enfants affectés d'idiotisme réclament indispensablement les secours de la médecine mentale et de la psychologie. La marche à suivre auprès d'eux doit être exempte de tout charlatanisme, et elle ne demande d'ailleurs que la plus grande simplicité dans ses moyens d'exécution.

Tout ce qui sert à l'éducation d'un homme vulgaire peut servir avec avantage à l'éducation d'un imbécile. *C'est toujours à l'homme que nous avons affaire* : seulement il ne faut point oublier que c'est à un homme incomplet qu'on s'adresse, et que ne pouvant, ni maintenant ni jamais, l'élever jusqu'à nous, c'est à nous de descendre des hauteurs de notre intelligence et de notre âme, et de nous mettre autant que possible en rapport avec la faiblesse de son esprit; le succès n'est qu'à ce prix.

On sait combien sous divers points de vue ont erré les idéologues du commencement de ce siècle. Faisant abstraction de l'état plus ou moins défectueux du cerveau, croyant exclusivement avec Locke et Condillac, que tout entre dans l'esprit par la porte des sens, ils ont voulu sur des idiots mêmes essayer leur doctrine; ils ont voulu animer ces statues vivantes, et n'ont point réussi. Imbu de ces idées, l'honorable docteur Itard a complètement échoué sur le prétendu sauvage de l'Aveyron, qui, comme on le sait aujourd'hui, n'était qu'un malheureux idiot. Itard ne s'était point suffisamment appliqué à rechercher ce que pouvait comporter avec des sens bien ouverts la nature instinctive, intellectuelle et morale de son pauvre sujet; il multipliait à dessein sur lui les excitations extérieures; mais malheureusement les impressions s'arrêtaient aux organes des sens, et ne lui donnaient pas la vie morale qu'il n'avait pas reçue.

Aujourd'hui la science est plus avancée ; les forces primitives et fondamentales de l'économie sont mises en première ligne ; on se garde bien de négliger les impressions sensoriales, mais on étudie et on tient compte surtout du degré de l'intelligence du sujet ; on observe ses manifestations, on voit quels sont ses penchants, faibles ou dominants, ou rend note de ses expressions sentimentales, on s'enquiert de ses facultés industrielles ou artistiques ; on fait, si j'ose dire ainsi, le tour de sa constitution, on en signale les points attaquables, et on prend alors dans le monde extérieur des leviers qui soulèvent et remuent chez notre idiot quelque chose.

Si ces considérations vous paraissent dignes de quelque intérêt, Messieurs, si j'ai pu m'élever un moment à la hauteur de vos vues et de vos intentions, je me mets entièrement à votre disposition.

———

Après la lecture de mon mémoire à l'Académie, quelques personnes qui m'ont appris à compter sur leur amitié, m'ont fait observer que j'aurais dû parler avec plus de réserve, devant ce corps savant des services rendus aux aliénés par M. Ferrus, Falret et Leuret. Relativement à ce dernier, un de mes confrères a même cru trouver une espèce de contradiction entre ces paroles et celles que précédemment j'ai fait entendre à Bicêtre, lorsque M. le Préfet de la Seine vint par lui-même apprécier la valeur des rapports qu'on lui avait faits sur le service médical des aliénés de cet hospice. Je dois répondre à ces observations. Si j'ai fait l'éloge de M. Ferrus malgré les nombreux témoignages de bienveillance qu'il m'a donnés, c'est que lorsqu'il était médecin en chef à Bicêtre, il s'est fructueusement occupé des aliénés, et qu'il a fait créer pour eux l'établissement de la ferme Sainte-Anne ; c'est que le sort de ces pauvres malades, en France, est aujourd'hui tout entier dans ses mains, et qu'auprès de notre gouvernement il fait incessamment tout ce qu'il est possible de faire pour améliorer leur sort et *pour qu'on les traite en hommes*; c'est que j'ai cru que c'était justice à rendre et que ma reconnaissance ne pouvait me dispenser de ce devoir envers lui.

Si j'ai fait l'éloge de M. Falret, quoiqu'il soit mon associé dans l'établissement de Vanves, c'est que la communauté de nos intérêts n'a pas dû m'empêcher de dire ce que j'ai cru la vérité. *Mais prenez garde vous vous ferez tort à tous les deux; on dira que c'est de la camaraderie, que vous le vantez pour un but industriel, etc.*; et ces choses-là, vous le savez, ne sont pas dans nos mœurs. Et! mais vraiment aurai-je donc prouvé qu'elles aient été jamais dans les miennes! Et mes désintéressements dans toutes les circonstances de ma vie n'ont-ils donc pas été assez nombreux ni assez ridicules? Qui, moi, faire un métier de ma profession! Mais il est donc vrai qu'on ne respecte plus rien dans ce monde, et que l'on n'y veut à plaisir tout confondre dans son esprit? La question n'est pas là: M. Falret a-t-il chaleureusement servi la cause des aliénés? Oui. A-t-il travaillé pour eux pendant vingt-cinq ans? Oui. Eh bien à qui cela peut-il faire de la peine? Qui donc maintenant pourra-t-on louer impunément dans notre société? Je dis le fait de M. Falret, parce que je dois le dire: rien de plus simple, rien de plus vrai, rien de plus digne pour moi que de le dire à tout le monde.

Si j'ai fait l'éloge de M. Leuret, à Paris, après l'avoir franchement critiqué à Bicêtre sur certains faits particuliers qu'on avait généralisés, et dont je n'avais pas voulu pour mon compte accepter la responsabilité, c'est que le docteur Leuret doit être traité comme tout autre homme dans la science; qu'il ne doit pas s'attendre à ce que l'on trouve constamment bien tout ce qui peut venir en idée de faire ou d'entreprendre, mais qu'il doit cependant, aussi toujours comme un autre homme, compter dans l'occasion sur la justice et l'impartialité de ses confrères.

Mon opinion sur lui ne prouve donc ni contre mon caractère, ni contre mon jugement; elle prouve que j'ai du courage et de la loyauté dans l'âme, et que je sais envisager un homme sous les faces diverses qu'il peut présenter. Par quel motif abject, lorsque je signale ouvertement ce que je crois mal ou dangereux chez un homme, irais-je taire et cacher les qualités qui le relèvent à mes yeux ? S'il ne faut point placer M. Leuret trop haut, je voudrais bien aussi qu'on ne le plaçât pas trop bas. Défions-nous de nos haines. Défions-nous de nos affections, l'intelligence voit mal au travers d'elles. Incontestablement M. Leuret est un homme de mérite.

Mais, entends-je crier de tous les côtés, il s'agite, il se tourmente, il remue tout à l'entour de lui. Tant mieux c'est pour lui, c'est pour l'éclat de sa carrière, et s'il le peut, c'est pour la science et l'humanité : tant mieux !... Imitez son active ambition, tâchez de faire ce qu'il veut faire et qu'il n'a point encore fait. Découvrez une idée nouvelle, grande, heureuse et féconde ; enrichissez-en le monde intellectuel. Joignez à cette supériorité de vues, de la bonté et du respect pour les malades pauvres et sans défense qui vous sont si noblement confiés par le Conseil général des hospices ; oh ! alors, vous serez tout à la fois un homme de bien et un homme de génie et vous n'aurez plus rien à envier à aucun de vos rivaux.

ANALYSE PSYCHOLOGIQUE

DE L'ENTENDEMENT HUMAIN CHEZ LES IDIOTS.

EXAMEN DE LEUR ÉTAT INSTINCTIF, MORAL, INTELLECTUEL ET PERCEPTIF.

Nom et âge du sujet.

Son tempérament, ses habitudes extérieures.

Appréciation des fonctions de la vie organique.

FACULTÉS DE CONSERVATION ET DE REPRODUCTION.

Penchants.

Besoin instinctif d'alimentation. — L'enfant a-t-il un appétit vorace ? mange-t-il comme tout le monde ou dévore-t-il ses aliments comme un animal, mange-t-il ses ongles, du bois, de la terre, des ordures, etc., etc. ?

Érotisme. — L'enfant présente-t-il des dispositions à l'érotisme ? Les manifestations que l'on observe tiennent-elles à des habitudes vicieuses qu'il aurait contractées dès l'enfance ?

Attachement, amitié. — L'enfant a-t-il un caractère affectueux ? A-t-il au contraire des tendances à vivre solitaire ?

Puissance de réaction, courage. — Quelles sont les dispositions de l'enfant à cet égard ? Est-il querelleur, hargneux, difficile à vivre ? Est-il au contraire pacifique, timide ou peureux ?

Instinct à détruire. L'enfant est-il violent ? a-t-il des dispositions à casser, briser, déchirer, brûler les objets ? Se montre-t-il cruel dans ses jeux avec ses camarades. Le voit-on tourmenter les animaux ? Se montre-t-il sous des dehors tout à fait différents ?

Instinct de ruse. L'enfant est-il hypocrite, menteur ? A-t-il de l'argutie ? Cherche-t-il le subterfuge ? Est-il au contraire trop simple, trop candide et trop franc ?

Désir d'avoir, convoitise, égoïsme. L'enfant a-t-il des dispositions au vol, et même à s'emparer aveuglément de tout ce qui peut lui tomber sous la main, fait-il des collections ? Ou bien ne se montre-t-il que trop désintéressé en toutes choses ?

Dextérité manuelle, habilité manuelle, disposition à construire, à tailler, à modeler les objets. L'enfant a-t-il des dispositions pour les arts mécaniques ? Est-il habile, adroit et prompt dans ses évolutions ? Ou n'est-on pas à chaque instant témoin de sa maladresse ?

Sentiments moraux.

Estime de soi, orgueil. L'enfant a-t-il bonne opinion de lui-même, a-t-il l'amour de la domination, le désir de la puissance, se fait-il remarquer par de la présomption, de l'insolence et du mépris ? (Il n'est pas besoin de dire qu'il faut ici comme ailleurs savoir s'il ne présente pas le contre-pied de ces dispositions).

Vanité, désir de plaire. L'enfant aime-t-il les flatteries et les compliments ? Recherche-t-il la parure et à se faire remarquer même par de mauvais moyens ? Est-il au contraire tout à fait insensible à l'approbation de ses semblables ?

Prudence, circonspection. L'enfant a-t-il de l'incertitude, de l'inquiétude et de l'irrésolution dans la tête ? N'a-t-il pas une teinte de mélancolie dans son caractère ? Ou bien agit-il dans toutes circonstances comme un étourdi ?

Bonté, charité, bienveillance.	L'enfant se fait-t-il remarquer par sa douceur ou sa méchanceté. Le voit-on s'attendrir avec facilité, montre-t-il de la compassion ? est-il généreux, expansif, etc. ?
Sentiment de respect et de vénération.	L'enfant a-t-il en lui le sentiment de vénération ? Est-il religieux ? Est-il respectueux envers ses parents et ses professeurs ? Montre-t-il en un mot de la vénération pour toutes les supériorités réelles ou n'a-t-il de culte que pour lui ?
Volonté, persévérance, fermeté.	L'enfant montre-t-il dans sa conduite habituelle de l'opiniâtreté, de l'obstination, de l'entêtement ? A-t-il l'esprit séditieux ? A-t-il au contraire le caractère inconstant, changeant, variable et incertain ?
Sentiment du juste, de l'injuste, conscience, justice.	L'enfant désire-t-il et cherche-t-il la vérité ? Se révolte-t-il contre l'iniquité ? s'exagère-t-il ses torts ? La conscience, au contraire est elle muette dans sa constitution ; néglige-t-il ses devoirs ?
Sentiment de l'espérance.	L'enfant a-t-il l'esprit aventureux, forme-t-il incessamment des projets chimériques ? Voit-il tout en beau ? Vit-il au contraire dans le découragement et sans foi dans l'avenir.
Sentiment du merveilleux.	L'enfant a-t-il de la disposition à saisir en toutes choses le côté merveilleux, étonnant, miraculeux et surnaturel ? Ce sentiment laisse-t-il, au contraire, par sa faiblesse et son inactivité, ce même enfant exclusivement et grossièrement absorbé dans les phénomènes du concret et du monde matériel ?
Imagination, idéalité, sentiment poétique.	L'enfant se fait-il remarquer par de la vivacité. de l'enthousiasme, de l'inspiration ? Ou voit-il froidement, tristement et sans prisme tous les objets extérieurs ?
Esprit de saillie, gaîté.	L'enfant a-t-il une humeur gaie ? A-t-il de de la tendance à saisir le côté plaisant des choses ? Cherche-t-il à faire rire ? Est-il railleur, ironique ? A-t-il au contraire le caractère sérieux ?

Sentiment d'imitation.	L'enfant a-t-il de l'inclination à imiter ce qu'il voit faire autour de lui ? N'a-t-il aucune tendance au contraire à répéter les actes dont il est le témoin à s'harmonier par cela même avec ses semblables ?

Sens extérieurs.

Vue.	Y a-t-il strabisme ? Y a-t-il rotation spasmodique du globe oculaire dans l'orbite ? L'enfant est-il affecté de myopie, de presbytie ? La cécité ferme le monde extérieur à l'idiot et le rend incurable.
Goût.	Le goût est-il dépravé ? Montre-t-il des préférences pour les saveurs fortes ou douces, aigres ou sucrées, suaves ou nauséabondes ?
Toucher.	Notion du froid et du chaud, du sec et de l'humide, du doux et du rude, etc., etc. On connaît toute l'importance de ce sens vérificateur pour la connaissance des objets extérieurs.
Audition.	Le sens de l'ouïe mérite particulièrement de fixer l'attention. C'est le sens qui peut remuer le plus profondément l'âme humaine : s'il y a surdité, l'idiotie n'offre pas la moindre espérance d'amélioration.
Odorat.	L'activité dont ce sens jouit chez les sauvages prouve tout le parti qu'on en pourrait tirer dans l'éducation des idiots.

Éducation des sens.

Je me propose d'entrer à ce sujet dans quelques détails avec notre instituteur. On ne saurait croire combien il y a à faire sous ce rapport dans notre éducation publique et particulière. Dans les jeux de la première enfance, on trouverait en les organisant bien des ressources précieuses. Les philantrophes du XVIIIᵉ siècle avaient déjà fixé l'attention sur ce point ; mais il faut y revenir aujourd'-hui.

Mouvements volontaires.	Station. Marche. Course. Saut. Jet.
Mouvements involontaires.	Se balance-t-il d'un côté à l'autre ou d'avant en arrière ? Est-il affecté de la danse de Saint Guy (chorée) ou de quelque autre tic ou mouvement nerveux ?
Conformation des organes de la parole.	Parle-t-il ? Quels sont les vices de la voix ou de la parole ?
Sommeil.	Le sommeil est-il profond et réparateur, est-il léger ? l'enfant se réveille-t-il en sursaut, a-t-il souvent des rêves ou des cauchemars, etc. ?

Facultés de perception.

Aptitude à l'éducation, individualité.	L'enfant prend-il aisément connaissance des objets extérieurs et de leur existence individuelle ? Connait-il ses lettres ? Sait-il épeler ? Sait-il lire ? Sait-il écrire ?
Faculté du dessin, configuration.	L'enfant présente-t-il quelques dispositions sous ce point de vue ? Saisit-il bien la forme des objets ?
Faculté d'étendue.	L'enfant présente-t-il sous ce rapport quelques-unes des dispositions saillantes que l'on remarque chez les géomètres, les architectes et entrepreneurs ?
Faculté du coloris.	L'enfant aperçoit-il les rapports des couleurs entre-elles. Est-il sensible à leur harmonie et à leur inharmonie ?
Localité.	L'enfant aime-t-il à se déplacer, à changer de localité. Garde-t-il la mémoire des lieux qu'ils a visités ?
Calcul.	Quels sont sous ce rapport les aptitudes de l'enfant ?
Ordre.	L'enfant se fait-il remarquer par la force ou la faiblesse de cette faculté ?
Mémoire des faits.	Examiner quelle est son activité chez l'enfant ?

Musique.	⸨ Quelles sont à ce sujet ses dispositions ?
Langage et mémoire des mots.	⸨ Etudier également à ce sujet les perfections ou les imperfections de la nature.

Facultés intellectuelles ou réflectives.

Ces facultés se composent de la comparaison et de la causalité ; elles sont ordinairement faibles chez les idiots ; tout le succès de l'éducation qu'on peut donner à ces malheureux dépend particulièrement du développement que l'on fait acquérir à ces deux attributs supérieurs de l'âme humaine.

Pour prendre le langage habituel de l'école, ce serait ici le lieu de multiplier les questions relatives au degré d'attention, dont chaque enfant est susceptible, savoir, par exemple, s'il lui est possible d'embrasser plusieurs objets à la fois, et s'il peut surtout s'élever jusqu'à la notion des phénomènes qui sont abstraits et concrets, etc, etc.

On croit devoir retrancher tous ces détails du cadre général dans l'intention où l'on est de les consigner avec le plus grand soin dans la biographie de chacun des idiots.

Étiologie.

Y a-t-il des transmissions héréditaires ? L'enfant a-t-il eu des convulsions dans les premiers temps de sa vie ? A-t-il eu à cette même époque de l'existence, des inflammations du cerveau et de ses membranes ? N'aurait-il point fait de chute ? Ne serait-il pas possible qu'il eut été conçu dans l'ivresse et dans l'orgie ? Les habitudes de la masturbation ne l'auraient elles point énervé, et n'auraient-elles pas porté une atteinte profonde et radicale, aux pouvoirs les plus élevés de sa constitution.

On croit devoir donner, pour compléter les observations sur l'idiotie, la mesure des principaux diamètres des têtes des malheureux enfants, et indiquer également les configurations étranges ou extraordinaires qu'elles pourront présenter.

APPLICATIONS

DE LA
PHYSIOLOGIE DU CERVEAU

A L'ÉTUDE DES ENFANTS QUI NÉCESSITENT UNE ÉDUCATION SPÉCIALE.

EXAMEN DE CETTE QUESTION:

QUEL MODE D'ÉDUCATION FAUT-IL ADOPTER POUR LES ENFANTS QUI SORTENT DE LA LIGNE ORDINAIRE, ET QUI, PAR LEUR PARTICULARITÉS NATIVES OU ACQUISES, FORMENT COMMUNÉMENT LA PÉPINIÈRE DES ALIÉNÉS, DES GRANDS HOMMES, DES GRANDS SCÉLÉRATS ET DES INFRACTEURS VULGAIRES DE NOS LOIS?

—

1830.

INTRODUCTION.

J'ai abordé sérieusement et sans crainte une question qui m'a paru majeure. J'ai écrit ce qui m'a semblé vrai, juste, utile et sévèrement déduit de l'expérience. Quoi qu'il en puisse être, je recevrai avec reconnaissance les observations des savants qui croiront devoir s'élever contre une ou plusieurs de mes assertions ; et par le soin que j'apporterai, dans le cours de mon travail, à examiner l'importance de leurs opinions, ils pourront apprécier le sentiment de vénération que j'ai pour tous ceux qui veulent avancer la science et servir la vérité.

Soit que ces enfants aient été disgraciés par la nature sous le rapport des facultés intellectuelles ou des qualités morales, soit que sous l'un ou l'autre de ces rapports ils aient été dotés libéralement par elle, soit encore qu'avec l'organisation commune à l'espèce ils aient été viciés par une éducation première mal entendue, ou qu'ils aient été élevés dans le vagabondage et l'ignorance, et que, par les mauvaises habitudes qu'ils ont contractées au milieu de ces circonstances extérieures, ils se présentent comme faisant également exception à la masse des individus, quelle est, dis-je, l'éducation la mieux appropriée à leur bonheur et aux intérêts de la société ?

Les trois points sous lesquels je viens de montrer l'étendue de ma question, donnent le plan de tout mon travail. Ce n'est point arbitrairement et *à priori* que j'ai établi cette division. J'ai consulté les livres des médecins, des jurisconsultes et des philosophes qui ont pris l'homme pour sujet de leurs observations, et j'ai observé par moi-même ; je le dirai sans détour, je n'ai pas moins été frappé du nombre considérable de faits qui sont rapportés dans leurs ouvrages que de l'isolement dans lequel ils ont été présentés . Je me suis demandé, si, tout en continuant à suivre cette direction, nous ne pouvions cependant pas songer à rassembler tant de matériaux épars, à les comparer, à établir leurs rapports, et si ce n'était pas le moyen d'arriver à la connaissance des lois qui produisent les phénomènes. Les manisfestations de la nature morale et intellectuelle de l'homme sont tellement diversifiées qu'il est sans doute d'un esprit judicieux de n'apporter aucune précipitation dans ses inductions ; mais lorsque des observateurs de différents temps s'accordent sur un même objet lorsque l'expérience journalière de ceux qui ne veulent point croire sur autorité vérifient la justesse de leurs opinions, le doute alors s'évanouit et la conviction est forcée. Les observations individuelles se groupent, les idées particulières sont consacrées et se résolvent en principes généraux ; et ici comme dans tous les autres branches de l'histoire naturelle, la science commence à poser les bases de son édifice.

C'est comme cela que je suis arrivé à partager, sous le point de vue qui m'occupe, l'espèce humaine en trois catégories.

Dans la première se trouvent les individus qui sont au-dessous des formes et des proportions ordinaires de l'humanité.

Dans la seconde sont compris les individus qui en tout ou en partie donnent les plus belles et les plus larges dimensions cérébrales.

Sont dans la troisième tous ceux qui, traités sans disgrâce et sans libéralité par la nature, sans inclination pour le mal, sans vocation décidée pour le bien, sont devenus ce que les influences des temps, des lieux, des hommes, des choses, des constitutions ont nécessité qu'ils fussent. Il n'a pas dépendu de moi de ne pas consentir à ces trois divisions. Elles ont été mon point de départ ; les lecteurs qui analyseront les faits consignés dans mon ouvrage pourront juger si c'est le caprice ou la force des choses qui me les a fait tenir pour accordées.

Quel mode d'éducation faut-il adopter pour les enfants qui
sortent de la ligne ordinaire, et qui, par leurs particularités
natives ou acquises, forment communément la pépinière
des aliénés, des grands hommes, des grands scélérats et des
infracteurs vulgaires de nos lois?

J'en ai l'intime conviction, pour toute personne étrangère
à l'étude de la nature humaine, le rapprochement que
j'établis, en posant une question, entre des individus si
dissemblables par l'apparence et par le fait même, parai-
tra, pour le moins, singulier. Quel rapport, dira-t-on, entre
l'aliéné, l'infracteur de la loi, et l'homme victime d'une organisation incomplète ou démesurée? Que peuvent avoir de
commun les grands hommes et les grands scélérats? Quels
sont les principes d'éducation qui, utiles aux uns, peuvent
être applicables aux autres? N'est-ce pas là confondre tous
les objets, et peut-on ne pas voir ce qui sépare invincible-
ment la vertu du vice, l'intelligence du délire, le génie de la
médiocrité, et l'héroïsme du crime et de la dépravation?
De pareilles idées ne sont-elles pas entachées de matéria-
lisme, ne sont-elles point subversives de tout ordre social,
et ne tendent-elles pas à priver l'homme de la moralité qui
ennoblit ses actions et de la liberté qui l'en rend respon-
sable?

On le voit par l'énergie de mes expressions, je ne me suis
pas plus dissimulé les inquiétudes des hommes de bien que
je n'ai cherché à affaiblir les arguments des sophistes. Cer-
tes, quand on réfléchit sur la gravité de la parole des uns et
que, de prime abord, on ne distingue pas tout ce qu'il y a
de hardiesse et de subtilité dans l'interrogation des autres,
il faut à un auteur plus que de bonnes intentions pour
prendre un travail dont le titre excite de si vives réclama-
tions.

Une conviction profonde de la vérité de ses principes et
de l'utilité majeure de leur application, un je ne sais quel
besoin d'attirer sur les objets particuliers de ses études, de
sa piété et de son admiration, l'attention de ses contempo-

rains, une confiance dans leur équité, ont pu seuls lui donner le courage de ne point renoncer à son entreprise.

Pour première réfutation, je ferai connaître la manière dont j'ai été conduit à traiter la question qui m'occupe aujourd'hui. Un simple exposé aura l'avantage de préparer à la lecture de mon travail l'esprit des personnes qui n'ont point l'habitude de méditer sur de pareilles matières, et il prouvera aux hommes compétents pour le juger que j'y suis arrivé par l'observation, par l'enchainement rigoureux des faits qu'elle a mis sous mes yeux, et la position sociale dans laquelle, si je puis m'exprimer ainsi, j'ai eu le triste bonheur de me trouver placé.

Livré, dès mon entrée dans la carrière médicale, à l'étude des maladies mentales et nerveuses ; dirigeant depuis plusieurs années, conjointement avec le docteur Falret, un établissement consacré au traitement des diverses lésions de l'encéphale ; recherchant par cela même avec le plus vif intérêt, les causes les plus fréquentes de l'aliénation mentale, de l'abrutissement de l'esprit, de la perversion des penchants, de la faiblesse de l'intelligence et de l'égarement des passions, je fus d'abord frappé au milieu de ces circonstances et dans cette direction spéciale des rapports singuliers, que d'ailleurs on avait déjà soupçonnés entre la fréquence des affections cérébrales et la multiplicité des infractions légales. En comparant le mouvement respectif de la population des hospices d'aliénés et des prisons, il ne me resta aucun doute à cet égard ; multipliant ensuite mes observations sous ces rapports, et en m'attachant particulièrement à apprécier l'effet des circonstances extérieures sur les productions de ces deux genres d'infortunes, j'acquis la certitude que non seulement dans les malheurs privés, comme à l'époque et à la suite de ces grandes calamités qui frappent la masse d'une nation, et qui la soumettent à des besoins impérieux, ou de ces commotions politiques qui remuent bien plus violemment encore les hommes, les choses, les idées et les intérêts, j'acquis la certitude, dis-je, que sous ces influences le nombre des aliénés et des prisonniers non seulement augmentait dans d'égales proportions, mais encore qu'il y avait identité dans les causes qui nous excitent alors aux plus grandes actions, ou nous précipitent presque indistinctement dans le crime ou dans la folie (1).

Je m'aperçus que dans ces circonstances déterminées, dans cet état de trouble et d'exaltation de toutes les facultés, l'homme était pour ainsi dire rendu à son individualité, et que suivant les prédispositions héréditaires, le caractère, l'éducation, les excitations du moment, l'étendue ou l'étroitesse de l'intelligence, l'élévation ou la bassesse de l'âme, il était, ainsi que je le disais tout à l'heure presque indifféremment incité à la satisfaction des penchants les plus affreux ou à la manifestation contraire des vertus les plus sublimes, ou bien encore qu'il tombait dans l'aliénation mentale la mieux déclarée ou qu'il terminait sa vie par un suicide, ou enfin qu'il présentait dans ses actes un affaiblissement notable de sa liberté morale ; situations d'esprit bien différentes les unes des autres, eu égard à l'honneur qu'elles méritent, ou à la responsabilité qu'elles entraînent, et qui, par la similitude des causes et la diversité imprévue des résultats, ont dû, comme on le pense bien, m'intéresser vivement au sort de tous ceux qui arrivent à l'une ou à l'autre de ces fins et m'engager à les considérer sous les points de vue d'analogie qu'une observation attentive me contraignait d'admettre (2).

Désirerait-on, par quelques faits particuliers, recueillis au milieu des circonstances ordinaires de la vie, se convaincre encore de l'identité des causes du crime et de l'aliénation mentale ? Les exemples ne vont pas nous manquer. Voyez ces jeunes personnes dont les cours criminelles et les journaux nous racontent si fréquemment l'histoire : elles ont été séduites, elles sont enceintes, et on vient de les

---

(1) Ces vérités ont été démontrées dernièrement par le docteur Cazauvieilli. Voyez son ouvrage : *Du suicide, de l'aliénation mentale et des crimes contre les personnes.* Paris 1840, in-8.

(2) Voyez mon ouvrage ; *Des causes morales et physiques des maladies mentales et de quelques autres affections nerveuses.* Paris, 1826, 1 vol. in 8.

abandonner au moment même où elles avaient le plus grand besoin d'appui et de consolation. Qu'ont-elles fait dans cette position cruelle et uniforme pour toutes ? Eh bien ! l'une a commis un infanticide, l'autre a attenté à ses jours ; celle-ci est devenue folle, celle-là a cherché l'auteur de tous ses maux, et s'est vengée par un assassinat ; une cinquième s'est jetée dans la débauche la plus effrénée, et une sixième, ayant tout à la fois le sentiment de sa honte et de ses obligations, s'est immolée pour son enfant ; et dans la dignité d'une âme énergique qui veut se relever de sa chute, elle a conservé l'espérance de regagner, à force de résignation, de patience et de douleurs, une partie de l'estime qu'elle a perdue.

Considérez encore ces négociants dont on vient de trahir la confiance et d'opérer la ruine. Ils passent tout à coup, sans préparation, de l'opulence à la misère. La vue de leurs femmes et de leurs enfants ajoute à chaque instant à leurs souffrances, Eh bien, je le demande encore, qui peut prévoir leur détermination, et que nous apprend à ce sujet l'expérience ? Dans le sentiment profond de la même infortune, les uns, comme dans les circonstances que nous venons d'énumérer, mettent un terme à leur existence par un suicide aigu ; les autres sont frappés d'aliénation mentale ; ceux-ci montrent un caractère au-dessus de leur position, et ceux-là oubliant leurs principes et l'honneur, voulant à tout prix et dans le plus court délai retrouver leur ancienne existence, se livrent aux infamies dont on leur a donné l'exemple et dont ils ont été les victimes, et s'exposent presque à tout moment à encourir la juste sévérité des lois.

Que l'on veuille bien se rappeler maintenant que (d'après les premières données de l'histoire naturelle et de l'anatomie) l'organisation de tous les hommes est identique, qu'ils possèdent tous les mêmes parties essentielles, que leurs différences se bornent à des nuances du même fond ; que malgré les variétés qui les distinguent, ils se multiplient les uns avec les autres, et on verra si nous n'avons pas encore été autorisés par l'évidence des faits, par l'unité de l'espèce et des individus à soummettre indistinctement l'homme à nos analyses et à nos comparaisons. Plus nous réfléchirons sur ces dispositions similaires et pourtant diversifiées, plus nous nous confirmerons dans l'opinion que l'éventualité des circonstances, le bon ou le mauvais emploi des facultés, leur manifestation incomplète ou totale, leur dérangement ou leur perversion quoique établissant par le fait des différences bien tranchées entre les membres du corps social, n'attestent néanmoins que des développements inégaux ou des modifications particulières de l'encéphale, et ne peuvent être envisagées comme apportant un changement fondamental dans la constitution de l'humanité ; que conséquemment tout rapprochement entre l'homme et l'homme, entre un être si semblable et si dissemblable à lui-même, suivant qu'on le considère dans son état normal ou anormal, dans sa tiédeur ou dans ses violences, ne peut être qu'utile par l'examen des contrastes et des analogies, à la solution des questions qui intéressent le plus sérieusement la société.

C'est en travaillant dans cette direction, c'est en franchissant les lignes de démarcation tracées par l'ignorance ou l'orgueil, c'est en étudiant les cerveaux des individus et des peuples, c'est en dévoilant leur organisation, en les montrant faits sur le même modèle, c'est en mettant sur la même ligne, quant aux formes et aux facultés intellectuelles et morales, essentielles et vraiment caractéristiques, le nègre et l'Européen, en plaçant tous les hommes sur le premier degré de l'échelle du règne animal, que la science peut encore s'applaudir de donner une base à la morale, ou tout au moins d'en consacrer les principes. Elle légitime les plaidoiries éloquentes de ces hommes supérieurs qui, ayant devancé les temps, avaient cru devoir dans leur bienveillance et leur noble sympathie, considérer le genre humain comme une seule famille, s'intéresser à ses misères, et demander pour lui la liberté, la justice et la protection des lois.

Lorsque j'avais l'esprit préoccupé de toutes ces considérations, et que, par l'observation des scènes de la vie et la méditation de l'histoire, j'acquérais de plus en plus la conviction que les sentiments et les penchants dans leur emploi démesuré, les passions dans leur plus violente exaltation, produisent constamment des effets si différents les uns des autres, si contraires en eux-mêmes et si inexplicables en apparence ; lorsque, dis-je, je ne pouvais plus me refuser à croire à l'identité des causes du crime et de l'aliénation mentale, et que je sentais tout le ridicule qu'il y avait à morceler l'étude de la nature de l'homme, et à ne pas saisir tous les points de contact de ce tout indivisible, l'attention du public se trouva tout à coup vivement excitée par quelques procès criminels intentés à des individus pour la défense desquels on cherchait à démontrer l'existence de l'aliénation mentale, ou à assimiler les effets des passions à ceux de cette maladie cérébrale.

Les actes qui faisaient traduire ces malheureux devant les tribunaux étaient d'une atrocité épouvantable, et d'une part, le ministère public, se rendant l'interprète de l'indignation générale, et porté par sa triste expérience à donner aux actions les motifs les plus condamnables, ne trouvait point de couleurs assez fortes pour exprimer dans ses tableaux tout l'odieux de pareilles criminalités, et d'autre part les défenseurs des accusés soutenaient que dans des circonstances semblables, l'homme n'avait pu volontairement abdiquer ses plus nobles facultés qu'en se rapprochant, par ses actes, de l'aveugle férocité des brutes ; il avait mis au grand jour la perte de sa raison, et que, conséquemment à cette opinion, au lieu de voir en lui un criminel digne de tous les supplices, on ne pouvait y apercevoir qu'un aliéné digne de l'intérêt le plus affectueux (1).

On s'aperçoit encore ici, par le rapprochement que des médecins et des jurisconsultes célèbres ont cru devoir établir entre les aliénés et certains criminels, et par les discussions qui en ont été la conséquence, que, malgré

---

(1) Consultez sur cette matière les travaux que nous devons à **MM. Georget, Esquirol, Marc** (*De la folie considérée dans ses rapports avec les questions médico-judiciaires*. Paris. 1840. 2 vol. in-8), et **Falret**. Les noms de ces médecins en font pressentir à mes lecteurs le haut intérêt.

les caractères qui les distinguent et qui empêchent de les confondre, il y a quelquefois des perturbations d'esprit tellement fortes chez quelques-uns de ces derniers, qu'elles peuvent simuler des symptômes d'une inflammation du cerveau ou de ses membranes, au point de donner de l'inquiétude à tous les membres d'un jury, et les faire hésiter dans leurs déterminations. Nouvelle raison pour m'autoriser à ne jamais séparer trop rigoureusement dans mes études l'homme de l'homme ; non que je croie, ainsi que je viens de le faire entendre, que l'homme le plus passionné, et qui se rend coupable, puisse être assimilé à celui qui est frappé d'aliénation mentale, mais parce que la passion a aussi son délire ; que, parvenue à un certain degré, elle devient une sorte de fureur qui obscurcit les lumières de la raison et fausse les inspirations de la conscience ; et que celui qui, dans le premier mouvement, s'y abandonne, a, par ces différentes causes, un droit incontestable a être pris en considération particulière.

En réfléchissant sur ces idées, que nous présentons avec confiance comme l'expression des faits particuliers réduits en principes généraux, on s'aperçoit de tout ce qui manquait aux philosophes de l'antiquité, et même à la plus grande partie des modernes, pour aborder les hautes questions de la science et en aplanir les difficultés. A en juger par les distinctions qu'ils ont faites entre les membres de l'humanité, on dirait que l'attention de chacun d'eux s'est fixée sur des êtres placés en dehors de l'espèce, ou qui n'avaient avec elle que des analogies. Ils paraissent avoir été si vivement frappés de l'état d'ignorance et d'abrutissement de certains peuples, et, comme par opposition, de la richesse du développement industriel, intellectuel et moral de quelques autres, ils ont constaté au sein de la civilisation des différences tellement prononcées dans les habitudes, les mœurs et l'intelligence des diverses classes de la société, que, faisant abstraction de la particularité des circonstances et des positions qui leur auraient donné l'explication des choses, ils n'ont pu, en quelque sorte, reconnaître leurs semblables sous des manifestations si contraires.

L'empreinte du même créateur sur toutes les têtes, la permanence du type, la conservation des formes, l'immutabilité des forces, tout a été méconnu. A part un certain nombre d'exceptions, les observateurs qui ont précédé notre époque ont eu l'entendement faussé par les préjugés de la naissance ou les illusions de la vanité.

Quelques-uns d'entre eux n'ont vu que ce qu'ils avaient sous les yeux; suivant l'énergie, la faiblesse, la fréquence, le désordre, l'aliénation ou la perversion d'une ou de plusieurs de nos facultés, suivant les plus futiles distinctions sociales, ils ont établi leurs divisions et rempli tous leur cadres. Ils ont de cette manière réduit l'existence des individus compris dans chacune de leurs catégories à une série d'idées, d'affections, de sentiments et de penchants incompatibles pour ainsi dire avec les autres caractères de l'humanité. C'est par des classifications d'un pareil arbitraire que, pendant des siècles, l'homme s'est trouvé déshérité de ses droits, arrêté dans son développement et outragé dans sa nature.

Lorsque notre vénérable Pinel éleva la voix en faveur des aliénés, il eut à lutter contre une partie de ces erreurs. Avant qu'il se fut fait entendre, ces malheureux étaient en France ce qu'ils sont encore aujourd'hui dans l'Orient, *des êtres à part*, qui, disait-on, ne pouvaient être modifiés par aucun moyen philosophique ou médical, et qui devaient tout simplement être abandonnés à la pitié publique. Pinel ne fut point arrêté par ces idées préconçues; il se renferma dans l'hospice de Bicêtre, il alla vivre au milieu des aliénés, et se livra tout entier à l'observation. Ces infortunés furent pris alors pour ce qu'ils étaient, c'est-à-dire pour des malades qui devaient être, comme l'universalité des hommes, accessibles à toutes les ressources de la thérapeutique. Après avoir fait tomber leurs fers et combler leurs cachots, il leur fit l'application de plusieurs grands principes de la médecine hippocratique, et posa lui-même les bases d'un traitement méthodique. En méditant son *Traité de l'aliénation mentale*, où il a déposé ses plus beaux titres à la reconnaissance de ses contemporains et de la postérité, on peut apprécier l'étendue de son génie et l'activité de sa bienfaisance. Jamais la cause du malheur n'avait été plaidée avec plus de chaleur, plus de désintéressement et de persévérance ; jamais les gouvernements n'avaient été éclairés sur leurs obligations avec plus de science, de gravité et de respect des convenances.

Relativement aux criminels, qu'est-ce qui s'oppose aujourd'hui à la création de maisons pénitentiaires ?

Pourquoi n'avons-nous pas d'établissement pour cultiver l'intelligence, modifier les penchants, dompter le caractère et ennoblir les sentiments ? C'est parce que nous sommes sous l'empire des mêmes préjugés, parce que nous n'avons ni lumières ni justice, parce que nous sommes tièdes pour le bien, et que nous n'aimons pas à changer d'habitudes ; c'est enfin parce que nous avons séparé les condamnés du reste des hommes. Il semblerait que l'application des lois eût suffi pour les priver à jamais des attributs de l'espèce. On les a regardés comme d'une nature tellement inférieure, ou comme à tel point déchus de leur origine que tout retour de leur part à l'ordre, à la raison, à la vertu, à l'intérêt personnel, au sens commun a passé pour impossible,

M. Appert, tout récemment, dans son *Journal des Prisons*, a contribué à accréditer ces erreurs. Sans expériences préalables, sans aucun fait majeur d'observation, sans réfléchir aux lacunes et aux vices de nos institutions et sans en reconnaitre les effets, il a voulu établir aussi ses divisions, et, d'un trait de plume, il a frappé d'incurabilité sa première catégorie. Effaçons donc encore ici des distinctions que la raison ne peut approuver. D'après tous les faits bien observés qui ont été mis à notre connaissance par les travaux des philanthropes Larochefoucault-Liancourt, Edouard Livingston, Charles Lucas, nous pouvons assurer que le plus grand criminel peut se repentir, s'éclairer, se corriger et recouvrer sa dignité. Dans quel état de souillure et d'abrutissement où vous puissiez le supposer tombé, songez en définitive que c'est toujours à *l'homme* que vous avez affaire, et que, comme tel, il n'y a point d'être dans le monde qui, par le nombre de ses facultés, la vivacité de ses sensations et la multiplicité de ses besoins, offre autant de surfaces à toucher, et qui par conséquent se présente avec plus de chances de succès pour sa régénération.

Plus nous ferons de progrès dans l'étude de l'organisation et de la physiologie du cerveau, plus nous tiendrons compte pour compléter nos observations, de l'influence des circonstances extérieures sur le développement et l'exercice de nos facultés, plus notre point de vue sera large, plus nous nous identifierons avec nous-mêmes, c'est-à-dire avec tous les hommes, quels qu'ils soient; et mieux nous rentrerons dans la nature et dans la vérité, mieux nous pourrons trouver des méthodes propres à animer, régulariser ou rétablir toutes les fonctions de la vie cérébrale. En marchant dans cette direction et en ne consultant que l'expérience, on verra combien nous étions fondés à ne point nous arrêter aux lignes de démarcation de nos prédécesseurs, et à faire ressortir les rapports qui nous unissent tous indistinctement les uns aux autres; on verra non seulement de nouvelles preuves de l'identité des causes du crime et de l'aliénation, mais encore on se convaincra que les ressources les plus précieuses de la médecine pour le traitement des maladies mentales sont également les plus efficaces pour apaiser la fougue des passions, neutraliser l'empire des mauvaises habitudes et relever de sa chute et de sa dégradation le criminel le plus avili et le plus corrompu.

Si, dans mes principes d'éducation spéciale, j'embrasse sous des points de vue analogues les grands hommes et les grands scélérats, ce n'est pas que j'aie la moindre tendance à vouloir détruire la moralité chez l'homme; ce n'est pas non plus que je veuille lui enlever le mérite et le démérite de ses actes, que je confonde, en un mot, le crime et la vertu; mais c'est que toutes les facultés qui nous ont été données sont bonnes en elles-mêmes et dans leur destination; c'est qu'en définitive, un homme ne diffère d'un autre homme que du plus au moins; c'est que si une ou plusieurs facultés, par exemple, sont trop ou pas asez ou convenablement développées ; si elles agissent isolément ou avec le concours et l'association des autres ; si l'égoisme les met en action ou si la bienveillance les modifie ; si elles ne sont point suffisamment éclairées ou si la raison règle leur emploi, inévitablement alors elles s'écartent ou se rapprochent de leurs objets légitimes ; elles ont trop de force ou trop d'inertie, ou elles se manifestent de la manière la plus complète et la plus avantageuse, et suivant leur propre nature et la diversité de leur application, suivant qu'elles ont été en harmonie ou en désaccord avec l'espèce, avec ses besoins, ses sentiments, ses droits et sa justice, elles établissent la supériorité, le bonheur, le malheur ou le crime de l'individu, et quelquefois elles le font nécessairement placer au rang des grands hommes ou des grands scélérats.

Quant à la crainte que quelques-unes de nos idées ne consacrent une espèce de fatalité, qu'elles ne tendent à soustraire l'homme à l'application de la morale, de la justice et des lois, qu'elles ne soient, en un mot, ainsi qu'on affecte de le dire, subversives de tout ordre social, le plus simple examen suffira pour démontrer combien elle est chimérique. Que l'on veuille bien considérer d'abord que, dans notre travail, les masses qui forment les nations, et sur l'apathie, la médiocrité et la facile direction desquelles les institutions ont été et doivent être calculées, sont mises de côté ; qu'on prenne ensuite connaissance de nos observations particulières, qu'on apprécie les dimensions de la tête prise dans ses trois diamètres principaux chez les sujets qui nous les ont fournies, et loin d'y signaler aucun principe destructeur de la société, on y trouvera au contraire la confirmation des idées des esprits les plus sévères et les mieux éclairés, touchant la parité des formes cérébrales, l'égalité des facultés, la similitude et l'uniformité des circonstances extérieures, et partant la justice d'une même responsabilité ; mais une fois ces vérités de première importance reconnues et proclamées, pourquoi s'imaginer qu'il n'existe pas des vérités d'un autre ordre : pourquoi

se refuser à constater d'autres faits qui, quoique exceptionnels, ni moins positifs ni moins évidents ; pourquoi s'obs-
tiner à ne pas reconnaitre dans certains cas particuliers
les inégales répartitions de la nature?

Eu égard, par exemple, à l'étendue des facultés intellectuelles, lorsqu'il est si facile aujourd'hui, par les travaux de
nos devanciers, de distinguer au premier coup d'œil jeté
sur la configuration cérébrale, la plupart des idiots et des
imbéciles de naissance, des hommes ordinaires et des
hommes supérieurs, pourquoi ne pas rechercher, contra-
dictoirement à l'autorité de Bichat et des hommes de son
école, s'il n'y aurait pas aussi, eu égard à la manifestations
des qualités affectives des sentiments et des penchants, des
différences tellement prononcées, chez quelques individus, dans le développement intégral ou partiel de certaines
parties du cerveau, qu'elles seraient en quelque sorte l'indice de mutilations ou de proportions démesurées ? Chose
bien singulière et dont on n'aime pas à donner les raisons !
on veut bien avouer que l'étroitesse et l'aplatissement
considérable du front entrainent nécessairement avec eux
la faiblesse de l'intelligence, ou sa privation presque totale ; que ses larges et hautes dimensions sont l'indice heureux des plus précieuses facultés, et on est prêt à livrer
aux anathèmes de la religion l'observateur qui, croyant
avoir trouvé des rapports non moins incontestables entre
l'état de développement des régions latérales postérieures
et inférieures de l'encéphale, et l'énergie ou l'impuissance
native des forces instinctives et morales, donne à juger
les faits qu'il a recueillis sur cet objet, et qui lui semblent
propres à éclairer l'éducation, la morale et la législation.

En effet, si dans l'une comme dans l'autre circonstance,
nous prenions tout de suite notre point de départ et d'appui,
si nous faisions pour les enfants qui par vice de nature ont
un *mauvais naturel*, ce que nous faisons pour ceux qui,
par la même cause, ont une intelligence obtuse ou rétrécie ;
si nous reconnaissions de prime abord leurs fâcheuses dispositions au lieu de nous faire illusion sur leur compte, de
chercher inutilement dans l'influence des circonstances exté-

rieures l'explication de leurs anomalies, d'adopter des mesures sans rapport avec leur mode actuel d'existence, et de laisser s'écouler dans les alternatives et le tâtonnement un temps d'autant plus précieux, que leurs habitudes se renforcent par l'exercice et les oppositions mal calculées qu'on veut y apporter; si, dis-je, nous n'étions pas, sous tous ces rapports, dans la plus profonde ignorance, bientôt nous parviendrions avec l'étude et du zèle, à modifier ces constitutions singulières, et à les ployer et appliquer, comme eût dit Montaigne, au niveau de la générale et grande maîtresse, la nature universelle. Voyez les avantages qui résulteraient de l'application de ces principes : on pourrait souvent prévoir et prévenir les impulsions de ces êtres mal constitués. Dans tous les cas, on les prendrait au moment même où ils manifestent pour la première fois leurs tendances, et par l'application des lois de la physiologie, par les instructions de l'expérience, on parviendrait à former un plan d'éducation spéciale qui, s'il ne conduisait pas à réaliser toutes les espérances que les pères et les mères ont tant de plaisir à fonder sur leurs enfants, aurait du moins l'avantage de préserver quelques infortunés d'eux-mêmes, de sauver l'honneur de leur famille, et de les faire rentrer dans l'humanité.

Qui ne s'imaginerait, après tant de volumes écrits sur l'éducation, que cet art de cultiver nos facultés ne fut arrivé à son dernier degré de perfectionnement? Il n'en est point ainsi cependant, et il n'en faut pas chercher bien loin la raison. Nous sommes à tel point fidèles aux traditions, que toute manifestation d'une faculté quelconque ne donne lieu dans notre esprit qu'à l'une ou à l'autre des interprétations suivantes. Tantôt nous la regardons comme le résultat d'une éducation bonne ou mauvaise ; tantôt la dépravation nous paraît en avoir donné l'idée. Ici nous la jugeons être la conséquence d'une excitation extérieure, puissante et inattendue, et là elle n'est que l'expression d'une maladie, l'effet d'une aliénation mentale. Ces différentes opinons sont fondées sur l'expérience, et je ne prétends en infirmer en rien la justesse; mais on s'est arrêté là, et encore n'a-t-on vu qu'un seul côté des choses. On n'a pas remarqué, ainsi que nous aurons plusieurs fois l'occasion de le démontrer, que tel ou tel acte chez tel ou tel individu ne reconnaissait aucune de ces causes; qu'il n'avait le caractère ni de la passion, ni de la vertu, ni du crime, ni du délire, mais qu'il était le fait nécessaire, involontaire, d'une constitution mal organisée, abandonnée à elle-même et à ses produits naturels; que, conséquemment, ce ne pourrait être que d'après l'appréciation bien exacte et antérieure à toute chose de l'état cérébral du sujet que l'on pourrait porter un jugement sur lui et chercher avec quelque avantage les moyens d'éclairer son intelligence, de réprimer ses penchants et de compléter sa vie.

Les législateurs, les juges ou les hommes qui s'occupent de l'éducation ont paru, jusque dans ces derniers temps, ne pas être assez convaincus que la source la plus féconde de nos déterminations est dans notre intérieur. Nos affections, nos sentiments, nos penchants, nos instincts, nos passions, nos talents, nos richesses intellectuelles et morales, nos forces fondamentales, tout est là, tout vient de là; les circonstances extérieures ne créent rien. Nos facultés sont innées et tous les germes en sont déposés dans l'organisation. Cultiver ces dispositions, ces facultés, les diriger, les éclairer, les perfectionner, ou dans un autre but les négliger, les comprimer, les contre-balancer, les modifier, voilà ce que l'on peut faire avec du calcul et de la méthode. C'est dans l'emploi des modificateurs externes que gît toute la puissance de l'éducation.

Que des hommes sages et bienveillants coordonnent tous ces matériaux du monde extérieur, qu'ils se pénètrent des principes de la physiologie du cerveau, qu'ainsi préparés ils agissent avec lenteur, force et régularité sur les têtes inégales, violentes et indisciplinées qu'on amènera à leur consultation, et bientôt ils auront montré jusqu'à quel point on a limité les pouvoirs que l'homme peut exercer sur ses semblables.

Pour ma responsabilité personnelle, tout en soutenant que la volonté ne dirige pas toujours toutes nos actions, et en signalant à cette occasion les erreurs des idéologues et des criminalistes. ai-je besoin d'exprimer la haute idée que je me fais de la perfectibilité de l'espèce humaine, de me signaler comme un des partisans les plus déclarés de l'éducation? Non: j'abuserais des instants de mes lecteurs; le sujet que j'ai pris pour texte vaut une profession de foi; il met au grand jour toutes mes espérances, et de prime abord il doit me faire inscrire parmi les écrivains qui regardent l'homme en général comme le disciple de tout ce qui l'entoure.

J'ai dit que nos observations, tout en fournissant des applications utiles à l'éducation des enfants, pouvaient servir aussi à éclairer la morale et la législation. Voici les questions que je me suis faites à ce sujet, et que j'adresse en même temps aux personnes qui pourraient en douter. Nous, qui nous plaçons tous les jours sur un tribunal pour juger nos semblables, avons-nous bien tous les documents nécessaires pour arriver, sans aucune exception, à une estimation rigoureuse du degré de moralité, de criminalité, d'indifférence, d'aliénation ou d'imbécillité de leurs actes?

Lorsqu'il est question d'examiner quelques-uns de ces faits atroces et inouïs qui confondent toute une population, et qui sont vraiment inexplicables par nos intérêts et par nos passions ordinaires, devons-nous, à l'exemple de la multitude, renoncer à notre intelligence, nous laisser entraîner à un mouvement d'horreur, et ne sentons-nous pas en nous-mêmes tout ce que prescrivent alors l'étrangeté du fait même, nos lumières, notre conscience et l'honneur de l'humanité ?

Je le demande maintenant, est-ce là le cas de s'arrêter, avec les moralistes et les jurisconsultes, à tenir compte seulement des influences extérieures, comme source première et unique des déterminations de l'homme, et comme détruisant, atténuant ou augmentant sa culpabilité? Tout en appréciant la valeur de ces excitations, ne faut-il pas porter plus loin nos investigations ? Ne sommes-nous pas assez avancés dans l'étude de l'organisation et des maladies mentales. pour rejeter les interprétations populaires.

et pour soutenir et prouver qu'il y a en nous-mêmes des mobiles indépendants de toute sollicitation du dehors?

N'est-il pas alors du devoir le plus rigoureux de rechercher avant toute chose, dans les circonstances extraordinaires, ce que la constitution cérébrale bien déterminée de l'accusé a pu comporter? L'observation n'apprend-elle rien à ce sujet? Il reste encore à examiner si la conduite de l'infracteur n'est point l'effet de l'aliénation mentale. Pourquoi s'arrêter avec tant d'obstination à la matérialité des actes? Ne sait-on pas que l'agent seul peut leur donner un caractère? Ces obligations de première équité sont remplies sans résultat. Eh bien! rentrons dans les habitudes ordinaires de la jurisprudence, et satisfaisons de notre mieux aux droits de la société. De cette manière on établit l'empire de la raison; on empêche l'effet des meilleures comme des plus mauvaises intentions, et, dans la force et la précision de cette doctrine, on absout l'humanité d'un certain nombre de crimes et d'abominations, dont elle n'a pas besoin pour faire sentir la nécessité des lois. En m'exprimant ainsi je ne dissimule aucune difficulté, mais je soulage mon sentiment inné de justice. Je crois offrir à l'intelligence et à l'âme de mes contemporains des considérations dignes de leur intérêt et de leur amour de l'humanité, et j'aurai peut-être le bonheur, dans le cours de mon travail, de prouver à mes lecteurs que j'ai fait tous mes efforts pour servir, tout aussi bien que qui que ce soit, en cette circonstance, mon pays, la morale, la science et les malheureux.

Dans le cercle étroit où nous sommes renfermés par la force des choses et l'évidence des faits toute réclamation contre notre principe nous paraît difficile. Aujourd'hui que les découvertes de nos savants commencent à franchir le seuil des écoles, il faudrait avoir bien de la mauvaise foi, ou être frappé d'un aveuglement invincible, pour nier, d'après l'unanimité de leurs observations, la facilité qu'ils nous ont donnée d'en vérifier l'exactitude, et les exemples que nous avons tous les jours sous les yeux que la nature ne se montre pas quelquefois inégale dans ses répartitions; mais si cette opinion ne peut être contestée, s'il existe un petit nombre d'individus qui, sous le rapport de l'intelligence et des qualités affectives, soient véritablement au-dessus ou au-dessous des proportions ordinaires de l'humanité; si les formes de leur organisation nous expliquent à *priori* leur nullité, leurs faiblesses, leurs passions, leurs crimes et leurs monstruosités, ou leur bienveillance et leur génie; si, relativement à ceux qui sont disgrâciés, nous sommes entraînés par notre conscience à tenir compte, dans l'appréciation morale de leurs actes, des particularités de leur configuration cérébrale, il faut répéter ce que nous avons déja dit ailleurs en d'autres termes, savoir, que les criminels considérés en masse, ne présentent aucun vice de constitution qui puisse leur donner le droit d'accuser la nature et d'invoquer la commisération des juges.

Les formes de l'organisation ne trahissant donc que dans quelques cas exceptionnels les disgrâces ou les libéralités de la nature, c'est-à-dire l'idiotisme ou une grande capacité intellectuelle, la faiblesse ou l'énergie des qualités affectives, certaines dispositions aux affections cérébrales, et ne donnant également que l'explication d'un petit nombre d'infractions légales plus ou moins extraordinaires, il restait à rechercher sous quelles influences en général l'homme arrive à l'aliénation mentale, et comment il se déprave et devient criminel. Quoique une partie de cette question eût été traitée, sous quelques rapports, avec beaucoup de supériorité par les philosophes anciens et modernes, et qu'en lisant leurs ouvrages j'eusse lieu d'admirer bien souvent la justesse de leurs observations et la sagesse de leurs maximes, j'ai cependant jugé convenable de ne point écrire sous leur autorité et d'observer par moi-même.

J'ai pris ce motif de détermination dans la certitude où je suis de considérer, comme médecin, mon sujet sous des points de vue qui n'avaient pu frapper ces hommes illustres, à raison de l'état imparfait où se trouvaient à leur époque l'anatomie et la physiologie. Ils n'avaient presque aucune idée des fonctions du cerveau; les préjugés, la crainte ou la vanité, ainsi que je l'ai déjà dit, en leur faisant poser une barrière insurmontable entre l'homme et le reste de l'animalité, les privaient de comparaisons importantes; ils constataient des faits, mais ils ne les rattachaient point à leurs véritables causes. Quelques-uns consacraient le principe de la prédestination, quelques autres s'imaginaient que la nature de l'homme n'était point déterminée par la création, et que le jeu fortuit des circonstances extérieures lui imprimai ses caractères; tous enfin, en écrivant sur l'éducation, négligeaient la connaissance des facultés primordiales, dont on se propose par nos méthodes l'exercice, le développement et la direction à l'avantage de notre existence entière. Aucun d'eux ne les a considérées : 1° en elles-mêmes et comme forces actives; 2° dans leurs influences mutuelles et leurs associations; 3° enfin, dans leur manifestation sous la puissance des modificateurs externes (1).

Fortement préoccupé de toutes ces idées, je sollicitai du pouvoir l'autorisation de faire mes observations sur les criminels renfermés dans nos bagnes et dans nos prisons du département de la Seine. M. Émile Barateau, alors chef

---

(1) Je viens de tracer ici le plan d'un ouvrage que je me propose de livrer au public sous le titre d'*Essai sur la nature de l'homme*. Depuis les philosophes de l'antiquité jusqu'à nos jours, beaucoup d'auteurs ont publié des livres sous la même dénomination : mais je n'en connais pas qui ait marché directement à son but et qui ait compris son mandat. Socrate cependant avait demandé une philosophie qui pût fournir des applications pratiques; il voulait ramener sur la surface de la terre les savants qui se perdaient dans les nues. L'exemple et le précepte de cet homme positif ayant été dédaignées, les sophistes et les métaphysiciens ont prévalu dans les écoles : aussi remarque-t-on que toutes ces compositions ne paraissent point avoir été faites sur la même matière.

Chaque auteur s'est livré sans guide, sans réserve et sans rapprochement à ses inspirations; les idées spéculatives, les rêves de tous les sentiments, l'empreinte du despotisme politique ou religieux de chaque époque sur tous les produits de l'intelligence, l'abstraction totale de la constitution de l'homme et des influences extérieures qui la nuancent et la modifient; voilà ce qui réduit en quelque sorte aujourd'hui à un objet d'histoire et de curiosité une multitude d'ouvrages qui, entrepris dans une meilleure direction et appuyés sur une base invariable, celle de l'organisation, auraient pu concourir aux progrès de la philosophie; philosophie qu'il est bien temps de rappeler à sa destination, qui n'est restée si longtemps oiseuse et stérile que parce qu'elle s'est formé un monde idéal et insaisissable et qui ne peut plus, ce me semble, avoir cours parmi nous, si elle est autre chose que la science de la vie ou l'étude des réalités.

du cabinet du ministre de l'intérieur, à qui j'avais communiqué la plus grande partie de mon travail, eut l'obligeance de faire connaître à M. de Martignac le plan que je m'étais tracé, et ce fut sous leurs auspices que j'adressai ma demande au ministre de la marine M. Hyde de Neuville. M. de Belleyme reçut aussi ma pétition. Mes honorables compatriotes, M. le baron Pasquier et M. Jules Pasquier, son frère, voulurent bien aussi me prêter l'appui de leur autorité et de leur recommandation. J'offrais à tous ces hauts fonctionnaires l'occasion de servir la science et l'humanité : la permission ne se fit point attendre. Là, mieux que partout ailleurs, je pouvais espérer d'arriver à mon but ; je voulais suivre en quelque sorte ces malheureux pendant toute leur carrière, afin d'analyser complètement les circonstances qui, en leur faisant oublier leurs devoirs et méconnaitre leurs vrais intérêts, les avaient jetés dans le crime et dans l'infortune. Je désirais aussi profiter de cette occasion pour infirmer ou confirmer par de nouvelles expériences les opinions du docteur Gall. A Bicêtre et à la Force je fus, si je puis parler ainsi, plus heureux que je ne m'y attendais, eu égard aux résultats que je désirais si vivement obtenir. Je rencontrai dans ces demeures de l'expiation une foule d'enfants dont la corruption anticipée avait déjà nécessité des mesures répressives. C'est l'histoire de leur première enfance que je me suis péniblement attaché à retracer dans ses moindre détails. On verra par le nombre et l'importance des questions que je leur ai posées, et dont on peut de suite prendre connaissance en consultant la page qui précède leur biographie ; on verra, dis-je, si j'ai pris soin de tenir compte de leurs dispositions originelles ou accidentelles, et si j'ai apprécié avec quelque exactitude les circonstances au milieu desquelles ils ont apparu et débuté dans la vie.

Puissent mes lecteurs s'émouvoir de pitié au récit de leur malheur ; puissent-ils se pénétrer des besoins de l'ordre social, s'étonner de ne trouver au XIXe siècle aucune institution préservative, et solliciter du pouvoir la création d'une maison d'éducation spéciale ! Loin

de moi la pensée de vouloir limiter l'exercice de la bienfaisance. Je voudrais que l'on put s'occuper de tous les malheureux ; mais dans l'impossibilité où l'on est de faire tout
à la fois, rien ne parait plus juste et plus sage, rien ne sa-
tifera mieux à l'intérêt public que de prendre d'abord en
considération l'enfance et l'adolescence. Cette partie de la
population des prisons n'est point arrivée au dernier degré
de la dépravation. Victime de l'abandon, de l'inexpérience
et de la curiosité naturelle au jeune âge, elle n'a point appor-
té de moralité dans ses actes. Elle a matériellement commis des infractions légales dont elle n'a connu ni la turpi-
tude, ni la gravité, ni les tristes plaisirs. Ses habitudes ne
sont point enracinées ; devant elle est un long avenir. Elle
touche à cette époque de la vie où le cœur et l'âme s'ouvrent à toutes les sensations et reçoivent aisément l'impulsion qu'on leur donne ; c'est le moment d'agir et de prendre contre elle nos premières comme nos plus précieuses
garanties.

Il appartiendrait peut-être à notre belle France et à la
philantrophie du roi qui la gouverne, de donner à l'Europe
le modèle d'un pareil établissement. Que l'intelligence y
soit développée ; que la morale, considérée enfin comme
une science, y soit enseignée ; que les pratiques et les instructions du culte y soient simples, graves et dans l'esprit
de l'Evangile ; que l'industrie, en donnant à l'enfant un état,
en lui faisant contracter des habitudes d'ordre, de travail
et d'économie, nous prête la force de ses moyens ; qu'avec
et avant tout cela les applications de la physiologie du cerveau nous servent à ouvrir à chaque individu la carrière
qui convient le mieux à ses dispositions originelles. La
principale ordonnance de Platon en sa République, dit
Montaigne, c'est, « donner à ses concitoyens selon leur
nature, leur charge. Nature peut tout et fait tout, ajoute ce
spirituel observateur. Les boiteux sont malpropres aux
exercices du corps et aux exercices de l'esprit ; les âmes
boiteuses, les bastardes et vulgaires sont indignes de la
philosophie ».

Je ne crains pas de l'affirmer, soit que les malheureux

qui y seront accueillis présentent une organisation incomplète ou démesurée, soit que sans vice de nature ils aient été pervertis par les mauvais exemples qu'ils ont eus sous les yeux, et que par le fait même, ils fassent également exception; les uns et les autres, soumis à l'influence des méthodes en rapport exact avec leurs singularités natives ou acquises, y recevront les modifications plus ou moins profondes que réclame leur état, et, reconstitués autant qu'ils en sont susceptibles, par ce concours de circonstances et d'efforts, ils seront un témoignage évident de tout ce que peut pour le bien public et le bonheur individuel un gouvernement qui apporte dans l'exécution de ses projets de grandes vues et de bonnes intentions.

Qu'il me soit permis à ce sujet de faire une observation générale. Tout le monde sent l'importance de l'éducation ; mais d'après la manière dont elle a été dirigée dans ces derniers temps, peu de personnes sont en état de connaître toute l'étendue de ses ressources. Le pouvoir qui vient de se briser avait pris à tâche de ne cultiver dans les jeunes âmes aucune de ces facultés qui donnent à l'homme le sentiment de sa grandeur, de ses droits et de ses obligations. Il ne voulait pas que nous connussions le noble but de l'existence humaine. A dix huit ans, la tête pleine de grec, de latin et de phrases de réthorique, nous avons été obligé de commencer à nouveaux frais, avec notre *science toute livresque*, une nouvelle étude, celle des hommes et des choses. Le temps est arrivé de faire pour nos enfants, mais dans une direction tout opposée, ce que les ennemis du bien public n'ont cessé de mettre en pratique pour mutiler l'espèce et augmenter le nombre de leurs créatures. Emparons-nous de la jeunesse, elle se compose de petits hommes, disait Bernardin de Saint-Pierre ; cherchons à lui inculquer de bonne heure les principes dont elle a besoin pour consolider le brillant avenir que nous lui avons préparé. Agrandissons sa sphère par l'éducation de toutes ses forces fondamentales ; préparons-la à toute l'importance du rôle qu'elle doit remplir un jour sur un plus grand théâtre, et attachons-nous à faire passer dans ses mœurs l'esprit des lois qui nous régissent. Les habitudes de l'enfance, soyons-en bien convaincus, ouvrent l'âme aux habitudes qui doivent remplir la vie de l'homme. Nous donnerons ainsi un ressort puissant à la législation, et ses résultats politiques et moraux seront moins tardifs et plus universels.

Mes lecteurs ont déjà pu remarquer l'attention que j'apporte à aller au devant de toute objection qui pourrait avoir quelque apparence de force et de vérité. Pour arriver à une solution et dans l'intérêt de ma propre conviction, je n'ai dû négliger aucun moyen de dissiper les doutes et les incertitudes que j'ai vus s'élever dans l'esprit de quelques hommes à qui j'avais donné l'idée de mon travail, et dont je ne pouvais en aucune manière suspecter la bonne foi. Mon sujet, d'autre part, touchant aux plus hautes questions de la jurisprudence, de la morale et de la philosophie, je me suis également fait un devoir de ne rien avancer légèrement et d'appuyer chacune de mes propositions sur un grand nombre de faits, Sous ce rapport et relativement aux infracteurs ordinaires des lois, les documents de la statistique ne m'ont point été inutiles.

Devant la mauvaise foi, j'ai eu plaisir à en dérouler les tableaux. Je n'en ai retiré aucun avantage pour les faits extraordinaires de la médecine légale. Un mot sur l'idée que je me fais de cette science, sur l'emploi que j'en ai fait et sur les services qu'elle peut rendre.

Dans ces derniers temps, des hommes qui ont senti le besoin de l'esprit positif de l'époque, et qui eux-mêmes paraissent doués d'une grande sévérité de jugement, ont publié des travaux de statistique d'un haut intérêt. Ils ont eu le mérite et la patience de rassembler des milliers de faits entassés confusément dans les cartons des administrations et jusqu'alors totalement perdus pour la science. Autant que l'a demandé la spécialité de mon travail, je me suis servi de ces chiffres, et c'est même sous cette forme neuve compacte et imposante, que j'ai donné quelques-unes de mes démonstrations.

Néanmoins je dois dire, pour rappeler les vérités les plus

simples et rendre à chacun ce qui lui appartient, que les hommes qui nous ont précédés, et qui ont plus ou moins marqué dans la science, n'ont point passé leur vie dans une déception continuelle ; qu'ils ont dû, conformément à la constitution de la nature humaine, s'en rapporter au témoignage de leurs sens et au travail de leur intelligence, et que les principes auxquels ils sont arrivés par l'observation, l'analyse et la force de leur tête pouvaient jusqu'à un certain point, se passer de l'espèce de sanction que viennent de leur donner ces dernières investigations. Qui ne sait, en effet, que tout marche par des lois éternelles ? Ce qui est, est. Cent faits, mille faits, ajoutés à cent autres ou mille autres faits, n'ajoutent rien à une réalité quelconque. La statistique, à mon avis, a donc servi quelquefois à apprécier la justesse d'opinions qui n'avaient pas besoin de vérification ; elle a consacré jusqu'à présent les assertions du génie, assertions qui ne pouvaient être gratuites, je le répète, qui n'étaient point émises comme le résultat d'une illumination soudaine, mais comme le produit de l'observation, et l'effet nécessaire d'une intelligence bien ordonnée, qui travaille et réfléchit sur de bons matériaux. La statistique, par les masses de faits qu'elle a fait apparaître, a forcé l'incrédulité jusque dans ses derniers retranchements. Appliquée à toutes les parties de l'histoire de l'humanité, elle peut hâter la connaissance des vrais rapports des choses, et, après les avoir constatés, contribuer puissamment à les faire établir ; mais, quelque éminents que soient les services qu'elle a rendus, je n'ai point encore vu surgir de tous ses calculs une idée inconnue au monde intellectuel et moral, et susceptible, par ses applications, d'en changer les données.

J'ai fait entendre que la statistique, avec quelque exactitude qu'elle enregistrât les faits, ne pouvait néanmoins donner par ses chiffres la solution de toutes les questions : on va le concevoir aisément. Que font des matériaux de la statistique les têtes à induction, les têtes philosophiques ? Elles s'emparent de tous les faits bien observés qui leur sont fournis, et qui se sont passés dans tel département.

Elles additionnent, comparent les résultats, signalent les différences et se mettent à la recherche des causes. Bientôt elles trouvent des rapports constants, invariables, entre tel et tel ordre de faits et telle influence extérieure. Elles tirent alors forcément leurs inductions et les présentent avec confiance aux législateurs.

En raison de l'uniformité de l'organisation de l'homme en général et de son indifférence originelle, les circonstances extérieures modifiant tous les pouvoirs, exerçant une influence immense sur la mesure, la direction et l'emploi des facultés, et imprimant même à la longue suivant leur diversité un caractère à chaque peuple, on peut, sans crainte de se tromper, prendre en rigueur les explications fournies par ces chiffres et calculer en conséquence.

Néanmoins, quelque semblable que soit l'homme à lui-même et quelque facilité qu'il présente à toute espèce de modification, je demanderai si l'on prétend faire de ce principe rigoureusement vrai, une application universelle. Je demanderai comment une science qui doit éclairer l'étude de la nature humaine et donner des matériaux à la médecine légale, qui porte jusqu'au scrupule l'esprit de détail et d'ensemble, qui fait entrer dans ses éléments de jugement sur les hommes l'appréciation exacte de l'instruction et de l'ignorance, de la misère, de l'aisance du commerce, de l'industrie, de la profession et de toutes les autres choses extérieures; comment, dis-je, elle a pu jusqu'ici négliger les documents qu'elle recevait de l'organisation. Pourquoi, lorsqu'elle a déjà fait un pas vers cette heureuse direction, en tenant compte de l'influence des différents âges, n'a-t-elle pas suivi sa marche dans la même ligne et noté les dimensions générales et les formes particulières des têtes ? A-t-on donc oublié que les faits ne sont pas des êtres abstraits; qu'ils ne sont rien par eux-mêmes; qu'ils sont le produit d'individus ; qu'ils tirent leur valeur et prennent leur caractère, non seulement de la situation, mais encore de la nature de ces individus, et que devant les hommes justes, ils ne peuvent être pesés, déterminés que de cette manière? Que la statistique des cours criminelles fasse donc, au moins, dans les circonstances extraordinaires, un cadre de plus; qu'elle fasse connaitre le développement du cerveau de l'individu dont elle retrace l'existence extérieure avec tant de fidélité; qu'elle envisage le sujet de ses observations sous toutes les faces qu'il peut présenter, en un mot, que sa vue soit complète. Par cette prise en considération du physique de l'homme, le mystère qui couvre certains actes se trouvera dévoilé; on aura le mot de quelques énigmes, on se livrera moins souvent devant les tribunaux à des interprétations ridicules ou quelquefois bien cruelles. L'état de l'encéphale enfin sera compté pour quelque chose; il sera pour tout le monde ce qu'il est pour nous, la traduction physiologique de l'activité de certains sentiments ou penchants dont il est impossible de trouver la source et la cause dans les excitations du monde extérieur, dont la manifestation non motivée parait marquée du sceau de la fatalité, et dont une éducation spéciale eût pu seule comprimer la violence et régulariser l'emploi (1).

Relativement aux applications que l'on peut faire de toutes ces observations à la morale et à la législation, j'ai déjà fait sentir ailleurs la nécessité, si l'on voulait être juste, d'abandonner pour des sujets pareils les termes

---

(1) Dira-t-on à cette occasion qu'une Cour d'assises n'est point un jury médical, qu'elle est incompétente pour juger des vices de l'organisation et constater les rapports qui existent entre telle et telle forme cérébrale et telle et telle manifestation, et que nous multiplions les difficultés de la jutidiction criminelle? Cette réflexion aurait quelque justesse si les tribunaux n'avaient pas toujours un médecin à leur disposition, et si ce dernier venait renouveler devant eux les discussions métaphysiques du XVI° siècle; mais quand en la présence d'hommes graves et instruits, il n'est donné cours à aucune idée spéculative; quand il est question de faire une démonstration qui tombe sous les sens de l'homme le plus ordinaire; et qu'il s'agit tout simplement de fixer d'après l'observation le volume ou la forme du cerveau, qui entraîne inévitablement l'idiotisme, ou qui détruit la liberté morale, ou met au grand jour une vérité bien importante; on ne dit rien qui ne puisse être vérifié. On porte le défi de trouver une tête de la dimension et de la forme indiquée qui fasse exception et qr. mette en défaut la physiologie; et comme il n'y a dans tout cela ni jargon, ni subtilités scolastiques, je ne vois pas qu'on ait besoin d'être initié aux mystères de la science pour saisir ce qu'elle a de plus matériel, et se décider en conséquence du document le plus précieux que l'on puisse obtenir dans le cours d'un procès criminel extraordinaire.

ordinaires de comparaison. Je disais que la statistique, avec quelque exactitude qu'elle enregistrât les faits, ne pouvait néanmoins par ses chiffres donner la solution de toutes les questions. Avant de reproduire une partie de mon argumentation, je vais faire connaitre à mes lecteurs le rapport direct, incontestable, qu'il y a entre la masse encéphalique et l'idiotisme. J'ai fait sur mes idiots, par point d'arrêt dans le développement cérébral, l'expérience du docteur Gall : j'ai mesuré leurs têtes, et voici ce que je puis affirmer avec lui en cette occasion.

En mesurant ces têtes immédiatement au-dessus de la partie la plus proéminente de l'occipital, on trouve une périphérie de onze à treize pouces.

En les mesurant de la racine du nez au bord postérieur de l'occipital, on trouve huit à neuf pouces.

L'exercice entier des facultés intellectuelles est absolument impossible avec un cerveau si petit. Jamais encore on n'a trouvé d'exception à cette règle et jamais on n'en trouvera.

Cette loi de la nature, relative aux têtes de onze à quatorze pouces, se trouve de plus en plus confirmée. Lorsqu'on examine les têtes depuis l'imbécillité complète jusqu'à l'exercice ordinaire des facultés intellectuelles exclusivement, cet espace est compris entre les limites suivantes : quatorze et dix-sept pouces pour la périphérie ci-dessus, et onze à douze pouces pour l'arc compris entre la racine du nez et le grand trou occipital.

Les têtes de dix-huit pouces à dix-huit pouces et demi sont encore de petites têtes, quoiqu'elles permettent un exercice régulier des facultés intellectuelles.

Quand je dis dans quelques passages de mon travail que le cerveau est la condition matérielle des facultés intellectuelles et des qualités morales, je ne dis point qu'il en est la cause la première, mais bien qu'il en est l'instrument. Les manifestations de cet organe sont facilement appréciables, mais le mécanisme de ses opérations ne nous a point été dévoilé. A moins d'aimer à parcourir le champ des hypothèses, nous devons nous arrêter là où les moyens d'investigation nous abandonnent et où l'expérimentation ne nous apprend plus rien. Contentons-nous ici de constater les faits, et ne cherchons pas comment ils s'opèrent ; il est un terme auquel l'esprit de l'homme doit s'arrêter, et il ne lui sera peut-être jamais donné de connaître le secret des merveilles de la création. Suivons donc l'enchaînement admirable des causes et des effets qui frappent pour ainsi dire tous nos sens à la fois ; tenons compte des puissances inhérentes à l'organisme, analysons les circonstances au milieu desquelles se développent les phénomènes variés, mais pourtant immuables et limités de l'existence intellectuelle et morale de l'homme et sans nous perdre dans une foule de systèmes, nous arriverons par la déduction de nos observations, par cette marche sévère comme la science elle même, à des principes qui frapperont les esprits par leur évidence, qui pourront toujours être confirmés par les expériences ultérieures, et qui successivement jugés et consentis en quelque sorte par l'humanité tout entière serviront invariablement de base aux doctrines. C'est ainsi que rien ne sera livré à l'arbitre des instituteurs, que les conseils de l'expérience ne seront que l'application des lois de la nature, et que nous pourrons alors espérer le développement harmonique et régulier de tous nos organes et, par conséquent, de tous nos pouvoirs.

Je m'abuse étrangement, ou une pareille direction doit donner à l'intelligence et à l'âme de la force, de la mesure et de la dignité ; elle doit nous préserver de cette foule d'écarts et de mouvements désordonnés qui entraînent fréquemment après eux le malheur, le crime ou l'aliénation mentale ; elle doit développer tout ce que l'humanité comporte, et nous servir constamment dans la conduite de la vie, c'est-à-dire dans l'emploi de nos facultés comme hommes et comme citoyens.

RÉSUMONS-NOUS.

Les réflexions que je présente aujourd'hui sur l'éducation sont le résultat d'observations particulières et générales faites sur les aliénés, les criminels, les hommes de génie au dessous de l'homme ordinaire.

Je me propose de rechercher les moyens qui peuvent agrandir la sphère intellectuelle et morale des enfants disgraciés sous l'un ou l'autre de ces rapports.

J'indiquerai ceux qui me paraissent propres à conserver les dons de la nature chez les sujets privilégiés.

Relativement à l'enfant né de parents aliénés, et prédisposés par cela même à l'aliénation mentale ou à toute autre affection cérébrale, je dirai aussi ceux qui me semblent les meilleurs pour changer sa constitution et pour le soustraire conséquemment à la fatalité qui pèse sur sa tête.

Quant aux infracteurs ordinaires ou extraordinaires de nos lois, je m'efforcerai également de montrer les voies dans lesquelles il faudrait entrer, soit pour ramener à un emploi convenable de leurs facultés ceux qui, organisés comme la foule de leurs semblables, ont pris des directions vicieuses, soit pour contrebalancer, amortir, réprimer chez ceux qui sont hors de ligne, l'énergie des facultés naturellement trop prédominantes ou devenues telles sous des excitations démesurées (1).

Tel est le but que je me suis proposé d'atteindre, et auquel personne, que je sache, n'a tenté d'arriver. Est-ce à dire que je méconnaisse les travaux de nos prédécesseurs, et que je veuille insinuer que je n'ai pas profité des recherches exclusives qu'ils ont faites sur chacun des sujets importants dont j'ai saisi les rapports? Ce n'est point là ce que j'ai voulu faire entendre et je désavoue hautement toute interprétation semblable.

---

(1) Mon langage est affirmatif, parce qu'il exprime mes plus intimes convictions; mais tout en étant profondément convaincu de la possibilité de parvenir aux résultats que j'énumère dans ce paragraphe et en faisant même quelques tentatives à cet effet, je ne m'aveugle point assez pour oser croire les obtenir par moi-même. Heureux si par mes efforts je puis avoir la satisfaction d'indiquer à quelques hommes supérieurs un sujet digne de leur âme et de leur génie? C'est à eux qu'il appartient de faire connaître la puissance de l'éducation, et de montrer le degré auquel on peut arriver avec du dévouement de la patience, le sentiment de ses forces et le noble emploi de son temps.

Que si néanmoins, par l'identité de quelques parties de mon travail avec les points isolés qu'ils ont traités dans leurs ouvrages, j'expose quelquefois des idées analogues à celles qu'ils ont émises, j'affirme qu'elles sont à moi comme à eux, et je ne puis, en ce sens, ni leur rien enlever ni leur rien abandonner. « La vérité et la raison, dit Montaigne, sont communes à chacun, et ne sont pas plus à qui les a dites premièrement qu'à qui les dit après ».

Quoiqu'il en soit, la direction de mes études, ma position dans le monde, mes motifs de détermination dans les investigations auxquelles je me suis livré, mes idées médicales et mes principes de philosophie tout a dû nécessairement me faire considérer l'humanité sous quelques points de vue différents de ceux qui ont frappé l'esprit des hommes distingués dont je me plairai à mentionner les travaux, mais, ce me semble, cette différence dans les aperçus sert plus la science qu'elle ne nuit à ses progrès. Un seul homme voit si peu de choses à la fois et parmi les objets qu'il pourrait examiner avec toute l'étendue de son intelligence, il en est tant qu'il n'aperçoit qu'à travers les préjugés de son pays, de son enfance ou de sa profession, ou encore qu'au milieu du trouble des passions et des intérêts même les plus nobles qui l'agitent, qu'il ne peut y avoir qu'avantage à ce que les mêmes sujets d'observation soient étudiés par des hommes que la nature, l'âge, l'éducation, les habitudes sociales et les calculs de l'ambition ont rendus presque dissemblables par les idées exclusives et les sentiments prédominants qu'ils ont réciproquement apportés dans leur examen.

En dernière analyse, les faits ne sont que des matériaux; ils sont du domaine public, ils appartiennent surtout à ceux qui savent les mettre en œuvre, et ils tirent même toute leur valeur de la tête et de la main de celui qui les emploie. L'érudition la plus étendue ne suffit donc point dans les sciences. « C'est, disait Epicharme, l'entendement « qui approfite tout, qui dispose tout, qui agit, qui domine « et qui règne : toutes autres choses sont aveugles, sourdes « et sans âme. » Si en m'énonçant de cette manière et en m'appuyant de ces différentes autorités, je trahis quelques prétentions; si je me suis abusé sur l'importance et l'utilité de mon travail, je prie mes lecteurs d'excuser une illusion qui tient aux faiblesses de l'humanité et sans l'excitation de laquelle peut-être beaucoup d'hommes, dans la défiance de leurs moyens, n'oseraient rien entreprendre pour eux-mêmes ni pour le bien de leurs semblables.

ÉTABLISSEMENT ORTHOPHRÉNIQUE.

(1834.)

On doit cette justice aux hommes de notre temps; jamais il ne s'était rencontré autant de bons esprits qui comprissent mieux combien l'éducation importe au bonheur d'un peuple, et quelle influence immense une méthode qui se proposerait de favoriser le développement de toutes les facultés données à l'homme, pourrait avoir un jour sur la masse de la population.

Les idées qui commencent aujourd'hui à recevoir leur application dans nos écoles ne ressemblent en rien aux idées d'autrefois. L'éducation maintenant est à la hauteur de l'époque. Elle est devenue l'art de mettre l'homme en toute valeur pour lui-même et pour ses semblables; elle serait incomplète si elle n'avait pas aussi bien en vue la culture des qualités affectives, des sentiments et des penchants, que le développement intégral des facultés intellectuelles. Si ces deux parties de l'homme ne reçoivent pas les mêmes soins, l'œuvre est manquée, l'individu n'atteint point toute sa perfection, et ses intérêts, comme ceux de la société, en souffrent dans une égale proportion.

Mais dans les dons de l'intelligence, comme dans la force et le nombre des qualités du cœur, la nature n'est pas toujours égale dans ses répartitions. S'il est des individus dotés libéralement par elle, il en est d'autres aussi qu'elle a horriblement disgrâciés. C'est particulièrement pour ces derniers et pour les enfants qu'une éducation première mal entendue a jetés dans de fausses directions, que les besoins d'un établissement tel que celui que nous venons de fonder, se faisait impérieusement sentir. Etres malheureux, qui, s'ils étaient frappés d'infirmités physiques de tout autre ordre, pourraient trouver dans nos hôpitaux toutes les ressources nécessaires à leur régénération, mais pour lesquels aucun hospice moral n'a encore été édifié, si ce n'est Charenton, la Conciergerie ou les bagnes!!! affreux hospices! où d'affreux traitements peuvent rendre le malade incurable, ou le laisser sous le coup d'épouvantables rechutes. Et qu'on ne croie pas que les malheureux et intéressants sujets qui sont l'objet de notre sollicitude toute parternelle ne se rencontrent que dans les classes peu fortunées! Combien de pères de familles à même de toutes les jouissances de la vie, qui, d'avance, reposaient doucement leur vieillesse dans l'avenir de leurs enfants, et qui, pour cet avenir, avaient fait des sacrifices souvent au-dessus de leurs forces, voient toutes leurs prévisions anéanties, par l'organisation malheureuse ou les mauvaises habitudes du sujet sur lequel ils fondaient toutes leurs espérances!

N'est-ce donc pas un immense service rendu aux hommes en particulier, et à la société en général, que la fondation d'un établissement spécial où l'on fait pour l'intelligence, pour le développement des facultés affectives, pour le redressement des penchants dangereux, pour la guérison des vices du cœur, ce qu'autre part on fait pour les difformités du corps?

C'est une pensée neuve, belle peut-être, mais bien certainement grande et vaste; elle occupe depuis dix ans l'homme dont nous avons entrepris de réaliser les vœux et les idées, et mérite que tous les pères de famille, que tous les hommes préposés à l'éducation de la jeunesse, y réfléchissent mûrement, et la creusent dans toutes ses conséquences, dans tous ses résultats.

D'après les faits recueillis par cet observateur, les enfants qui réclament un traitement *orthophrénique* peuvent se diviser en quatre catégories principales.

Dans la première catégorie sont les *enfants nés pauvres d'esprit*, c'est-à-dire avec une organisation cérébrale au-dessous de l'organisation commune à l'espèce en général, et qui dans la hiérarchie des différents pouvoirs cérébraux occupent les degrés intermédiaires entre l'idiot et l'homme ordinaire. Par le bénéfice d'une éducation spéciale, par une heureuse application des principes de la physiologie du cerveau, nous parviendrons à agrandir la sphère intellectuelle et morale de ces infortunés. Néanmoins, eu égard aux limites et à l'impuissance de l'art, nous ne pouvons nous flatter de répondre en toute circonstance aux exigences des familles malheureuses ; mais nous nous ferons constamment un devoir de faire connaitre autant qu'il sera en nous, et dans le plus bref délai possible, quel parti on peut tirer de certains sujets, tant pour eux-mêmes que pour la société.

Dans la seconde catégorie sont les enfants *nés comme tout le monde*, doués de l'organisation commune à l'espèce en général, mais auxquels une éducation première mal dirigée a fait prendre une direction vicieuse. Nous les ramenerons, par l'application des mêmes principes, à un emploi convenable de leurs facultés. *La forme entière qu'ils présentent de l'humaine condition* multipliera pour eux les surfaces de rapport et nous facilitera les moyens de les rendre à eux-mêmes, c'est-à-dire à l'excellence de leur nature et à la supériorité de ses attributs.

La troisième catégorie comprend les enfants nés extraordinairement, c'est-à-dire avec un cerveau volumineux dans sa masse totale ou dans quelques-unes de ses parties, et qui par cela même, lorsque les facultés nobles et bienveillantes sont faiblement prononcées se font, en général, remarquer par un caractère difficile, une dissimulation profonde, un amour-propre désordonné, un orgueil *incommensurable*, des passions ardentes et des penchants terribles. Etablis sur de grandes proportions, ne pouvant être médiocres en rien, ils sont aptes aux plus grands vices comme aux plus grandes vertus, aux plus grands crimes comme aux plus grandes actions, selon le concours favorable ou défavorable des circonstances au milieu desquelles ils passent les premiers temps de leur vie.

Chez de pareils sujets, les moyens à employer sont faciles

à trouver et à indiquer. Il s'agit d'amortir et de réprimer les facultés naturellement trop énergiques ou devenues telles sous des excitations démesurées. Il s'agit de rétablir l'harmonie et la pondération entre les différentes puissances cérébrales, et de favoriser surtout le développement des facultés qui forment l'apanage exclusif et élevé de l'espèce humaine. Pour arriver à ce résultat, il suffit de l'emploi bien ordonné des modificateurs externes; il faut être maître de toutes les impressions qui vont frapper l'enfant, il faut lui créer un mode d'existence calculé sur les particularités de son être intellectuel et moral; il faut laisser en repos les forces qui dominent l'individu et mettre en activité toutes les autres. Par défaut de mouvement et d'application, les premières s'affaiblissent et perdent leur empire, et les secondes, avivées, entretenues, nourries, développées, finissent par faire sentir leur influence et leur contre-poids.

Enfin, la quatrième catégorie se compose de *tous les enfants qui, nés de parents aliénés, sont en naissant fatalement prédisposés à l'aliénation mentale ou à toute autre affection nerveuse.* L'expérience des savants, des faits empruntés à tous les temps et à tous les pays, ont démontré que ces malheureux sont incessamment menacés d'un dérangement dans les fonctions cérébrales, dérangement qui les frappe à l'improviste, au sein du bonheur ou au milieu des travaux les plus utiles, indépendamment de toutes les causes qui, chez les autres hommes, peuvent amener l'aliénation mentale, et cela, comme nous venons de le dire, par le seul fait des transmissions héréditaires.

Il n'y a point de règles fixes à tracer pour les enfants de cette catégorie; l'étude spéciale qui sera faite de chacun d'eux, les renseignements obtenus sur les auteurs de leurs jours, mettront suffisamment sur la voie des meilleurs moyens curatifs. Dans tout état de cause, nous trouverons dans le régime physique, moral et intellectuel tout particulier auquel ils seront assujettis, dans les habitudes quelquefois exclusives qu'on leur fera contracter, dans le calme prolongé du cerveau, dans les jeux et les fatigues de la gymnastique, des ressources nombreuses pour lutter avec avantage contre leurs dispositions innées, modifier leur organisme, changer leur constitution, et les soustraire conséquemment à la fatalité qui pèse sur leur tête.

Maintenant, nous le demandons, et toute la question est là : combien de familles sont tous les jours dans la douleur, parce que leurs enfants se trouvent compris dans une des quatre catégories que nous venons d'établir! Eh bien, il s'est rencontré un homme de science et de philanthropie, M. le docteur Félix Voisin, médecin des enfants épileptiques et idiots de l'hospice de la rue de Sèvres, fondateur, avec M. le docteur Falret, de l'établissement de Vanves, pour le traitement des aliénés, et qui, à force de travaux et d'études, à force d'observations recueillies dans les hospices, dans les prisons, et dans les bagnes, en est venu à ne pas désespérer de l'avenir de tous ces malheureux et à réaliser cet aphorisme de Descartes; « Que s'il est « possible de perfectionner l'espèce humaine, c'est dans la « médecine qu'il faut en chercher les moyens. »

M le docteur F. Voisin a compris quelle lacune existait dans l'éducation de la jeunesse; il a senti tout le bien que l'on peut faire; il a vu que chaque jour un certain nombre d'enfants sont chassés de nos collèges et de nos institutions particulières, incapables qu'ils sont de s'astreindre aux règles universitaires qui régissent le peuple enfant. Et que deviennent-ils, tous ces jeunes parias? Les uns, abandonnés de leurs parents, restent sous l'influence de leurs mauvaises dispositions, qui s'aggravent encore de la solitude et du défaut de surveillance; d'autres sont embarqués pour les îles ; un plus grand nombre est envoyé à bord de nos bâtiments; quelques-uns sont jetés aux mains du procureur du roi; tous trainent une vie misérable, trop heureux quand ils la terminent assez tôt pour n'avoir pas encouru la colère de la justice, pour n'avoir pas déshonoré leur famille et le nom qu'ils portent.

Notre établissement n'est autre chose que la réalisation du vœu formé par M. le docteur F. Voisin, la paraphrase en action du système qu'il a développé dans un ouvrage auquel nous renvoyons le lecteur pour de plus amples détails.

Et que l'on ne vienne pas objecter que les collèges et les pensions sont là pour atteindre le but que nous nous proposons. Dans les collèges, les enfants sont trop nombreux pour que l'on puisse s'occuper particulièrement de tous ceux qui demanderaient une éducation spéciale. Mieux que cela, nous savons tous que les maîtres, dans l'impossibilité où ils sont de le faire, réservent tous leurs soins, toute leur tendresse, toute leur surveillance, pour ceux qui, par leur intelligence et leurs bonnes dispositions promettent de leur faire le plus d'honneur.

Les directeurs de l'établissement orthophrénique agiront au rebours de cet usage : plus un sujet sera disgracié, plus son naturel sera vicieux, plus ses penchants seront dangereux, plus il donnera d'inquiétude à raison de ses prédispositions héréditaires aux maladies mentales ou nerveuses, et plus il sera l'objet de la surveillance et des soins des directeurs et des maîtres.

RAPPORT

Fait à M. le Conseiller d'État, préfet de police, sur l'Établissement orthophrénique de M. Félix Voisin, Docteur en médecine.

PAR M. MARC,

Premier médecin du roi, inspecteur des maisons de santé, etc. (1).

L'établissement que vient de fonder M. Voisin manquait à la science et à l'humanité. Il est spécialement consacré aux enfants qui, par leurs particularités natives ou acquises, se soustraient, échappent, dans les collèges ou dans les autres pensionnats à l'influence des méthodes uniformes, calculées sur les dispositions communes, vulgaires, des individus qui y vont puiser une instruction générale.

La propriété dont a fait choix M. Voisin est située a quinze minutes de la capitale. Elle est isolée de tous les côtés ; elle se compose de plusieurs corps de bâtiments séparés les uns des autres, disposition précieuse et indispensable pour établir des lignes de démarcation bien tranchées, non seulement entre les sexes, mais encore entre les différents enfants du même sexe.

D'après les faits recueillis par le docteur Voisin, les enfants qui réclament un traitement orthophrénique peuvent se diviser en quatre classes principales :

1° Dans la première classe sont les enfants nés pauvres d'esprit, c'est-à-dire avec une organisation cérébrale au-dessous de l'organisation commune à l'espèce en général.

2° Dans la seconde classe sont les enfants *nés comme tout le monde*, doués de l'organisation commune à l'espèce en générale, mais auxquels une éducation première mal entendue a fait prendre une direction vicieuse.

3° La troisième classe comprend les enfants *nés extraor-dinairement*. Établis par la nature sur de grandes proportions, ils forment les grands hommes ou les grands scélérats défavorables, suivant le concours favorable, des circonstances au milieu desquelles ils passent les premiers temps de leur vie.

4° Enfin, la quatrième classe se compose de tous les enfants qui, *nés de parents aliénés*, sont en naissant fatalement prédisposés à l'aliénation mentale ou à toute autre affection nerveuse.

Les idées dont le docteur Voisin entreprend de faire l'application, reposent sur des faits incontestables d'observation. On ne peut plus longtemps se refuser à l'évidence : la nature est inégale dans ses répartitions, et le système, si fortement accrédité par les philosophes du siècle dernier, de l'égalité des facultés, ne peut plus aujourd'hui soutenir un seul instant l'examen.

Des formes générales, il est vrai, ont été arrêtées pour l'espèce, mais il n'est pas moins exact d'affirmer que chacun s'appartient par une *spécialité d'organisation*. Il n'y a que des individus dans le monde. L'homme est tout à la fois semblable et dissemblable à l'homme. On l'a déjà dit et redit cent fois, dans l'échelle sans fin qu'il faut parcourir, depuis l'excellence du génie et l'élévation la plus sublime de l'âme, jusqu'à l'image la plus repoussante de l'idiotisme intellectuel ou moral, les combinaisons intermédiaires sont innombrables, et la nature ne se répète jamais. Chaque homme a donc son caractère propre ; il a son cachet, son empreinte ; il a en lui la raison fondamentale et spéciale de sa vie. Voilà ce qui constitue *les conditions organiques de l'être*, conditions organiques qui, jusqu'à présent, n'avaient pas été analysées, n'avaient point été prises en considération et sans l'appréciation desquelles, chez les sujets *hors de ligne*, il est impossible de faire le moindre calcul et d'obtenir le moindre résultat.

En nous exprimant ainsi, nous ne parlons pas dans un sens absolu. Nous savons tous, et l'expérience le démontre à chaque instant, et l'institution dont il s'agit mettra sans doute au grand jour les convictions du fondateur, que l'éducation et toutes les autres influences extérieures modifient prodigieusement l'organisation, et partant, les manifestations instinctives, intellectuelles et morales de l'homme. Nous savons qu'elles entrent pour une énorme proportion dans les événements qui signalent les diverses époques de son existence. Ainsi donc, si par nous-mêmes, si par les mains de la nature, nous avons notre individualité, et par cela même notre valeur intrinsèque et déterminée, il faut reconnaître aussi que cette valeur reste telle quelle, augmente ou diminue, suivant les circonstances au milieu desquelles nous apparaissons dans la vie; c'est ce qui constitue les conditions de développement. Néanmoins, la nature ayant l'initiative en tout, l'organisation étant la puissance première, on conçoit dès lors combien il est important de connaître la spécialité organique de l'enfant ou du jeune homme dont on veut diriger l'éducation. Cette connaissance préliminaire est surtout indispensable à celui qui veut instruire, ennoblir, modifier et perfectionner les enfants qui font exception à la forme générale et commune de l'espèce, qui sont par la nature au-dessous et au-dessus du terme moyen de développement, et qui portent si ostensiblement l'empreinte de leurs mutilations ou de leurs proportions démesurées.

Ces mêmes vues doivent présider aux soins que réclament les sujets qui ont été viciés dans leur première enfance par l'ensemble malheureux des circonstances extérieures.

Les facultés prédominantes de l'enfance, ses bases organiques, ses habitudes exclusives, donnent le premier point de départ. Les conditions de développement doivent être constamment surbordonnées à cette appréciation rigoureuse. Si cette destination organique est méconnue, si les rapports du sujet avec le monde extérieur ne sont pas calculés, ordonnés, sur les particularités natives ou acquises de son cerveau, de son être intellectuel et moral, l'éducation qu'on lui donne forme avec ses dispositions un contresens perpétuel. Vous n'avez plus de point d'appui, vous manquez de boussole, le gouvernail vous échappe et vous perdrez, dans une lutte inutile et funeste contre la nature, le temps qui suffisait à la perfectionner.

J'ai tracé à dessein avec quelque étendue l'ensemble des principes qui président à l'exécution du projet de M. Voisin. Si ces principes sont généralement justes, ne doit-on pas déplorer les pertes que la société a faites jusqu'à présent par le défaut de leur application? Que de grandes forces perdues! que de caractères bienveillants et trop sensibles tombés dans le découragement, l'indifférence et l'égoïsme! que de têtes nobles et généreuses et pleines de capacité ont tourné contre elles-mêmes et contre la société leur puissance! que d'intelligences magnifiques qui n'ont point été senties, qui n'ont point été convenablement placées, qui n'ont point été devinées, et qui, ignorées d'elles-mêmes et de leurs contemporains, ont emporté dans la terre les facultés supérieures qu'elles avaient reçues de la nature! En laissant de côté ces merveilles et ces prodiges de la création, que de têtes incomplètes parmi la foule humaine n'aurait-on pas pu modifier, agrandir et amener à une existence plus large, plus intellectuelle, plus libérale, plus affectueuse, plus utile et plus heureuse, si l'on s'était engagé dans ces voies!

Mais alors même qu'il faudrait soumettre ces principes à de nombreuses restrictions, le bienfait d'un établissement tel que celui de M. Voisin, serait encore immense.

Au reste, je ne connais pas d'homme de ma profession qui possède à un degré plus éminent que M. Voisin l'ensemble des connaissances, ainsi que l'expérience nécessaire pour la réussite de l'entreprise qu'il a conçue.

C'est une route nouvelle que ce philantrope va frayer; et si, comme je l'espère, il arrive au but, il aura rendu un service inappréciable à la société.

ORTHOPHRÉNIE

—

LETTRE

DU DOCTEUR F. VOISIN, AU SUJET D'UN MÉMOIRE DE M. NÉPO-
MUCÈNE LEMERCIER.

*A M. le Président de l'Académie des Sciences
de l'Institut.*

Monsieur le Président,

J'apprends par les journaux et par les rapports bienveillants de quelques-uns de mes confrères, que l'établissement
orthophrénique que j'ai fondé en 1834, a été, dans votre
dernière séance, l'objet de l'examen et de la critique d'un
des hommes les plus distingués de notre époque, tant sous
le rapport de son talent comme poète et littérateur, que
sous le rapport de son caractère comme homme indépen-
dant et noble.

Je n'étais point à l'Institut lundi dernier : je n'ai point
entendu M. Lemercier, je ne connais point son mémoire ;
je ne puis conséquemment, sur la foi d'un feuilleton, ou
sur un rapport verbal, presque toujours incomplet, entrer
en discussion avec lui. Cependant, Monsieur le Président,
sa parole puissante, sa verve poétique, ont, dit-on, com-
mandé l'attention de l'Institut, et ébranlé tout l'auditoire.
J'ai cherché ce que je devais faire en cette occurence, et
j'ai pensé que je devais compter sur votre impartialité,
que vous accueilleriez ma réclamation, et qu'à défaut d'une
polémique toute scientifique et toute mesurée que j'aurais
tenu à honneur d'avoir avec M. Lemercier, vous me per-
mettriez de vous faire connaître, en peu de mots, le but
que je me suis proposé en créant cette institution.

Vous allez connaître les principes qui me dirigent et les

sentiments qui m'animent. Par une attaque aussi directe devant la pemière société savante du royaume, je suis forcé, vous le voyez, de sortir de ma retraite; mais je le dois à M. Lemercier, je le dois à l'Institut, aux familles qui m'ont confié leurs enfants; je le dois à moi-même, je le dois à la science et à l'humanité.

Mon établissement repose sur les besoins de la société : il est la déduction sévère de quatre grands faits d'observation pour l'affirmation desquels j'invoque ici la parole et l'autorité de mes confrères. Si je me suis trompé, si j'ai mal vu, je manque de base et d'appui; mon entreprise est inutile, mes projets chimériques, mes intentions ridicules. Si j'ai voulu exploiter la crédulité publique, mon charlatanisme est patent, et ma conduite est infâme, il y va de l'honneur et de toutes les espérances de ma vie : je me livre sans crainte à leur jugement.

En regardant autour de moi dans la société, j'ai trouvé des enfants disgrâciés par la nature, des enfants mal nés, nés pauvres d'esprit.

Pour les classes inférieures de la société, le Conseil général des hospices, en 1833, a bien voulu me charger d'organiser, à l'hospice de la rue de Sèvres, un service médical en faveur de ces malheureux enfants,

Je ne prétends point, comme vous le pensez bien, faire quelque chose des derniers individus de cette catégorie. Malheureusement, la puissance de notre art est bornée. Néanmoins, sur ces ébauches imparfaites et grossières de l'espèce humaine, il est possible de faire encore quelques observations. Mais voici sur quoi particulièrement j'en appelle à mes confrères, et voici sur quoi déjà je fonde en partie l'utilité de mon établissement; c'est que, depuis l'idiot le plus bas dans l'échelle jusqu'à l'homme ordinaire, il y a une foule de degrés intermédiaires; c'est que l'idiotisme est rarement complet; que chez un individu disgrâcié par la nature, les caractères de l'humanité ne sont pas tous effacés; c'est qu'il y a de l'étoffe et de la matière en lui; c'est qu'il y a de l'intelligence et de l'âme; c'est qu'il est éducable; c'est que dans sa faiblesse et sa misère, il a cependant comme nous sur la tête le sceau du créateur. Nous ne pouvons pas l'élever jusqu'à nous ; Eh bien ! M. le Président, descendons jusqu'à lui, ne l'abandonnons point à son imperfection, et avec de la patience, du courage, de la bonté et l'intelligence pleine et entière de ce qu'il peut comporter, nous obtiendrons infailliblement, toujours néanmoins dans la mesure de sa capacité naturelle, les plus heureux résultats.

En continuant le cours de mes observations, j'ai vu des enfants qui avaient été viciés dès le bas-âge, qui avaient eu le malheur d'être mal entourés, mal dirigés dès les premiers temps de leur vie, qui avaient été élevés avec trop de sévérité ou de condescendance, victimes ou de la négligence, ou des faux systèmes de leurs pères, ou de leur l'amour aveugle de leurs proches, ces enfants ne me présentaient pas de vices de constitution ; ils étaient comme le monde ; l'habitude avait seulement chez eux formé, une seconde nature : tout le mal avait produit le mal.

Que faisait-on de ces enfants, et qu'en fait-on encore tous les jours ? On renonce à les modifier. Les méthodes uniformes, générales, avantageusement calculées pour les masses, n'ont point d'effets sur eux ; on les renvoie des collèges et des maisons particulières d'éducation, et on les abandonne ainsi à leurs mauvaises dispositions. Eh bien ! monsieur le Président, tous ces enfants qui ont lassé, fatigué la bonté paternelle, qui ont épuisé la patience et le talent des instituteurs de nos écoles, tous ces enfants que l'on jette aux mains du procureur du roi, qu'on envoie dans les îles, qu'on met à bord de nos bâtiments et que l'on chasse de tous côtés, je les adopte également, je les demande. je les veux. Je dis que les hommes sont les disciples de tout ce qui les entoure ; qu'ils ne sont point, par cela même, comptables de la direction qu'on a donnée à leur première enfance, qu'ils ne doivent point subir les conséquences des fautes de leur famille, et qu'ils ont droit à l'intérêt.

J'ai d'autant plus d'espoir de les rendre à eux-mêmes, c'est-à-dire à l'excellence de leur nature et à la supériorité de ses attributs, qu'ils ne présentent point, comme obstacle au traitement, de vice de constitution originelle, qu'ils sont nés comme tout le monde, qu'ils ont, pour me servir des expressions de Montaigne, « la forme entière de « l'humaine condition, » et que, par conséquent, aucune surface de rapport ne manque à leur organisme. Le mal a produit le mal : voyons si le bien ne produira pas du bien ; étudions, ayons bon courage ; ordonnons autrement leurs rapports extérieurs ; voyons si c'est à l'homme ou à l'animal que restera l'empire.

N'allez pas croire, en m'exprimant ainsi, que j'aie le moindre doute sur le succès de mon entreprise. Les espérances que je manifeste reposent sur une foule d'observations incontestables ; elles s'appuient sur l'histoire tout entière de l'humanité. Vous le savez mieux que moi, à raison de la médiocrité de ses forces morales et intellectuelles, l'espèce humaine ne s'est jamais appartenue ; elle a toujours été ce que l'ont fait être les temps, les hommes énergiques et les institutions. Sa grandeur et sa gloire, ses horreurs et ses abominations, son impassibilité et ses mouvements terribles, tout a été le résultat des choses du dehors. Monsieur le Président, quelques têtes de plus ou de moins dans le monde, et les données de l'histoire ancienne et moderne sont changées.

Arrivons aux enfants de ma troisième catégorie.

S'il y a des individus disgraciés par la nature, s'il en est d'autres qui sont jetés dans de fausses directions, il faut reconnaître aussi qu'il en est quelques-uns qui sont tout-à-fait hors de la ligne ordinaire. On pense bien que, relativement à mon établissement, je ne veux pas parler ici des modèles et des types de l'humanité, quoiqu'ils n'échappent point à la loi générale, quoiqu'il soit vrai de dire qu'un concours défavorable de circonstances extérieures peut affaiblir la plus belle intelligence et pervertir le plus heureux naturel. Voici toute la question : Existe-t-il des enfants chez lesquels l'animalité prédomine, chez lesquels les instincts, les penchants et les sentiments des brutes exercent une tyrannie continuelle? Livrés à cette spontanéité, dont on fait tant de bruit, leur intelligence est-elle assez forte, et leurs sentiments moraux assez énergiques pour en contre-balancer la puissance, en modifier l'action, en arrêter la fougue, en dompter la violence?

Les moralistes, les philosophes, les Pères de l'Eglise, les médecins, les jurisconsultes et l'observation journalière ne laissent pas le moindre doute sur l'existence de ces hommes dangereux.

Eh bien! je crois encore, avec la plupart de ces grands observateurs, qu'en plaçant convenablement dans le monde extérieur un sujet pareil, qu'en laissant sommeiller en lui l'animal, qu'en développant son intelligence, qu'en l'appelant, qu'en l'attirant à moi par les facultés propres à l'espèce humaine, qu'en lui faisant goûter la volupté des choses justes, honnêtes, nobles, vénérables et vraies; je crois, dis-je, qu'il est possible de modifier sa constitution, de changer son caractère, d'élargir sa sphère intellectuelle et d'ennoblir son âme.

La chose n'a point encore été faite: est-ce donc une raison pour ne pas l'entreprendre?

Enfin la quatrième catégorie se compose de tous les enfants qui, nés de parents aliénés sont en naissant fatalement prédisposés à l'aliénation mentale ou à toute autre affection nerveuse. L'expérience des savants, des faits empruntés à tous les temps et à tous les pays ont démontré que ces malheureux sont incessamment menacés d'un dérangement dans les fonctions cérébrales, dérangement qui les frappe à l'improviste, au sein du bonheur, sans cause extérieure appréciable, et indépendamment de toutes les causes qui chez les autres hommes, peuvent amener l'aliénation mentale.

Hippocrate pensait que l'on pouvait modifier ces enfants et les soustraire ainsi à la fatalité qui pèse sur leur tête. L'illustre Pinel et mon excellent maître le digne Esquirol ont rappelé cette idée dans leurs ouvrages; j'en fais l'application.

Maintenant, que mes confrères prononcent.

Quant à vous, monsieur le président, vous pouvez juger si, dans une entreprise pareille à la mienne, je puis être arrêté par des raisonnements qui tendent au moins à prouver que je n'ai point été compris. J'ai bon espoir en mes efforts : si c'est une illusion, elle est naturelle et permise à tout homme consciencieux. Depuis tout-à-l'heure un an qu'existe mon établissement, j'avais évité le bruit, je ne cherchais point la renommée ; je suis attaqué, je dois me défendre. Personne n'estime M. Lemercier plus que moi ; mais, puisqu'il m'en fournit l'occasion, je vais, monsieur le Président, vous montrer toutes les profondeurs de ma conviction. Je place mon établissement à côté de celui de l'abbé de l'Epée ; je le présente avec confiance à mon pays, et je le mets dès aujourd'hui sous la protection de l'Institut.

Je demande qu'une commission soit nommée pour l'examiner dans tous ses détails ; je demande aussi que l'honorable académicien me donne comunication de son travail, j'en discuterai franchement avec lui les propositions fondamentales, et, tous les deux dans nos bonnes intentions, nous aurons fait de notre mieux dans l'intérêt de l'homme et de la vérité.

Agréez, etc.

Février 1835.

ORGANISATION CÉRÉBRALE
défectueuse

De la plupart des criminels. — Développement incomplet des parties antérieures et supérieures de l'encéphale chez un très grand nombre d'entre eux.

Observations communiquées à l'Académie royale de Médecine dans sa séance du 3 juillet 1838.

> Non compatiuntur naturæ, nec œstimant possibilitatem.

Messieurs,

L'intérêt que vous portez à toutes les choses qui sont de science et d'humanité, m'enhardit à demander qu'une commission soit nommée pour constater l'exactitude des observations que je viens de faire sur les cinq cents enfants qui sont aujourd'hui renfermés dans la Maison dite des *Jeunes Détenus.*

Parmi les faits majeurs, positifs, qui m'ont frappé dans ce Pénitencier, il en est deux surtout que je veux signaler à votre attention.

La statistique des tribunaux et des cours criminelles a aujourd'hui incontestablement démontré que les infracteurs des lois, à quelque âge qu'on les surprit en flagrant délit, enfants, jeunes gens ou hommes faits, sortaient en masse des classes inférieures de la société, On sait *scientifiquement aujourd'hui* que l'homme, ainsi que le disaient les anciens, est le disciple de tout ce qui l'entoure, et on ne doute pas qu'il ne faille attribuer les désordres, les écarts et les crimes dont nous sommes journellement les témoins ou les victimes, à l'influence pernicieuse des mauvais exemples, ainsi qu'à la privation presque totale d'instruction et d'éducation : sous tous ces rapports, les convictions sont établies; et il faut le dire, à l'honneur des temps modernes, et surtout à l'honneur de la France, on s'efforce de tous les côtés d'aller à la racine du mal, et de créer des institutions qui puissent développer l'intelligence de l'homme et ennoblir ses sentiments.

Les deux faits sur lesquels j'appelle l'examen le plus sérieux, Messieurs, sortent de ces sentiers battus de l'étude et de l'observation. Les cinq cents jeunes détenus ne font point, il est vrai, exception à la règle générale; si j'en excepte quelques faits particuliers, tous aussi appartiennent aux dernières classes de la société, et tous ont apparu dans la vie au milieu des circonstances extérieures, les plus défavorables à la culture de l'intelligence et à l'ennoblissement de l'âme; mais indépendamment du malheur attaché à leur première condition sociale, deux tiers d'entre eux, par conséquent trois cent quinze sur cinq cents, ont encore à subir les fâcheuses conséquences d'une organisation incomplète; les deux tiers d'entre eux, loin d'avoir été dotés libéralement par la nature, ont été au contraire plus ou moins disgrâciés par elle; les deux tiers, dans leur configuration cérébrale, ressemblent, trait pour trait, aux trois suppliciés que je place ici sous vos yeux, Martin, Léger et Boutillier.

Les deux tiers sont mal nés. Sans être réduits à l'idiotisme intellectuel et moral proprement dit, ils sont incontestablement au-dessous de la moyenne de l'organisation, et comme vous le voyez, ils portent ostensiblement l'empreinte de leurs mutilations.

Le cerveau chez eux est au minimum de développement dans sa partie antérieure et dans sa partie supérieure, dans les deux parties qui nous font ce que nous sommes, qui nous placent au-dessus des animaux, qui nous constituent hommes.

Leur front est étroit, déprimé, fuyant en arrière, bas, noueux, irrégulier, et la partie supérieure de leur tête est évidée comme le toit d'un couvreur.

Que l'Académie compare ces têtes avec celles de Cuvier, de Mirabeau, du général Foy, de l'abbé Charpentier, de Napoléon, etc., et qu'on me dise de quel côté se révèlent à première vue les grandeurs de l'humanité ; qu'on me dise de quel côté sont les vases d'argile, de quel côté sont les vases d'or.

Ces choses là, je le conçois, ne se croient point sur parole ; il faut les voir, et les revoir encore, et c'est ce motif qui m'a déterminé à demander qu'une commission soit nommée pour en constater la réalité.

Les deux seules inductions que je veuille aujourd'hui tirer de ces faits, et d'une foule d'autres du même ordre, que j'ai recueillis dans les bagnes et aux pieds des échafauds, c'est que les têtes criminelles forment en général, comme les grandes têtes morales et intellectuelles, une exception dans leur genre ; je veux dire qu'elles sont placées comme elles, par la nature, mais dans un sens tout-à-fait inverse, en dehors de l'espèce humaine entière.

La masse humaine flotte, marche, vit ou végète entre ces deux extrêmes, entre ces deux individus qui ont reçu des dons de Dieu, et ces autres que l'on pourrait dire en quelque sorte déshérités par lui. Cette masse humaine est moyenne dans sa forme, son développement et son activité ; elle n'a point de vocation, elle obéit à l'impulsion qu'on lui donne, et devient aisément, comme l'histoire en fait foi, tout ce que la font être les géants de son espèce, ou les temps, les lieux, les lois, les mœurs et les institutions.

Il résulte encore de tous les faits, sur lesquels j'appelle le jugement de l'Académie, que ce n'est point *uniquement* dans l'influence du monde extérieur qu'il faut aller chercher la cause et la source d'un grand nombre d'infractions légales. Quand on veut convenablement apprécier des individus semblables, on est mieux dans le vrai en disant que chez eux tout conspire, du dehors comme du dedans à en faire des hommes dangereux pour la société. En se posant devant ces demi-brutes, il faut, si on veut arriver à une estimation rigoureuse de la moralité ou de la criminalité de leurs actes, abandonner les termes ordinaires de comparaison, et si on a assez de bonté dans l'âme et de persévérance dans la tête pour vouloir en entreprendre l'éducation, il faut avant toutes choses, et par suite même de toutes ces considérations, laisser de côté les principes généraux et les enseignements de l'école et de l'université.

Si maintenant, messieurs, nous prenons en considération les faits nouvellement acquis à la science, savoir :

Que de toutes les facultés qui ont été données à l'homme, les facultés qu'il partage avec les animaux sont extraordinairement actives et vivaces par elles-mêmes, tandis que les facultés morales et intellectuelles ont besoin de l'animation des objets extérieurs, ont en quelque sorte besoin d'une seconde création, pour acquérir tout le développement dont elles sont susceptibles, et pour devenir principes déterminants d'action.

Si l'on considère que dans l'idiotisme par point d'arrêt dans le développement cérébral, la mutilation organique porte particulièrement sur les parties antérieures et supérieures de l'encéphale, sur les facultés intellectuelles et morales proprement dites, et que cependant au milieu des obstacles n'importe de quel ordre, qui s'opposent à la formation d'une tête humaine, la nature parvient presque toujours à former l'homme animal.

Si l'on fait attention que les instincts, que les penchants de la brute sont les premiers à paraître dans la vie, et à nous donner une existence analogue et conforme à eux-mêmes, qu'ils sont presque toujours dominateurs dans l'adolescence et la jeunesse, et qu'il faut au contraire beaucoup de temps et de soins pour nous développer comme hommes, pour nous faire arriver à nous manifester comme êtres intellectuels et moraux, et encore, en vérité, on sait combien la chose est rare; si l'on ne perd pas de vue, également, que les facultés morales et intellectuelles, qui sont les dernières à paraître, sont en même temps les premières à s'affaiblir par suite des progrès de l'âge, et que le vieillard en perdant ces nobles attributs de l'humanité, revient à l'égoïsme exclusif de sa première enfance.

Si, en outre, on veut bien encore se rappeler que ces

grandes facultés spéciales de notre être peuvent, sans compromettre la vie, ne jamais avoir de manifestation, ainsi qu'on le voit chez les idiots, ou peuvent momentanément et quelquefois même complètement disparaître, comme on peut en acquérir la preuve chez les aliénés et chez les hommes en démence ;

Si, dis-je on veut réfléchir sur cet ensemble d'observations irréalisables, on sera bientôt convaincu de la prédilection que la nature semble avoir pour les facultés dont elle a doté l'universalité des êtres, de la prédilection qu'elle semble avoir pour les facultés animales, pour les facultés qui assurent et conservent tout à la fois l'existence des espèces et des individus, et par cela même on sentira de plus en plus la nécessité de contre-balancer par de fortes et sages institutions des tendances aussi préjudiciables aux intérêts particuliers qu'aux intérêts généraux.

On ne saurait trop le répéter, l'homme comme homme, c'est-à-dire comme être intellectuel et moral, est tout entier dans la main de l'homme.

Comme animal, il est le produit de la nature.

Comme être intellectuel et moral, il est le produit de la culture !

Si la chose est vraie pour l'espèce humaine entière, à *fortiori*, on ne peut en contester l'évidence pour les têtes dégradées que je place ici sous vos yeux. Plus que d'autres, elles ont besoin de trouver un appui dans le monde extérieur.

Je reviens toujours à mon adage favori : demandez à chacun, suivant ce qu'il a reçu et des hommes et de Dieu !... *Cui multum datum est, multum quœretur ab eo.*

RAPPORT

De la Commission nommée par l'Académie royale de Médecine sur le Mémoire précédent, et sur une visite phrénologique faite par l'Auteur dans la maison des Jeunes Détenus.

M. le Professeur BOUILLAUD, rapporteur.

Messieurs,

Dans la séance du 3 juillet 1838, M. le docteur Voisin lut à l'Académie un mémoire ayant pour titre : *Organisation cérébrale défectueuse des criminels, développement incomplet des parties antérieures et supérieures de l'encéphale chez un très grand nombre d'entre eux.*

A cette occasion, il demandait qu'une commission fut nommée pour constater l'exactitude des observations qu'il venait de faire sur les cinq cents enfants qui étaient alors renfermés dans la maison des Jeunes détenus. L'Académie accueillit la demande de M. Voisin, et nomma une commission composée de MM. Marc, que nous avons eu la douleur de perdre depuis cette époque, Adelon, Ferrus, Breschet, Gerdy, Blandin, Moreau, Gérardin, Cornac et Bouillaud. Cette commission vient s'acquitter aujourd'hui par mon organe de la tâche que l'Académie lui avait confiée.

Avant d'aborder directement le sujet même de ce rapport, la compagnie voudra bien nous permettre quelques rapides réflexions préliminaires. Ces réflexions nous ont paru nécessaires pour ceux qui pourraient n'être pas suffisamment familiarisés avec l'étude de ce qu'on est convenu d'appeler aujourd'hui la *phrénologie*. Pris dans son acception littérale, ce mot ne signifierait aucune doctrine nouvelle, car ce n'est pas d'aujourd'hui qu'on s'occupe de la *science de l'esprit ou de l'entendement* ; et l'on pourrait appeler phrénologiste l'auteur de l'inscription si célèbre du temple de Delphes : *Connais-toi, toi-même, c'est-à-dire*

Connais ton âme, suivant le commentaire de Cicéron. Mais le mot *phrénologie* emporte avec lui l'idée d'une théorie nouvelle qui a pour but spécial la connaissance des conditions matérielles ou organiques sans lesquelles la production et la manifestation des facultés morales et intellectuelles ne sauraient avoir lieu. La phrénologie enfin est la *physiologie du cerveau* étudiée d'après les principes de l'illustre docteur Gall.

La plupart des sciences dites d'observation ont, depuis un demi-siècle, subi de grandes réformes, éprouvé d'importantes révolutions. La physiologie en général, et en particulier la physiologie du cerveau, nous offre un des plus éclatants exemples de ces révolutions fondamentales dont le célèbre chancelier Bacon avait si hautement proclamé l'impérieuse nécessité : *intauratio facienda est ab imis fundamentis.*

L'auteur de la nouvelle physiologie du cerveau, dont nous avons prononcé le nom tout à l'heure, le docteur Gall, ce profond observateur, trop oublié dans bien des occasions, a pour ainsi dire *incarné* ces admirables facultés morales et intellectuelles que les métaphysiciens avaient étudiées comme étant les produits de ce principe divin et immatériel que l'on appelle l'Ame, et dont il n'a d'ailleurs nié l'existence dans aucun endroit de ses ouvrages. Il les a *incarnées* dans le cerveau, et il a été assez hardi, d'autres diront assez audacieux, pour assigner à un grand nombre d'instincts, d'aptitudes, de talents, de facultés, un siège précis dans telle ou tele partie du cerveau qu'il considère ainsi comme un organe *multiple* ou composé. Cette *pluralité* des organes cérébraux est le dogme capital et comme la clef de voûte de tout l'édifice *phrénologique*. Quant à la détermination précise du nombre réel de ces organes et à leur localisation exacte et rigoureuse, on conçoit qu'elles constituent un problème des plus compliqués, dont la complète solution sera l'œuvre des siècles. Mais on conçoit en même temps qu'il n'est pas nécessaire de posséder cette pleine et entière solution pour admettre le principe de la pluralité des organes cérébraux, corollaire naturel et en quelque sorte obligé de la pluralité, de la diversité des aptitudes intellectuelles et morales, des caractères, des penchants, des instincts, des talents, etc. Au reste, Gall et ses disciples *professent* que la détermination du lieu qu'occupe un grand nombre d'organes distincts de certaines facultés intellectuelles et morales également distinctes, est assez avancée pour que l'on puisse, d'après une attentive exploration de la tête, reconnaître et, pour ainsi dire, *deviner* les dispositions intellectuelles et le caractère d'un individu donné. Or, c'est là, comme on le sent bien, le côté *pratique*, et partant le côté vraiment important de la doctrine dite *phrénologique*. Nous ajouterons que là est aussi le côté neuf et extrêmement curieux de la question. Toutefois, nous rappelant toujours le fameux adage *nihil sub sole novum* (adage trop souvent mal appliqué, nous l'avouons), nous n'oserions pas affirmer que, considérée même sous ce point de vue, la science de Gall soit entièrement nouvelle. Notre érudition est trop bornée pour que nous puissions avoir la prétention de connaitre toutes les recherches qui auraient été tentées sur ce sujet. Mais sans parler de Lavater, qui, sous plusieurs rapports, peut être regardé comme le précurseur de Gall, on est autorisé à soutenir que la Grèce philosophique elle-même avait du moins entrevu la doctrine *physiognomonique* ou *crânioscopique* des modernes. Essayons, autant que nous le permettent nos faibles lumières en matière d'érudition, essayons de prouver cette assertion, qui a pu paraitre assez singulière, du moins au premier abord. Appuyons-nous pour commencer sur l'autorité de Cicéron, qui fut à la fois le prince des orateurs et des philosophes romains. Or, nous lisons dans les *Tusculanes* et dans le *Traité du Destin (de Fato)*, quelques passages qui ne laissent réellement aucun doute sur la vérité de notre assertion. Après avoir dit expressément que les hommes enclins par nature à la colère, à l'envie, etc., devaient être considérés comme affectés d'une maladie originelle et constitutionnelle de l'âme, mais néanmoins *curable*, Cicéron rapporte à l'appui de cette curabilité l'exemple de Socrate, ce demi-dieu de la philosophie antique, et il ajoute, à ce propos, que le philosophe Zopyre, lequel prétendait reconnaitre d'après l'*extérieur* le caractère de chacun, ayant, dans une assemblée publique, signalé plusieurs vices chez Socrate, fut l'objet des plaisanteries des autres assistants qui ne connaissaient pas ces *défauts* à Socrate, mais que Socrate lui-même vint en aide à Zopyre en disant qu'il avait effectivement une disposition naturelle aux vices que Zopyre lui avait reconnus, mais qu'il s'en était *guéri* ou *débarrassé* par la raison. Laissons parler Cicéron lui-même : « *Qui autem naturâ dicuntur iracundi, aut misericordes, aut invidi, aut tale quid, ii sunt constituti, quasi malâ valetudine animi : sanabiles tamen ut Socrates dicitur, cùm multa in conventu vitia collegisset in eum Zopyrus, qui se naturam cujusque ex formâ perspicere profitebatur, derisus est à cœteris, qui illa in Socrate vitia non agnoscerent ; ab ipso autem Socrate sublevatus est, cùm illa sibi insita, sed ratione à se dejecta, diceret.* » Quelques-uns se récrieront, sans doute, contre l'interprétation phrénologique donnée par moi à ce passage et ne voudront pas admettre que le mot *forma* se rapporte le moins du monde à la tête ou mieux au *crâne*. Mais le passage du *Traité du Destin* est plus explicite, puisqu'on y lit le mot *front*, qui, j'en appelle aux phrénologistes les plus puritains, constitue bien une région, et une région des plus importantes du crâne. Au reste, il s'agit dans ce passage, comme dans le précédent, de Socrate et de Zopyre, que Cicéron décore du nom de *physiognomonistes*, et qui, je ne veux point le contester, appartenaient peut-être plus, en effet, à l'école des Lavater qu'à celle des Gall. Au reste, voici le nouveau passage : « Ne savons-nous pas, dit Cicéron, comment Socrate fut qualifié par Zopyre le physiognomoniste qui se piquait de reconnaitre les mœurs et les caractères des hommes d'après l'inspection du corps, des yeux, du visage et du front ? »

Sénèque le philosophe, dans certains endroits de ses œuvres, nous parle aussi des prétentions de quelques philosophes grecs à juger des dispositions morales et intellectuelles d'après diverses conditions extérieures et renvoie aux passages cités de Cicéron. Au reste, il paraît attacher une grande importance à la mesure, et si l'on ose le dire, à la *géométrie* de l'esprit humain ; en effet, après s'être occupé de la géométrie proprement dite, notre philosophe stoïcien s'écrie, non sans quelque malice épigrammatique : *O egregiam artem ! Scis rotunda metiri ; in quadratum redigis quamcumque acceperis formam, intervella siderum dicis, nihil est quod in mensuram tuam non cadat.* Si artifex es, metire hominis animum ! dic quam magnus sit, dic quam pusillus sit !

Cette apostrophe du philosophe romain, qui, en sa qualité de précepteur de Néron, aurait bien pu nous apprendre quelque chose des rapports qui existent entre l'organisation cérébrale ou du moins les formes de la tête et l'instinct de la férocité dont on trouvait chez son impérial élève un des types les plus accomplis ; cette apostrophe, dis-je, nous ramène assez naturellement à notre sujet. En effet, le moraliste Sénèque, s'inquiétant assez peu de la mesure des choses physiques, veut que le vrai philosophe se consacre à la mesure des choses morales. Si vous êtes vraiment si habile, dit-il, apprenez-moi la géométrie du monde intellectuel ! Mesurez l'esprit de l'homme, dites-moi combien il est grand, dites-moi combien il est petit ! Eh bien ! tel est précisément un des problèmes dont se sont occupés Gall et ses disciples. Pour parvenir à mesurer ainsi l'esprit humain, ils l'ont représenté par un organe, ou mieux par un ensemble d'organes, c'est-à-dire le cerveau tel qu'ils le comprennent ; et donnant ainsi un corps à la pensée elle-même, à l'esprit, à l'âme, ils ont essayé de les mesurer sous ce rapport, de dire combien ils sont grands et combien ils sont petits. Nous n'avons pas, au reste, messieurs, à examiner ici toutes les questions que soulève la doctrine de Gall ; et sans prétendre, pour le moment, nous prononcer ni pour ni contre cette doctrine, telle qu'elle est actuellement constituée, nous allons nous borner à vous exposer les résultats de l'expérience phrénologique faite en notre présence par M. le docteur Voisin dans l'établissement des jeunes détenus. Toutefois, nous devons d'abord rappeler à votre mémoire les propositions fondamentales contenues dans le travail que notre honorable confrère a lu à l'Académie dans la séance du 3 juillet 1838.

Le premier fait énoncé par M. Voisin, c'est que la statistique des tribunaux et des cours d'assises a, de nos jours, incontestablement démontré que les infracteurs des lois, à quelque âge qu'on les surprit en flagrant délit sortaient en masse des classes inférieures de la société. On sait *scientifiquement* aujourd'hui, dit-il, que l'homme, ainsi que l'enseignaient les anciens, est le disciple de tout ce qui l'entoure, et on ne doute pas qu'il ne faille attribuer les désordres, les écarts et les crimes dont nous sommes journellement les témoins ou les victimes, à l'influence pernicieuse des mauvais exemples, ainsi qu'à la privation presque totale d'instruction et d'éducation. Mais les deux faits sur lesquels M. Voisin appelle l'examen le plus sérieux de l'Académie, sortent, ainsi qu'il l'annonce, des sentiers battus de l'étude et de l'observation. Après avoir déclaré que, à part quelques exceptions, les cinq cents jeunes détenus examinés par lui appartenaient aux dernières classes de la société, il ajoute que, indépendamment du malheur attaché à leur première condition sociale, deux tiers d'entre eux, c'est-à-dire 315 sur 500, ont encore à subir les fâcheuses conséquences d'une organisation incomplète, sont *mal nés*, en un mot, et, dans leur configuration cérébrale, ressemblent trait pour trait aux trois supliciés Martin, Léger et Boutillier (M. Voisin plaça sous les yeux de l'Académie les têtes moulées de ces trois individus). Le cerveau chez eux est au minimun de développement dans sa partie antérieure et dans sa partie supérieure, dans les deux parties qui nous font ce que nous sommes, qui nous placent au-dessus des animaux, *qui nous constituent hommes.*

« Le front est étroit, déprimé, fuyant en arrière, bas, noueux irrégulier, et la partie supérieure de la tête est évidé comme le toit d'un couvreur.

« Que l'Académie compare ces têtes avec celles de Cuvier, de Mirabeau, du général Foy, de Napoléon, et qu'on me dise (c'est toujours M. Voisin que je laisse parler) de quel côté se révèlent, à la première vue, les grandeurs de l'humanité, *de quel côté sont les vases d'argile, de quel côté sont les vases d'or.* »

Les deux seules inductions que M. Voisin veuille tirer pour le moment de tous les faits qu'il a observés, c'est que les têtes criminelles forment, en général, comme les grandes têtes morales et intellectuelles, une exception dans leur genre ; il veut dire qu'elles sont placées comme elles, par la nature, mais dans un sens tout-à-fait inverse, en dehors de l'espèce humaine entière. « La masse humaine flotte, marche, vit ou végète entre ces deux extrêmes, entre ces individus qui ont reçu des dons de Dieu, et ces autres que l'on pourrait dire en quelque sorte déshérités par lui. Cette masse humaine est moyenne dans sa forme, son développement et son activité ; elle n'a point de vocation, elle obéit à l'impulsion qu'on lui donne, et devient aisément, comme l'histoire en fait foi, tout ce que la font être les *géants* de son espèce, ou les temps, les lieux, les lois, les mœurs et les institutions ».

Les deux grandes inductions que nous venons d'exposer sont bien propres à fixer l'attention des philosophes et des législateurs eux-mêmes : elles sont réellement l'exacte et rigoureuse représentation de ce qu'on observe dans la société en général et dans chacune des nombreuses classes dont elle se compose. Partout les médiocrités abondent, et partout, au contraire, les véritables supériorités se comptent : *Apparent rari nantes in gurgite vasto.* Ainsi, sous ce point de vue, la nature est en quelque sorte *juste-milieu.* Mais parce que les médiocrités constituent dans le monde une immense majorité, est-ce à dire qu'elles sont appelées à la direction souveraine des affaires humaines et destinées aux rangs suprêmes ? La réponse à cette question se trouve précisément dans le passage que nous avons extrait tout-à-l'heure du travail de M. Voisin. La raison nous dit à *priori,* et l'histoire nous apprend expérimentalement que c'est à la *minorité* formée par les grandes intelligences et les volontés fortes, qu'appartient le dangereux privilège de diriger, de gouverner, d'éclairer, de représenter en toutes *choses* la majorité, la masse, j'ai presque dit le *peuple* des médiocrités. Telle est la loi suprême de ce bas monde, et telle est aussi, on le sait, celle qui régit le monde divin lui-même. En effet, dans les temps mythologiques, ce n'était pas à des divinités secondaires, à des dieux de moyen ordre ou de *juste-milieu*, mais à ce grand Jupiter, qui remuait tout d'un seul mouvement de son sourcil, au dieu tonnant, qu'était confié l'empire absolu de la terre et des cieux; et aujourd'hui même, selon nous autres chrétiens, les rênes de cet empire souverain ne sont-elles pas entre les mains du *Dieu très grand, du Dieu tout puissant?* Ce n'est donc point aux plus nombreux, mais aux plus dignes, que doivent être décernés les premiers rangs dans les diverses carrières ouvertes au génie de l'humanité. Le principe est trop évident pour être contesté; mais son application est plus difficile que ne le pensent bien des personnes.

Au reste ceci ne nous regarde pas, et nous ne pousserons pas plus loin ce chapitre, qui, à la fin, pourrait passer pour une digression *un peu trop prolongée.*

Hâtons-nous donc de revenir à notre objet principal, et nous allons parler maintenant de la visite faite à la maison des Jeunes détenus par M. Voisin, en présence de la commission nommée par l'Académie. On va donc voir les principes où la théorie de cet observateur soumis au creuset de l'application pratique et en quelque sorte aux prises avec l'expérience.

La visite eut lieu le 17 du mois de février 1839. Avec nous y assistaient MM. Boullon et Poutignac de Villars, le premier directeur, le second greffier de l'établissement. On conçoit que la présence et le concours de ces deux chefs de l'établissement était indispensable, puisqu'eux seuls connaissaient les moyens intellectuels et les qualités morales des individus sur lesquels M. Voisin allait exercer ses connaissances et ses opérations phrénologiques. Eux-seuls pouvaient par conséquent nous apprendre si les jugements portés par M. Voisin étaient ou n'étaient pas conformes à la vérité. Nous ferons connaître plus loin leur témoignage, tel qu'il est constaté dans les deux lettres ci-jointes, adressées au président de la commission. Nous remercions publiquement ces messieurs de l'empressement dont ils ont fait preuve.

400 jeunes détenus comparurent au tribunal phrénologique de M. Voisin. Ils défilèrent un à un devant la commission, réunie dans une grande salle de l'établissement. Après avoir rapidement exploré de l'œil et de la main la tête de chacun d'eux, M. Voisin en fit deux grandes parts, selon qu'il les trouva plus ou moins propres à la démonstration de sa thèse. Parmi ceux dont il fit choix, il établit deux nouvelles divisions, en anticipant en quelque sorte sur les temps où ils auront à subir leur dernier jugement, suivant qu'il les trouvait *bons* ou *mauvais*, je veux dire *bien ou mal doués* par la nature, M. Voisin leur disait : *Passez à droite* ou *Passez à gauche*. C'était pour la première fois, si je ne me trompe, qu'une commission de société savante assistait à une expérience aussi grave, aussi délicate, j'ai presque dit aussi solennelle. Toutefois, le jugement de M. Voisin n'était pas sans appel, et il pouvait être cassé à la fin même de la séance. Mais poursuivons.

Lorsque les *bons* et les *mauvais* eurent été ainsi phrénologiquement séparés en deux grandes divisions, et placés dans une vaste cour, M. Voisin les passa de nouveau en revue, et il les subdivisa en quatre catégories, dont les deux extrêmes contenaient les meilleurs et les plus mauvais, tandis que les deux séries intermédiaires se composaient de ceux qui tenaient une sorte de *juste-milieu* entre les autres.

La quatrième ou dernière série, consacrée aux meilleurs, et, s'il est permis de le dire, aux *élus*, ne comptait que 25 individus, c'est-à-dire un peu moins d'un dixième. Là aussi, il y avait donc beaucoup d'appelés, mais peu d'élus. *Multi advocati sed pauci electi.* La première catégorie, affectée aux *plus mauvais*, était formée de 61 sujets, et partant plus que double de la première. Les deux catégories intermédiaires comprenaient 168 sujets, par conséquent un peu plus que le double des deux catégories extrêmes réunies. La moins mauvaise de ces deux catégories se composait de 77 individus, tandis que l'opposée en offrait 91, en sorte que le génie du mal l'emportait encore ici un peu sur celui du bien.

Quoi qu'il en soit, en admettant dès à présent, et nous verrons, après plus ample informé, que cette hypothèse est justifiée par les faits; en admettant, dis-je, que la catégorisation de M. Voisin ne se trouve pas en défaut, nous constatons que dans l'établissement des Jeunes détenus la loi *naturelle* en vertu de laquelle les individus médiocres ont pour eux la faveur du nombre, trouve son application pleine et entière. En ne considérant cette petite société que sous le rapport intellectuel, elle ne nous montre que trop clairement une vérité un peu sévèrement exprimée dans ce vers si connu, de l'un de nos poëtes les plus spirituels :

Les sots, depuis Adam, sont en majorité,

lequel vers je me garderais bien de rappeler si, je ne parlais devant un auditoire qui ne se compose que d'hommes d'esprit. Ainsi, Andrieux, sans être phrénologiste, ou l'étant du moins sans le savoir, pensait absolument comme M. Voisin sur la rareté des *géants* d'esprit, et même des simples *gens* d'esprit.

Après que les 254 jeunes détenus choisis eurent été définitivement classés comme nous venons de le dire, il s'agissait de savoir si cette répartition était bien en rapport avec la vérité, et si les jugements de notre Minos phrénologique ne seraient pas en opposition avec les déclarations de MM. Boullon et Poutignac de Villars, l'un directeur, l'autre greffier de l'établissement, lesquels connaissaient par une longue expérience le caractère intellectuel et moral, *l'esprit et le cœur* des sujets soumis à l'examen de

M. Voisin. La commission se rendit avec ces messieurs dans le salon de l'établissement, et là, priés par le président de la commission de vouloir bien s'expliquer franchement sur le résultat de l'expérience faite par M. Voisin, MM. Boullon et Poutignac de Villars déclarèrent que ce résultat était, à très peu de chose près, l'expression de ce qu'ils savaient eux-mêmes sur les dispositions intellectuelles et morales des individus examinés. Alors M. Voisin, dont vous connaissez, messieurs, la vive et brillante imagination, M. Voisin, qui réunit dans sa personne les talents du philosophe observateur et la verve du poëte, se lève, comme saisi d'un tranport d'enthousiasme, et avec cet accent qu'inspire la foi la plus fervente, il s'écrie : « Messieurs, d'après la déclaration que vous venez d'entendre, *ou je suis un devin ou je possède une science !*

Après diverses observations présentées à M. Voisin par quelques-uns des commissaires, M. le président de la commission engagea MM. Boullon et Poutignac de Villars à lui envoyer une lettre dans laquelle ils confirmeraient par écrit ce qu'ils venaient de déclarer verbalement. Ces messieurs promirent, et la commission se retira.

MM. Boullon et Poutignac de Villars furent fidèles à leur promesse, et j'ai l'honneur de mettre sous les yeux de l'Académie les lettres qu'ils ont adressées au président de la commission, lesquelles lettres resteront annexées à ce rapport comme pièces justificatives.

Permettez-nous, messieurs, de vous lire le texte de même la déclaration de ces deux messieurs, relativement aux jeunes détenus classés par M. Voisin de la manière indiquée plus haut. Nous commençons par celle de M. Boullon, directeur de l'établissement : « Dans la première division (c'est celle où M. Voisin avait placé les plus *mal dotés* ou *mal nés*), dit M. Boullon, se trouvaient dans une *très grande proportion* les mauvais sujets de la maison. Par cette dénomination, il faut entendre non seulement ceux qui se font remarquer par leur insubordination ou leurs penchants vicieux, mais encore ceux dont les facultés intellectuelles paraissent les plus bornées, et desquels on obtient le moins de succès, soit pour l'éducation industrielle, soit pour l'instruction élémentaire.

« La deuxième et la troisième division (celles que M. Voisin avait affectées aux têtes médiocres de l'établissement), m'ont paru ne pas offrir entre elles de différences bien tranchées. Elles se composaient en général de sujets fort médiocres.

« Enfin, la quatrième division (celle où M. Voisin avait rangé les meilleurs sujets de l'établissement, les *mieux dotés* ou *les mieux nés*), se composait *presque exclusivement* des enfants qui se sont signalés comme les plus dociles, les plus laborieux et les plus intelligents. Dans cette division figuraient la plupart de ceux qui sont employés comme moniteurs à l'école ou comme contre-maitres dans les ateliers. »

Passons maintenant à la déclaration ou au témoignage de M. Poutignac de Villars : « Dans la première classe se trouvaient *réellement*, dit-il, tous ceux qui sont le moins favorisés sous le rapport intellectuel et moral.

« Les différences entre la deuxième et la troisième classe sont peu tranchées ; mais elles le seront si nous les rapprochons de la quatrième, qui se composait de ce qu'il y a de mieux dans la maison *sous tous les rapports.*

« Quelques-uns de la deuxième pouvaient descendre dans la première. Pas un des autres classes ne pouvait monter jusqu'à la quatrième ; j'en excepte un seul qui, sous le rapport intellectuel devrait y être placé mais qui, sous toute autre, doit descendre dans la première, et encore être mis au nombre des plus malheureusement nés. »

Voilà, Messieurs, le fidèle procès-verbal de la visite phrénologique à laquelle nous avons assisté. Le résultat de cette visite a dû produire sur l'esprit de la commission une impression favorable à M. Voisin et à la doctrine qui a présidé à ses jugements. L'Académie elle-même, si, comme nous aimons à le croire, a pleine confiance en sa commission, sera vivement frappée du résultat que nous venons de lui faire connaître. Elle aura senti toute la force de ce dilemme de M. le docteur Voisin : *Ou je suis un devin ou je possède une science.* D'un autre côté, comme il n'est pas de la nature des sociétés savantes de pécher par défaut de prudence et de circonspection, quand il s'agit de doctrines nouvelles, et qu'elles n'accordent pas légèrement à celles-ci des lettres de naturalisation ou le droit de cité, l'Académie hésitera peut-être à *reconnaître* comme vraiment digne du nom de *science* la nouvelle doctrine qui a fourni les éléments des jugements prononcés avec tant de bonheur et de vérité par M. Voitin. Que fera donc l'Académie, si étroitement pressée en quelque sorte par les cornes aiguës de l'argument dont s'est armé le phrénologiste que nous venons de nommer? Elle pourra prendre un moyen terme, et se servant d'une formule fort à la mode aujourd'hui, formule aussi commode que peu compromettante, se contenter de dire : *Il y a là quelque chose.*

Il est probable que M. Voisin se trouvera pour le moment satisfait de l'assentiment de l'Académie aussi modestement formulé. En effet, dans le travail qu'il a communiqué à l'Académie, voici comment il s'est expliqué sur les choses qu'il annonçait :

« Ces choses-là, je le conçois, ne se croient point sur
« parole ; il faut les voir et les revoir encore, et c'est ce
« motif qui m'a déterminé à demander qu'une commis-
« sion soit nommée pour en constater la réalité. »

L'Académie tout entière, *qui n'a point vu et revu encore* les choses dont il s'agit, et qui, d'après la sage philosophie de M. Voisin, ne saurait les croire sur parole ; l'Académie, disons-nous ajournera donc son jugement définitif sur cette grave matière. Quant à la commission qui a été témoin de la grande expérience si habilement à la fois et si heureusement exécutée par M. Voisin, comme le public lui-même, elle se compose de membres qui, avant cette expérience, ne professaient pas tous les mêmes opinions, et, si j'ose le dire, ne suivaient pas le même culte en matière de phrénologie. Dans l'état actuel des choses, les uns, ce sont les esprits forts, se font honneur de leur incrédulité ; d'autres sont fiers de leur indifférence ou de leur neutralité ; d'autres, enfin, se glorifient, au contraire, de leur acquiescement aux principes fondamentaux de la phrénologie. Mais tous ces derniers n'adoptent pas unanimement les divers dogmes particuliers de cette doctrine, en sorte que, si les choses profanes pouvaient être désignées par les mêmes termes que les choses saintes, eux aussi auraient pu être distingués en *catholiques* et en *protestants*. Or, ce serait trop espérer d'une seule expérience, quelque importante qu'elle ait été, que de penser qu'elle ait suffi pour réunir complètement et faire coïncider en quelque sorte, par tous les points des esprits jusque-là si divers pour ne pas dire plus : aussi la commission a-t-elle cru devoir se renfermer dans les limites les plus étroites et dans la lettre même de son mandat, bien convaincue que *la lettre ne tue pas* toujours, même en admettant, ce qui pourait être contesté, que l'esprit vivifie toujours. Comme Montaigne, elle dira donc : Je n'enseigne point, je raconte.

Mais un article sur lequel la commission a été unanime, c'est de déclarer qu'elle avait suivi avec un vif intérêt l'expérience de M. Voisin, et qu'elle applaudissait au zèle avec lequel il se livre à des études dont le but est si noble et si digne d'exercer les esprits les plus élevés.

La commission serait heureuse de voir l'Académie partager ses sentiments à cet égard. S'il en est ainsi, elle adoptera avec empressement les conclusions suivantes, que nous avons l'honneur de lui proposer :

1° Remercier M. Voisin de sa communication ;

2° L'engager à multiplier autant que possible les expériences qui, comme celle dont la commission a été témoin, sont bien plus propres que les discussions purement théoriques, à dissiper les doutes qui règnent encore dans les esprits concernant les doctrines dites phrénologiques ; doctrines qui, à l'instar de toutes celles qui relèvent du tribunal de l'observation, ne sauraient en effet être définitivement admises et avoir force de loi, qu'autant qu'elles auront été démontrées pratiquement un aussi grand nombre de fois que le réclame l'importance même du sujet.

3° Inscrire le nom de M. Voisin parmi ceux des candidats pour les places vacantes à l'Académie, si toutefois les communications et les travaux antérieurs de M. Voisin ne lui ont pas déjà fait obtenir l'honneur de cette inscription.

—

La rapidité de l'impression de mon Mémoire sur l'*Idiotie* m'ayant empêché de citer avec la distinction qui leur est due les noms de mes savants confrères Parchappe, Foville, Pinel-Grandchamp, Delaye et Belhomme, je me fais un devoir de réparer ici un tort bien involontaire. On ne saurait trop consulter les travaux qu'ils ont publiés sur le même objet, et particulièrement sur les déformations du crâne et les altérations de la masse encéphalique chez les idiots.

—

TABLE DES MATIÈRES.

XVIII.

IDIOTIE

Par M. PARCHAPPE,

Médecin en chef de l'asile des aliénés de la Seine-inférieure, etc. (1).

La coïncidence de l'idiotie avec une conformation défectueuse de la tête est une des variétés d'observation les mieux démontrées.

Et il n'est guère possible de contester que cette défectuosité n'influence le plus souvent le volume, de manière à ce que la tête ne soit en général sensiblement plus petite chez les idiots de naissance que chez les individus à intelligence normalement développée. Le fait a été connu des anciens.

Suivant Meckel (2), qui cite Greding, le rappetissement de la tête chez les idiots tient surtout à l'applatissement du crâne dans sa partie antérieure, et à son rétrécissement transversal.

Pinel (3), en constatant positivement le fait de la petitesse de la tête chez les idiots, a cherché à évaluer cette infériorité de volume. Il a comparé, chez un aliéné idiot et chez un aliéné guéri, le rapport de la hauteur de la tête, à la hauteur de la stature, et il a trouvé que, pour l'aliéné, ce rapport était de 1 à 7 (voir page 368).

Dans la statue d'Apollon, considérée comme le type des plus belles proportions, ce rapport est un peu moindre que 1 à 7.

Pinel a comparé à une tête d'enfant de 7 ans la tête d'une idiote de 11 ans. Il a trouvé les mesures suivantes :

	Chez l'enfant	Chez l'idiote
Longueur de la tête	0.180	0.130
Largeur	0.130	0.090
Hauteur	0.160	0.130

---

(1) *Recherches sur l'encéphale, sa structure, ses fonctions et ses maladies.* Librairie Just Rouvier et E. Le Bouvier, rue de l'École de médecine, 8, Paris. 1836, p. 30 à 35, 81; 1838, p. 203.

(2) *Anatomie,* t. 23.

(3) *Aliénation Mentale.*

Gall (1) a formulé en loi absolue le rapport constaté entre la petitesse du crâne et l'idiotism.

Il n'admet pas la possibilité d'une intelligence ordinaire coïncidant avec un volume de la tête au-dessous d'une limite déterminée. Au-dessous de cette limite de volume, il y a idiotie.

Dans une première catégorie, il pose pour limites les mesures suivantes :

Circonférence horizontale......................	0.297 à 0.351
Arc antéro-postérieur mesuré de la racinee du nez au bord postérieur de l'occipital	0.216 à 0.243

Suivant lui, l'exercice entier des facultés intellectuelles est absolument impossible avec un cerveau aussi petit que le supposent ces dimensions du crâne.

Avec des dimensions plus grandes on trouve plus ou moins de stupidité entre les limites suivantes qui sont celles de sa seconde catégorie d'idiotie :

Circonférence horizontale.....................	0.378 à 0.460
Arc antéro-postérieur........................	0.297 à 0.324

Les deux catégories d'idiots que Gall a établies, en se fondant ainsi sur le degré de petitesse de la tête, correspondent assez exactement à celles que M. Esquirol (2) a admises en se fondant sur le degré de dégradation intellectuelle.

M. Esquirol distingue les imbéciles des idiots. Chez les idiots, les sens sont à peine ébauchés, l'entendement est nul; chez les imbéciles, les facultés intellectuelles et affectives n'ont pu se développer que jusqu'à un certain point au-dessous de l'état normal. M. Esquirol ne regarde pas le rappetissement de la tête comme un phénomène constant dans l'idiotie.

Suivant lui, les imbéciles ont souvent un crâne volumineux et épais. Chez les idiots, la tête, toujours mal conformée, est tantôt trop petite, tantôt trop grosse.

M. Esquirol donne des mesures prises sur une tête de fille, imbécile de naissance :

Circonférence horizontale......................	527 mil.
Courbe latérale dans le plan vertical.............	406
Courbe antérieure dans le plan horizontal	267
Courbe postérieure dans le plan horizontal	321

---

(1) *Fonct. du cerveau*, t. II.

(2) *Dictionnaire des Sc. médic.*, t. XXV.

Idiotie, I.

Les opinions émises par Georget sur l'état de la tête chez les idiots, sont tout-à-fait analogues à celles de M. Esquirol (1). Dans les crânes d'idiots qu'il a mesurés, il a trouvé que la circonférence horizontale variait de 433 à 487 millim.

J'ai mesuré la tête sur neuf idiots et imbéciles de naissance. J'ai obtenu les résultats suivants :

Age	30	9	23
Taille	1.611	»	»
Diam. ant. postér.	176	169	172
Diam. latér.	131	122	128
Courbe ant. postér.	323	315	320
Courbe latér.	327	229	327
Courbe ant.	280	263	275
Courbe post.	247	242	245
Total général	1.484	1.440	1.467
Circonf. horizontale	528	504	522

Quelles conséquences peuvent être tirées de ces faits ?

Ils confirment l'opinion généralement accréditée. Le volume de la tête est moins considérable chez les idiots et les imbéciles que chez les individus à intelligence normalement développée.

Les différences, très considérables, si on compare ces têtes à des têtes d'hommes ordinaires, encore très sensibles si on les compare même à des têtes de femmes, portent sur toutes les dimensions, et sont surtout très grandes pour ses mesures dans le plan vertical, qui expriment le développement du crâne au-dessus de sa base, et pour la courbe antérieure dans le plan horizontal, qui représente le développement de la partie antérieure.

De ce résultat incontestable il ne faudrait pas pourtant conclure que chez les individus il y a, comme l'a pensé Gall, une liaison nécessaire entre l'imbécillité ou l'idiotisme et une petitesse déterminée de la tête. Une telle limite n'existe pas.

En effet, sur les cinquante têtes d'hommes à intelligence normale que j'ai mesurée, sept offrent des dimensions de très peu supérieures.

Quant aux têtes d'idiots proprement dits, aucune tête d'homme par moi observée ne peut leur être comparée pour la petitesse.

---

(1) *Diction. de méd.*, t. 12.

Mais parmi les têtes de femmes à intelligence normale que j'ai mesurées, il en est une dont les dimensions expriment un volume plus petit que celui de la plus petite des têtes d'idiots par moi mesurée ; il en est trois plus petites que la plus volumineuse des têtes d'idiots.

Les dimensions que j'ai observées sont généralement plus fortes que celles qui ont été indiquées par Pinel, par Gall, par Georget.

Les faits cités par ces observateurs me paraissent représenter les extrêmes de petitesse de la tête dans l'idiotie.

Pour les faits que j'ai observés, le volume de la tête est moins considérable chez les idiots que chez les imbéciles ; mais, si l'on tient compte de l'influence qui doit être attribuée à l'âge, on trouvera que cette différence est peu sensible, sinon nulle.

Sur mes neuf observations, la tête la plus petite appartient, non à un idiot, non à un enfant, mais à un imbécile âgé de 45 ans. Cet imbécile est le seul pour lequel le chiffre de la circonférence attribué par Gall aux têtes d'idiots.

Il se rencontre que cette tête d'une petitesse extrême appartient précisément au plus intelligent et au plus actif des imbéciles et idiots que j'ai observés.

Seul parmi eux, cet imbécile parle avec facilité, connait les lettres et la valeur de l'argent. Il est employé à l'Hospice Général de Rouen en qualité d'infirmier.

Les cinq autres imbéciles sont beaucoup moins intelligents ; ils ont tous plus ou moins de difficulté à parler.

Quant aux idiots, ils ne parlent pas, ils ne mangent pas seuls, ils laissent aller sous eux leurs excréments.

D'après ces faits, il me semble qu'on peut encore avancer sûrement cette proposition : Parmi les imbéciles et les idiots, le dégré d'intelligence n'est pas proportionnel au volume de la tête.

Les différences constatées par le volume de la tête entre les idiots, les imbéciles et les hommes à intelligence normale, sont assez grandes pour qu'on ne doive pas hésiter à les considérer comme correspondant à des différences analogues dans le volume de l'encéphale. Je n'ai qu'un fait de poids de l'encéphale à citer pour l'état d'idiotie ; il confirme cette induction.

IDIOTE.

Age	27 ans
Taille	1.569

Poids de l'encéphale................ 1.011
— du cerveau 875
— du cervelet 136

Il est digne de remarque que la différence de poids porte incomparablement plus sur le cerveau que sur le cervelet.

CHAPITRE VIII.

Importance relative des causes qui font varier le volume de l'encéphale.

§ V. Idiotie.

. . . .

Rapport de l'encéphale moyen chez la femme, comparé à l'encéphale d'une idiote................ 100 à 82 Diff. 18.

. . . .

L'ordre d'importance relative assigné aux causes par le classement des résultats est le suivant :
I. Idiotie.. Diff. 18.

. . . .

L'idiotie et le sexe sont au premier rang pour l'intensité d'action ; l'élévation des facultés intellectuelles au-dessus de la mesure commune est, des causes influentes, la moins énergique.

CHAPITRE VI

Résumé des caractères propres aux espèces de l'aliénation. mentale.

. . . .

L'idiotisme est dû à une imperfection dans le développement de l'encéphale datant de la vie intra-utérine ou des premiers temps de la vie extra-utérine. L'imbécillité est consécutive à une lésion organique développée accidentellement dans l'encéphale pendant le cours de la vie extra-utérine.

. . . .

———

XIX.

OBSERVATIONS D'IDIOTIE

Par M. PARCHAPPE (1).

Dans la seconde partie de son *Traité de la folie*, demeuré inachevé, Parchappe consacre un premier livre à des « *observations d'imbécillité consécutive à une maladie cérébrale accidentelle.* » Il ne s'agit pas là, par conséquent de l'état que nous désignons aujourd'hui par le mot *imbécillité*. Aussi nous abstiendrons-nous de la reproduire. D'ailleurs Parchappe a indiqué nettement que dans son esprit l'imbécillité telle qu'il l'entendait, n'était pas une variété de l'idiotie. « J'ai réservé, dit-il, pour désigner cette classe de faits dans lesquels la diminution de l'intelligence est le résultat d'une maladie accidentelle de la substance cérébrale, développée postérieurement à la première enfance, le nom d'imbécillité, qui est à peu près sans emploi légitime dans le vocabulaire de la science, depuis qu'on s'accorde généralement, à réunir sous le nom d'idiotie, les maladies mentales dont l'origine remonte à la vie intra-utérine, ou aux premiers temps de la vie extra-utérine. L'*imbécillité* ainsi définie se distingue de l'*idiotie* par l'époque de son développement, de la *folie chronique simple*, par les phénomènes apoplectiques qui ont marqué l'invasion de la maladie, et par l'existence de la paralysie de la *folie paralytique*, par la marche de la maladie et par la circonscription de la paralysie *(Loc. cit.,* p. 364). »

(B.)

322.

Homme.   **6 ans 6 mois.**

Grand'mère et mère épileptiques.

Dès l'âge de deux ans, attaques d'épilepsie tous les quatre

---

(1) Parchappe : *Traité théor. et prat. de la Folie.* Paris, 1841 ; livre II, p. 366.

ou cinq jours. A quatre ans, petite vérole. Attaques tous les jours. L'enfant perd ce qu'il avait d'intelligence. Il ne sait plus parler. Il prononce encore les mots papa et maman.

A l'entrée, il est dans le même état. On est forcé de le faire manger. Il gâte constamment. Attaques se reproduisant presque tous les jours. Masturbation, qui, une fois détermine un paraphymosis. Salivation habituelle entretenue par l'habitude d'introduire la main dans la bouche. Développement de scrofules. Marasme.

Tête, 518. — 171. 120. 278. 327. 342. — 1238.
Encéphale, 1172. — Cervelet. 0.156.

Circonvolutions uniformément petites. La couche corticale est mince, pâle, très molle. et se détache complètement et avec une grande facilité de la substance blanche des circonvolutions, par la pression du doigt, sous forme d'une membrane comme gélatineuse. Substance très ferme, très élastique. Cervelet sain.

323.

Homme.   **14.**

Idiot de naissance. Intelligence nulle. Point de parole. Evacuations involontaires : appétit vorace, symptômes de congestion cérébrale, mort prompte.

Tête, 490. — 171. 117. 263. 318. 336. — 1205.
Encéphale, 1.128. — Cervelet, 0.126.

Les lobes antérieurs sont comme tronqués obliquement de dedans en dehors et d'avant en arrière. Ils offrent, sur leur face inférieure, de chaque côté, une dépression corespondante à la saillie des voûtes orbitaires. La partie moyenne qui sépare les deux dépressions, et qui correspond aux nerfs olfactifs, a sensiblement plus de longueur et d'épaisseur que les parties latérales. Dans leur ensemble, les lobes antérieurs sont courts, étroits et ont peu de hauteur. Les circonvolutions sont minces, les anfractuosités peu profondes. La couche corticale est mince. Hypérémie des deux substances. et des membranes.

324.

Homme   **30**   **Célibataire.**

Intelligence obtuse dès les premiers temps de la vie. Le malade paraît avoir peu d'idées. Il peut parler ; mais il reste habituellement taciturne et immobile. Il ne gâte pas. Il a des accès de fureur surtout à la suite d'attaques d'épilepsie auxquels il est sujet depuis l'âge de six ans ; les attaques, quelquefois très éloignées, se répètent souvent un grand nombre de fois en quelques jours. Développement subit de symptômes de péritonite. Mort.

Encéphale, 1.117. — Cervelet. 0.158.

Légère injection et infiltration séreuse de la pie-mère.

Substance cérébrale pâle. Dureté remarquable des deux substances.

Les lobes antérieurs minces, se terminent en pointe ; leurs circonvolutions sont minces, le lobe droit est plus court de cinq millimètres. Ce lobe est comme infléchi en bas. Les circonvolutions de sa face inférieure sont considérablement atrophiées ; leur épaisseur a moins d'un millimètre ; les anfractuosités ne sont que des sillons superficiels. Leur ensemble représente une sorte de froncement qui semble attirer les parties environnantes vers le point central de l'atrophie équivalente en surface à celle d'une pièce de 5 francs. La dureté de la substance cérébrale est encore plus grande dans cette partie que dans les autres régions.

Epanchement de sang dans la poitrine, par suite d'une rupture de la rate, qui est ramollie, et qui offre plusieurs foyers hémorrhagiques, dont l'un est en communication avec la cavité péritonéale.

325.

Homme.   **45.**   **Célibataire.**

Amené de la prison de Chartres en 1830 à l'asile où il est mort en 1841, par suite d'une gastro-entérite.

Intelligence faible. Il est irrascible, querelleur, gourmand. Il est capable d'attachement. Il aime beaucoup son gardien. Il s'est attaché à un malade des plus sales et des moins intelligents. Il comprend ce qui est relatif aux premiers besoins de la vie, et demande clairement et nettement tout ce qui lui est utile. Il chante très souvent et à haute voix, sur des airs d'église, des paroles sans suite et sans signification. Il gâte de temps à autre, mais non constamment. Il mange gloutonnement et salement. Jamais le gardien n'a observé chez lui aucune manifetation érotique. La tête est petite. Le visage est imberbe. Les extrémités inférieures sont contractées et fléchies, les jambes sur les cuisses et les cuisses sur le bassin. Le volume des jambes est plus petit que celui des bras et le volume des cuisses dépasse à peine celui des bras. Le malade ne marche pas.

Encéphale, 0.970. — Cervelet, 0.118.
Largeur des lobes antérieurs à leur naissance; 95ᵐ.

Les membranes n'offrent aucune altération. La surface cérébrale ne diffère de l'état normal, ni pour la couleur, ni pour la consistance, ni pour l'épaisseur de la couche corticale, il en est de même de la substance blanche. Mais le cerveau, petit, offre les vices de conformation suivants :

La scissure médiane manque dans un tiers de la longueur du cerveau. En avant, dans l'étendue de quinze millimètres, la scissure existe, et les extrémités antérieures des hémisphères sont complètement séparées. En les écartant, on voit le repli antérieur du mésolobe.

A partir de la distance de quinze millimètres jusque sur une étendue de cinquante-cinq millimètres, les circonvolutions se continuent sans interruption d'un hémisphère à l'autre. Cette réunion complète s'opère au moyen : 1° de deux circonvolutions symétriques qui se réunissent en une sur la ligne médiane ; 2° de deux circonvolutions symétriques qui s'adossent sur la ligne médiane, où un sillon peu profond indique le lieu où devrait exister la scissure ; 3° d'une large circonvolution qui occupe transversalement toute l'étendue des deux hémisphères, sans qu'il y ait sur la ligne médiane d'autre trace de scissure qu'une échancrure au bord postérieur de la circonvolution. Cette circonvolution, par ses deux terminaisons latérales, qui se replient sur elles-mêmes en avant et en dedans, limite de chaque côté, en arrière et en haut, la scissure de Sylvius.

A partir du bord postérieur échancré de cette circonvolution, la scissure existe. En écartant ses bords, on aperçoit le mésolobe dans sa partie postérieure, et, on remarque qu'en avant les circonvolutions de la face interne s'entrecroisent à la manière des doigts, que la surface du mésolobe est bosselée et constituée comme par des rudiments de circonvolutions qui s'effacent graduellement, et ne disparaissent qu'à l'extrémité postérieure du mésolobe, là où il prend en se réfléchissant, le nom de bourrelet. A la base, les deux circonvolutions qui longent la fente cérébrale, après avoir contourné, d'avant en arrière, la moelle allongée, se réunissent en arrière sur la ligne médiane, et constituent par leur réunion le bourrelet du mésolobe ; un sillon longitudinal peu profond indique le lieu de cette réunion, et se continue de la base à la face supérieure du mésolobe. En avant, ces deux circonvolutions se terminent en forme de massue et sans présenter l'incurvation ancyroïde qui appartient à l'état normal.

La voûte à trois piliers, la cloison, les piliers réfléchis, le corps frangé manquent complètement. Les deux ventricules latéraux et le troisième ventricule sont réunis en une seule cavité. Les éminences mamillaires ont un très petit volume. La commissure antérieure est volumineuse. Les couches optiques sont petites et réunies dans toute leur étendue, par la commissure molle. Le conarium est petit. La corne d'Ammon est rudimentaire et constitue une saillie en forme de massue, sans aucune trace de sillons transversaux. Le lobe moyen est court ; la scissure qui le sépare du lobe antérieur est peu profonde, et la portion réfléchie du ventricule est peu considérable. La portion occipitale du ventricule manque tout-à-fait, ainsi que les circonvolutions formant la portion inférieure du lobe postérieur, et situées dans l'état normal, au-dessous de l'anfractuosité antéro-postérieure, qui correspond, par sa direction, avec la corne ventriculaire postérieure, et dont le fond n'est séparé de cette cavité que par une mince paroi.

326.

| **Homme.** | **60.** | **Célibataire** |

Faiblesse intellectuelle depuis la naissance. Paroxysmes d'agitation,

A l'entrée, faiblesse intellectuelle. Le malade parle. Il sait se conduire. Il a de la mémoire. Il a peu d'idées, est calme, docile et propre. Symptômes d'hypertrophie du cœur, entraînant la mort dans la dypsnée.

Encéphale, 1320.

Point d'altération appréciable.

327.

| **Femme.** | **25.** | **Célibataire.** |

Intelligence nulle. Mutisme absolu. Indifférence complète

pour ce qui se passe. Il faut faire manger la malade. Evacuations involontaires. La malade marche avec peine et aime à rester accroupie. Ses jambes sont faibles et déformées. Taille et apparence bons extérieures d'une fille de dix ans. Symptômes de phtisie pulmonaire et péricardite.

Encéphale, 0.720.

Le cerveau est également et uniformément développé, si ce n'est en avant, où les lobes antérieurs, à leur face inférieure, offrent, de chaque côté de la circonvolution sur laquelle s'appuie le nerf olfactif, une dépression plane, oblique de dedans en dehors, et où ces lobes se montrent, en conséquence, comme tronqués. La substance grise est pâle et molle. Son épaisseur est assez grande. Les ventricules latéraux ont une grande étendue. Les circonvolutions sont peu profondes. La substance blanche forme, dans les circonvolutions, une couche très mince.

RÉSUMÉ.

Dans un cas (obs. 325), l'idiotie est très-peu prononcée ; il n'y a réellement que faiblesse intellectuelle congéniale ; aucune altération du cerveau, dont le volume est normal. Dans deux cas (obs. 322 et 326), l'idiotie est très prononcée ; le cerveau n'est pas sensiblement altéré, mais son volume est peu considérable ; le défaut de volume est surtout sensible dans les circonvolutions des lobes antérieurs. Dans un cas (obs. 324), il y a faiblesse de l'intelligence, et la faculté de parler existe. Le cerveau n'offre pas d'altération morbide ; il a un petit volume et, de plus, il offre un vice de conformation par défaut de développement du mésolobe, de la voûte et des cornes d'Ammon ; cas très rare et très curieux dont je me propose de tirer parti à propos de l'histoire de l'évolution du cerveau. Dans deux cas (obs. 321 et 323), l'idiotie est associée à l'épilepsie. Il y a altération du cerveau, ramollissement gélatineux de la couche corticale (obs. 321), atrophie et induration de plusieurs circonvolutions d'un hémisphère (obs. 323). Dans l'obs. 323, le volume du cerveau est considérable, si l'on tient compte de l'âge ; le cervelet surtout est très volumineux, et il est digne de remarque que le malade, âgé de six ans et demi, se livrait habituellement à l'onanisme.

APPENDICE

I.

Définition de l'idiot et de l'imbécile (1).

Idiot. — Il se dit de celui en qui un défaut naturel dans les organes qui servent aux opérations de l'entendement est si grand qu'il est incapable de combiner aucune idée, en sorte que sa condition parait à cet égard plus bornée que celle de la bête. La différence de l'idiot et de l'imbécile consiste, ce me semble, en ce qu'on naît idiot et qu'on devient imbécile. Le mot idiot vient de ἰδιώτης qui signifie homme particulier, qui s'est renfermé dans une vie retirée, loin des affaires du gouvernement, c'est-à-dire celui que nous appellerions aujourd'hui un sage. Il y a eu un célèbre mystique qui prit par modestie la qualité d'idiot, qui lui convenait beaucoup plus qu'il ne pensait (1).

Imbécile. — C'est celui qui n'a pas la faculté de discerner différentes idées, de les comparer, de les composer, de les étendre ou d'en faire abstraction. Tel était parmi les grecs un certain Margitès, dont l'imbécillité passa en proverbe. Suidas prétend qu'il ne savait pas compter au-dessus de cinq, et qu'étant parvenu à l'adolescence, il demanda à sa mère si elle et lui n'étaient pas enfants d'un même père.

---

(1) *Encyclopédie ou Dictionnaire raisonné des sciences des Arts et des Métiers*, publiée en 1782 par DIDEROT, t. XVIII.

Ceux qui ne perçoivent qu'avec peine, qui ne retiennent qu'imparfaitement les idées, qui ne sauraient les rappeler ou les rassembler promptement, n'ont que très-peu de pensées. Ceux qui ne peuvent distinguer, comparer et abstraire les idées ne sauraient comprendre les choses, faire usage des termes, juger, raisonner passablement, et, quand ils le font, ce n'est que d'une manière imparfaite, sur des choses présentes et familières à leurs sens.

Si l'on examinait les divers égarements d'un imbécile, on découvrirait assez bien jusqu'à quel point leur imbécillité procède du manque, de la faiblesse de l'entendement.

Il y a une grande différence entre les imbéciles et les fous : je croirais fort, dit Locke, que le défaut des imbéciles vient des manques de vivacité, d'activité dans les facultés intellectuelles, par où ils se trouvent privés de l'usage et de la raison. Les fous au contraire semblent être dans l'extrémité opposée ; car il ne paraît pas que ces derniers aient perdu la faculté de raisonner, mais il paraît qu'ayant joint mal à propos certaines idées, ils les prennent pour des vérités et se trompent de la même manière que ceux qui raisonnent juste sur de faux principes. Ainsi, vous verrez un fou qui s'imaginant d'être roi, prétend par une juste conséquence, être servi, honoré selon sa dignité. D'autres qui ont cru être de verre prenaient toutes les précautions nécessaires pour empêcher leur corps d'être cassé.

Il y a des degrés de folie, comme il y en a d'imbécillité ; l'union déréglée des idées ou le manque d'idées étant moins considérable dans les uns que dans les autres. En un mot, ce qui constitue vraisemblablement la différence qui se trouve entre les imbéciles et les fous, c'est que les fous joignent ensemble des idées mal assorties et extravagantes, sur lesquelles néanmoins ils raisonnent juste, au lieu que les imbéciles font très peu ou point de propositions et ne raisonnent que peu ou point du tout, suivant l'état de leur imbécillité.

Je ne sais si certains imbéciles qui ont vécu quarante ans, sans donner le moindre signe de raison, ne sont pas des êtres qui tiennent le milieu entre l'homme et la bête, car au fond, des deux noms que nous avons faits, l'homme et la bête, signifient des espèces tellement marquées par des essences distinctes, que nulle autre espèce ne puisse intervenir entre elles.

En cas que quelqu'un vînt nous demander ce que deviendront les imbéciles dans l'autre monde puisque nous sommes portés à en faire une espèce distincte entre l'homme et la bête, nous répondrions avec Locke, qu'il ne nous importe point de savoir et de rechercher de pareilles choses. Qu'ils tombent ou qu'ils se tiennent (pour me servir d'un passage de l'écriture, Rom,xiv,4) cela regarde leur maître. D'ailleurs, soit que nous déterminions ou que nous ne déterminions rien sur leur état à venir, il ne sera ni meilleur ni pire. Les imbéciles sont entre les mains d'un créateur plein de bonté qui ne dispose pas ses créatures suivant les bornes étroites de nos opinions particulières et qui ne les distinguent point conformément aux noms et aux chimères qu'il nous plait de forger. D. J. (*Encyclopédie*, t. XVIII.)

II.

Nous avons vu qu'au début de son article sur l'idiotie, Esquirol citait Dufour et Pinel comme ayant fait de l'idiotie un genre de folie qu'ils désignent sous le nom d'*idiotisme* (p. 00). Nous n'avons trouvé dans le premier de ces auteurs (1) que les deux passages suivants :

« DE LA DÉMENCE — § 202. La démence est une espèce d'incapacité de juger et de raisonner sainement ; elle a reçu différents noms, selon les différents âges où elle se manifeste ; dans l'enfance, on la nomme ordinairement *bêtise, niaiserie* ; elle s'appelle *imbécillité* quand elle s'étend ou prend à l'âge de raison, et lorsqu'elle vient dans la vieillesse, on la connaît sous le titre de *radoterie* ou d'*état d'enfance*. (p. 357). »

Dans la table des matières, on renvoie à cette page pour *imbécillité*.

---

(1) *Essai sur les opérations de l'entendement humain et sur les maladies qui les dérangent*, par Dufour, maître ès arts en l'Université de Paris et étudiant dans les Ecoles de chirurgie et de médecine des facultés de Montpellier et de Paris. A Amsterdam et se trouve à Paris chez Merlin, libraire, rue de la Harpe, vis-à-vis la rue Poupée. 1770, in 8° I-XLII, 485 pages.

« La stupidité est ordinairement originaire § 168. Rien dans ce paragraphe et la démence l'est rarement. Au contraire, elle est très constamment l'effet de la vieillesse ou les suites de quelq'autre maladie ; d'où vient que ceux qui sont dans la démence montrent de temps en temps quelques restes de leur ancien savoir, ce que peuvent point faire les *stupides*, puisqu'ils n'ont jamais rien su (p. 359). »

III.

De l'idiotisme.

Par PINEL.

L'article de Ph. Pinel que nous avons reproduit (p. 5 à 10) a été emprunté à la première édition de son *Traité médico-philosophique sur l'aliénation mentale*. La seconde édition renferme les deux additions suivantes ; la première vient après le premier paragraphe de la page 6 ; la seconde à la fin du premier paragraphe de la page 7.

189. Un des cas les plus singuliers et les plus extraordinaires qui aient jamais été observés est celui d'une jeune idiote de onze ans dont j'ai fait graver la figure du crâne, et qui, par la forme de sa tête, ses goûts, sa manière de vivre, semblait se rapprocher de l'instinct d'une brebis. Pendant deux mois et demi qu'elle a resté à l'hospice de la Salpêtrière, elle marquait une répugnance particulière pour la viande, et mangeait avec avidité les substances végétales, comme poires, pommes, salade, pain, qu'elle semblait dévorer ainsi qu'une galette particulière à son pays que sa mère lui portait quelquefois ; elle ne buvait que de l'eau, et témoignait à sa manière une reconnaissance vive pour tous les soins que la fille de service lui prodiguait. Ses démonstrations de sensibilité se bornaient à prononcer ces deux mots, *bé ma tante*,

car elle ne pouvait proférer d'autres paroles, et paraissait entièrement muette par le seul défaut d'idées, puisque d'ailleurs sa langue semblait conserver toute sa mobililé; elle avait aussi coutume d'exercer des mouvements alternatifs d'extension et de flexion de la tête, en appuyant à la manière des brebis, cette partie contre le ventre de la même fille de service en témoignage de sa gratitude. Elle prenait la même attitude dans ses petites querelles avec d'autres enfants de son âge, qu'elle cherchait à frapper avec le sommet de sa tête inclinée. Livrée à un instinct aveugle qui la rapprochait de celui des animaux, elle ne pouvait mettre un frein à ses mouvements de colère; et ses emportements pour les causes les plus légères, et quelquefois sans cause, allaient jusqu'aux convulsions. On n'a jamais pu parvenir à la faire asseoir sur une chaise pour prendre du repos ou pour faire ses repas, et elle dormait le corps roulé et étendu sur la terre à la manière des brebis. Tout son dos, les lombes et les épaules étaient couverts d'une sorte de poil flexible et noirâtre, long d'un pouce et demi ou deux pouces, et qui se rapprochait de la laine par sa finesse; ce qui formait un aspect très désagréable. Aussi des bateleurs qui avaient eu connaissance de l'état de cette jeune idiote, avaient proposé à la mère de leur permettre de la montrer dans les foires et les marchés voisins comme un objet très rare de curiosité; ce qui leur fut refusé, quoique les parents fussent très pauvres. Cette jeune idiote, par leur éloignement, finit par tomber dans un état progressif de langueur, et succomba après deux mois et demi de séjour dans l'hospice de la Salpêtrière : j'ai conservé soigneusement son crâne, qui est très remarquable par ses dimensions et sa forme.

. . . .

Quelquefois de jeunes personnes du sexe ont éprouvé aussi cette transformation de la maladie, et j'en ai noté quelques exemples dans l'hospice de la Salpêtrière; mais, après la quarante ou quarante-cinquième année, il est très rare d'éprouver cette sorte de réaction salutaire.

IV.

Variétés des dimensions de la tête, et choix des objets à dessiner.

Par Ph. PINEL (1).

376. Une source continuelle d'erreurs dans les recherches d'anatomie pathologique faites, par Greding, a été de rapporter comme cause d'aliénation certaines variétés de conformation du crâne, qui peuvent être simultanées avec cette maladie, mais qu'on peut aussi retrouver à la mort des personnes qui n'ont jamais été aliénées. Pour éviter ces jugements erronés, j'ai examiné et mesuré un grand nombre de têtes prises soit dans les cabinets de l'Ecole de Médecine ou ailleurs. J'ai pris aussi, à l'aide d'un compas courbe, les dimensions des têtes de diverses personnes de l'un et l'autre sexe qui ont été et qui sont encore dans un état d'aliénation, et j'ai remarqué qu'en général les deux variétés les plus frappantes, soit du crâne allongé, soit du crâne court ou approchant d'un sphéroïde, se trouvent indistinctement et sans aucune connexion avec l'exercice plus ou moins libre des fonctions de l'entendement, mais qu'il y a certains vices de conformation du crâne liés avec un état d'aliénation, surtout avec la démence ou l'idiotisme originaire. Pour rendre ces vérités plus saillantes, j'ai cru devoir faire dessiner quelques têtes qui, par leur opposition ou leur rapprochement, établissent ces limites, et semblent fonder une sorte de correspondance entre certains vices de structure du crâne et l'état des fonctions de l'entendement. J'ai fait d'abord tracer la forme de la tête d'une folle morte à 49 ans (pl. 1e, fig. 1e), forme allongée, sa hauteur est moindre que sa longueur, et je l'ai mise en opposition avec les os du crâne d'une personne saine d'entendement, et morte à l'âge de vingt ans, qui est différente d'ailleurs de la précédente (pl. 1ere, fig. 3), par ce qu'on appelle rondeur ou sphéricité de la tête, J'ai réservé, pour la fin de la même planche,

---

(1) *Traité médico-philosophique sur l'aliénation mentale*, Paris, 1809, 2e édition, p. 464 et suiv.

le dessin d'une tête très irrégulière d'une jeune personne
morte à l'âge de onze ans (pl. Iʳᵉ fig. 5 et 9) dans un état
complet d'idiotisme. Au commencement de la deuxième planche, je transmets la tête, à crâne allongé, d'un maniaque âgé
de quarante deux ans, et complètement guéri depuis environ 7
ans (pl. II, fig. 1ʳᵉ). Je mets en opposition avec cette forme,
la tête très arrondie d'un jeune homme mort à vingt deux
ans, et que je puis attester avoir été doué du jugement le
plus sain (pl. IV, fig 2). Je finis par le dessin de la tête d'un
jeune homme de vingt-et-un ans réduit à un état complet
d'idiotisme, remarquable par la disproportion la plus extrême
de la forme et des dimensions du crâne (pl. II, fig. 5 et 6). Les
deux têtes qui terminent ainsi les planches doivent être le
principal objet de mes considérations anatomiques.

377. L'examen anatomique des têtes de deux femmes maniaques, l'une morte à l'âge de quarante-neuf ans (pl. 1ʳᵉ, fig. 1
et 2), et l'autre à cinquantre-quatre (pl. 1ʳᵉ, fig. 3 et 4) a
confirmé encore ce que faisait présumer les considérations
que j'ai faites sur les causes les plus ordinaires de la manie,
qui sont des affections morales profondes, et sur les périodes
d'âge qui donnent le plus de chances pour la contracter, c'est-à
dire qu'il ne s'est point manifesté de conformation particulière
dont on ne puisse trouver des exemples sur des crânes pris
indistinctement. La tête de l'une se rapproche simplement de
la forme allongée, et celle de la deuxième revient à la forme
des têtes courtes. L'aplatissement du coronal de l'une, qui
semble former un plan incliné, et l'élévation perpendiculaire
de l'autre, sont des variétés qu'on observe souvent sans qu'on
puisse en tirer une induction favorable ou contraire aux
facultés de l'entendement; mais il en est autrement du crâne
dont je supprime ici le dessin et que j'ai conservé soigneusement à la mort d'une fille de dix neuf ans qui était dans un
état d'idiotisme de naissance. La longueur de cette tête est la
même que celle des deux autres maniaques, mais sa hauteur
est d'un centimètre au-dessus de la deuxième, et de deux
centimètres au-dessus de la première, pendant que sa largeur
est moindre : ce qui donne à cette tête un degré disproportionné d'élévation et un aplatissement latéral assez ordinaire
à l'idiotisme de naissance; j'ai du moins remarqué l'un et
l'autre sur deux jeunes idiotes encore existantes, et on l'attribue
à presque tous les crétins du pays de Vaud.

378. J'ai cherché à considérer encore ce crâne sous un autre point de vue ; je l'ai mis en opposition avec un autre crâne bien conformé, et j'ai fait faire à l'un et à l'autre une section correspondante, c'est-à-dire qui passe par la partie la plus saillante des bosses frontales, et par le quart supérieur de la suture lambdoïde. J'ai établi par là un moyen de comparaison entre les deux ellipses irrégulières qui résultent de ces sections, et j'ai remarqué que dans la tête bien conformée, les deux demi-ellipses sont disposées d'une manière symétrique autour de l'axe principal, en sorte que les axes conjugués tirés de la partie antérieure droite à la partie postérieure gauche, et de ceux de la partie antérieure gauche à la partie postérieure droite, sont sensiblement égaux. Au contraire, dans le crâne affecté d'un vice de conformation, les deux demi-ellipses ne sont point placés dans un ordre symétrique aux deux côtés de l'axe, mais celle qui est à droite prend une courbure plus prononcée à la partie antérieure, tandis que c'est le contraire à la partie postérieure ; la demi-ellipse à gauche est disposée à contre-sens de la première, c'est-à-dire que c'est à la partie postérieure qu'il y a plus de courbure et moins à la partie antérieure. Cette différence, qui est sensible à la vue simple, est encore bien plus manifeste en mesurant les axes conjugués, puisque ceux qui sont dirigés de droite à gauche ont vingt-deux centimètres, et que ceux qui vont de gauche à droite n'ont que dix-sept centimètres. J'ai trouvé la même singularité de structure sur la tête d'un enfant de dix-huit mois, et la différence des axes conjugués est même d'un centimètre et demi. Cet enfant était-il destiné à vivre dans un état d'idiotisme ? C'est ce qu'il était impossible de déterminer par le peu de développement qu'avaient pris encore ses facultés morales.

379. Je ne dois point omettre un autre vice de conformation dans la tête que je décris ; c'est celle de l'épaisseur des parois du crâne, qui en tous sens est double de l'état ordinaire, puisqu'elle est en général d'un centimètre, et même un peu plus, à sa partie antérieure, ce qui diminue d'autant le grand et le petit axe de l'ellipse interne. Il serait facile de calculer combien, par cette augmentation d'épaisseur, la capacité intérieure du crâne est diminuée, si les os qui le composent formaient un ellipsoïde régulier, puisqu'il ne s'agirait que de déterminer le solide formé par la révolution d'un espace elliptique, dont le grand et le petit axe seraient connus ; mais l'irrégularité de la forme du crâne en général m'interdit une semblable application du calcul, et je me borne à remarquer que, puisque les solides semblables sont entre eux comme les cubes de leurs dimensions homologues, l'on en doit toujours conclure, quelles que soient d'ailleurs l'irrégularité des formes, que l'augmentation d'épaisseur diminue d'une manière remarquable la capacité intérieure du crâne.

380. Les vices de conformation que je viens de faire remarquer sur le crâne d'une personne morte dans l'idiotisme, l'aplatissement des parties latérales, le défaut de symétrie entre la partie droite et la gauche, enfin son épiasseur qui est double de celle qu'on observe dans les cas ordinaires, ne semblent-ils point indiquer que tout a concouru à rendre bien moindre la cavité intérieure où était reçu le cerveau ? Mais je dois être en garde contre les déductions trop précipitées, et je me borne à des détails historiques, sans prononcer encore qu'il y ait une connexion immédiate et nécessaire entre l'état d'idiotisme et les vices de conformation que j'ai décrits. La jeune personne était dans l'état le plus complet de stupidité depuis son enfance; elle prononçait par intervalles quelques sons inarticulés, ne donnait aucune marque d'intelligence d'affection morale quelconque; elle mangeait quand on approchait les aliments de sa bouche, ne paraissait avoir aucun sentiment de son existence, et était réduite à une vie purement automatique; elle a péri du scorbut l'année passée : ce qui avait donné lieu à des épanchements sanguinolents à la base du crâne, et paraissait avoir tellement altéré la substance du cerveau, que je n'ai pu rien conclure ni sur sa mollesse ni sur sa gravité spécifique.

381. Au premier aspect de cet aliéné idiot, rien ne frappe autant que l'extrême disproportion de l'étendue de la face comparée avec la petitesse du crâne; mais rien d'animé dans les traits de sa physionomie, rien qui ne retrace l'image de la stupidité la plus absolue ; disproportion extrême entre la hauteur de la tête et la stature entière, forme aplatie de son crâne au sommet et aux tempes, regard hébété, bouche béante, toute la sphère de ses connaissance bornées à trois (1) ou quatre

---

(1) Il avait été transféré à Paris par un gendarme et de là à Bicêtre. Il parait que durant son voyage, on le conduisait attaché par le cou. Les idées qui l'ont le plus profondément frappé sont celles dont il rappelle sans cesse les termes,

idées confuses, encore mal exprimées par autant de sons à demi-articulés ; à peine assez d'intelligence pour diriger ses aliments vers sa bouche ; insensibilité portée jusqu'à lâcher, sans s'en apercevoir, son urine et ses déjections ; marche faible, lourde et chancelante ; inertie extrême ou éloignement apathique pour toute sorte de mouvements ; extinction totale de l'attrait si naturel qui porte l'homme à sa reproduction, attrait puissant dans le crétin lui-même, et qui lui donne du moins un sentiment quelconque de son existence. Cet être équivoque qui semble placé par la nature, aux confins de la race humaine pour les qualités physiques et morales, était fils d'un fermier, et avait été conduit dans l'hospice des aliénés de Bicêtre depuis environ deux années ; il paraît avoir été frappé depuis sa tendre enfance du même caractère de nullité et d'idiotisme.

382. La disproportion extrême entre la hauteur de la tête de l'aliéné idiot (pl. II, fig. 5 et 6) et sa stature entière était facile à saisir au premier aspect ; mais pour la fixer avec précision, il est nécessaire de mesurer les dimensions de la tête avec un compas courbe, de rapporter sa hauteur à celle de sa stature entière, et de comparer ensuite ce rapport avec celui que donnent les statures les mieux proportionnées ; j'ai donc procédé à ces opérations en me servant des nouvelles mesures, et j'ai reconnu que la taille de cet aliéné idiot était de dix-huit décimètres ; la hauteur seule de sa tête est de dix-huit centimètres. Le rapport donc de la stature entière à la hauteur de la tête est : 180 : 18, c'est-à-dire que la tête n'est que le 1/10 de la totalité de la stature, L'aliéné au contraire dont j'ai fait graver la tête (pl. II, fig. 1), et qui n'a eu autrefois que de accès périodiques de manie, a une proportion beaucoup plus avantageuse pour la tête comparée avec la totalité de la taille ; celle-ci, en effet, est de dix-sept décimètres, et la tête de vingt-trois centimètres c'est-à-dire que l'une est par rapport à l'autre : 170 : 23, ou : 7 4 : 1. Dans ce cas-ci, la stature totale est à peu près sept fois et demie la hauteur de la tête, ce qui rapproche beaucoup plus du rapport qu'offre l'Apollon, puisque dans ce dernier cas la stature entière de la tête est sept fois la hauteur de la tête plus 3 parties 1/2, d'après Gérard Audrand. Quelle petitesse excessive par

---

c'est à dire : *soldat*, *Paris*, *cou*, à ces mots très grossièrement articulés, il ajoute quelquefois celui de *pain* ; il paraît n'avoir conservé aucun souvenir de ses parents et il n'a donné aucun signe d'affection morale.

rapport à la stature entière n'a donc point la tête de l'aliéné idiot, puisqu'elle n'est que le dixième de la stature entière, ce qui suppose un vice de conformation très notable, et tel que je n'en ai pas trouvé de semblable dans les nombreuses têtes dont j'ai observé les dimensions! Rien n'est plus commun au contraire que de trouver dans la société des têtes dans des proportions trop avantageuses, c'est-à-dire telles que, pour qu'elles fussent dans un juste rapport avec toute l'habitude du corps, la taille devrait être plus grande; mais cette conformation ne donne qu'une présomption de plus en faveur des facultés intellectuelles; et comme d'ailleurs on a d'autres moyens de juger l'homme, par ses propos et ses actions, on la néglige.

383. Les anciens artistes doués du tact le plus délicat et d'une finesse rare d'observation, n'ont pu manquer de porter leur vue sur les vraies proportions qui concourent à la beauté de la tête, et c'est sans doute ce qui a fait diviser celle de l'Apollon en quatre parties, par des plans horizontaux à égale distance (117). Une de ces parties commence à la naissance des cheveux au front et s'étend au sommet, et la forme de la tête de l'aliéné (pl. II, fig. 1), non plus que celle des hommes bien conformés, ne s'éloignent guère de ce rapport fixe, puisque la hauteur totale de sa tête est de vingt-trois centimètres, et que celle de la face est de dix-sept centimètres, en retranchant l'une de l'autre, on trouve 6 centimètres de différence qui comparés à la hauteur totale, donnent un rapport très rapproché de celui de 1 4 qu'on trouve dans la tête de l'Apollon. Au contraire, la hauteur de la tête de l'aliéné idiot est de dix-huit centimètres; la soustraction donne pour différence trois centimètres, ce qui n'est que le sixième de la hauteur et ce qui, montre combien la voûte du crâne est déprimée et par conséquent, sa capacité diminuée.

384. Cette diminution est encore bien plus marquée sous un autre point de vue. On remarque, en effet, que dans les têtes bien conformées, une section horizontale faite au crâne, et dirigée par le tiers supérieur des tempes, donne une ellipse irrégulière, et telle que la double ordonnée qui passe par le tiers antérieur est toujours bien moindre que celle du tiers postérieur. La tête de l'aliéné (pl. II. fig. I.) se rapproche sous ce point de vue des têtes bien conformées, car la double ordonnée postérieure est plus longue de deux centimètres que l'antérieure; au contraire, ces deux lignes, sont sensiblement

égales dans la tête de l'aliéné idiot (pl. II, fig. 5 et 6), comme je m'en suis assuré avec un compas courbe, en sorte que la section du crâne, dont j'ai parlé, donnerait une sorte d'ellipse très rapprochée de la régulière. On voit par là combien les lobes postérieurs du cerveau doivent être diminués de volume par cette conformation singulière, sans qu'on puisse cependant prononcer que ce défaut de capacité est la cause unique et exclusive du peu de développement des facultés morales.

385. Une des têtes les plus remarquables par sa conformation et la petitesse de ses dimensions, me paraît être celle que j'ai fait représenter (pl. 1re, fig. 5 et 6) et que j'ai conservée à la mort de la jeune idiote dont le caractère singulier a été décrit ci-dessus (179). Je supprime ici les considérations anatomiques que l'examen de cette tête fait naître, et qui peuvent acheminer à trouver une sorte de correspondance entre certaines lésions physiques du cerveau et quelques changements notables opérés dans les fonctions de l'entendement. Je me bornerai à donner une idée de la petitesse excessive de cette tête, comparant son volume à celui d'un enfant de sept ans doué d'ailleurs d'une intelligence rare.

Dimensions *de la tête d'un enfant de 7 ans.*	*Dimensions* *de la tête d'une idiote de 11 ans.*
Longueur............ 0m.18	Longueur............ 0m.13
Largeur............. 0m.13	Largeur............. 0m.09
Hauteur 0m.16	Hauteur............. 0m.13

386. Tous les autres détails ultérieurs sur les formes irrégulières de cette tête et les variétés du volume de celles des aliénés, tous les calculs comparatifs qui serviront de base à cette détermination, en regardant l'ensemble des os du crâne comme un demi-ellipsoïde, seront exposés dans un Mémoire que je me propose de lire à l'Institut dans une de nos séances particulières.

V.
De l'idiotisme ou imbécillité

Par J. R. Jacquelin DUBUISSON (1).

Définition.

L'IDIOTISME est un état de stupeur ou d'abolition des fonctions intellectuelles et affectives, d'où résulte leur obtusion plus ou moins incomplète ; souvent il s'y joint aussi des altérations dans les fonctions vitales. Ces sortes d'aliénés, déchus des sublimes facultés qui distinguent l'homme pensant et social, sont réduits à une existence purement machinale qui rend leur condition abjecte et misérable.

Causes.

Ces causes sont à peu près les mêmes que celles de la démence, dont l'idiotisme ne diffère que par une altération plus intense et plus profonde dans les fonctions lésées. D'ailleurs, j'ai l'intention d'indiquer à chaque espèce d'idiotisme les causes qui l'occasionnent plus particulièrement.

Symptômes généraux.

Inaptitude à recevoir convenablement l'impression des objets, et à en apprécier les qualités, incapacité de former des idées, de les associer, et de porter un jugement ; lésions de la mémoire ; absence de l'imagination ; privation de toute impression ou émotion, soit agréable ou gaie, soit triste ou pénible ; abolition ou perversion des sentiments naturels (2) ; état souvent habituel de taciturnité, d'apathie, d'insensibilité, de soumission et de pusillanimité ; ou bien loquacité importune ; mobilité turbulente ; propension à déchirer, à casser ; appétit vorace ou perverti ; et quelquefois impossibilité de satisfaire aux besoins naturels.

---

(1) Dubuisson (J. R. Jacquelin) *Des vésanies ou maladies mentales.* Paris, chez l'auteur, faubourg Saint-Antoine, n° 333 ; Méquignon-Marvis etc., 1816.

(2) On a vu des aliénés commettre les actes les plus atroces de barbarie sans en avoir la conscience.

Distinctions.

L'idiotisme a des symptômes fixes et persistants qui ne diffèrent que par des degrés souvent variables. Ce n'est donc pas d'après la durée, la continuité et les intermissions de cette vésanie que les distinctions spécifiques peuvent en être faites non plus que d'après le nombre et l'importance des fonctions lésées. Il convient d'établir sur des caractères plus constants et plus distincts, les espèces d'idiotisme, qui paraissent se rapporter aux trois suivantes : 1° l'idiotisme originaire; 2° l'idiotisme accidentel; 3° l'idiotisme consécutif.

Idiotisme originaire.

L'idiotisme de naissance dépend ordinairement d'une transmission héréditaire, d'une conformation vicieuse du crâne, ou de lésions organiques du cerveau. Dès leur bas-âge, ces idiots montrent une hébétude et une stupidité, qui deviennent plus sensibles et plus remarquables à mesure qu'ils grandissent par le défaut de développement des facultés intellectuelles et morales. Leur enfance est longtemps difficile et misérable. Ils ne sauraient satisfaire aux besoins les plus nécessaires qu'ils ne manifestent que par des cris; ils ne témoignent aucune expression de sensibilité ou d'affection; ils rient et pleurent sans sujet: ils prennent ou quittent sans émotion le sein qui les allaite, la main qui les nourrit; ils ne participent pas aux jeux de l'enfance. Leur physionomie est sans expression; leur démarche est incertaine; leur existence est toute automatique, et se consume dans l'indolence et l'apathie.

Voilà le seul état dans lequel ils se complaisent, et quand on cherche à les en retirer, même momentanément, ce n'est pas sans des plaintes et des brusqueries. Lorsque l'époque orageuse de la puberté n'exerce point une stimulation convenable, ou qu'il ne survient point d'accès maniaques capables de produire un semblable effet, la maladie se prolonge indéfiniment; car il est bien rare que les moyens de traitement, même les plus énergiques, produisent d'heureux résultats.

Observation d'un idiotisme originaire.

M. B***, âgé de soixante-dix ans, né de parents sains, qui ont toujours joui de l'intégrité de leur raison, ainsi que trois autres enfants, montra, dès son jeune âge, de la niaiserie, de la stupidité et une timidité craintive. Le progrès des années amena peu d'amélioration dans le développement de ses facultés mentales. Cet enfant, sans cesse en lutte aux sarcasmes et aux espiègleries de ses frères et sœurs, et à l'indifférence de ses parents, prit en aversion la maison paternelle et la déserta sans rien dire. Il partit de Paris à l'âge de treize ans, et erra dans les campagnes avec plusieurs petits vagabonds de son âge, pour, disaient-ils, aller à Rome. En route, il devint l'objet des agaceries et des persécutions de ses compagnons de voyage, qui, abusant de sa simplicité débonnaire et de sa soumission servile, le harcelaient au point, qu'à quarante lieues de Paris, il tomba malade, et fut pris de fièvre avec un violent délire. De retour chez ses parents, qui avaient fait les enquêtes nécessaires pour le retrouver, on essaya de lui donner quelques principes d'éducation dont il ne put profiter : il était incapable aussi d'apprendre une profession manuelle. On attendait avec espoir l'époque de la puberté, mais il ne résultat rien d'avantageux de cette crise naturelle sur les facultés mentales. Les parents eurent l'occasion de faire entrer cet enfant dans une congrégation religieuse, où il est resté plusieurs années. Des circonstances particulières ayant empêché qu'il y demeurât plus longtemps, il fut placé le 12 juin 1769 dans l'établissement dont je suis devenu propriétaire, où il est toujours resté depuis près de quarante-sept ans. Pendant ce long espace de temps, M. B*** a offert un état continuel d'idiotisme, dont l'uniformité et la torpeur habituelles étaient troublées de loin en loin par des explosions de colère et de violence. Il a été enclin à la masturbation jusqu'à soixante ans : depuis cet âge, il est plus doux, plus tranquille et plus taciturne.

Cet idiot est de moyenne stature, et peu chargé d'embonpoint. Il est d'un tempérament sanguin. Il a beaucoup d'aversion pour le mouvement, et on le trouve ordinairement ou couché, ou assis : rarement il se promène. Il mange avec bon appétit, mais sans avidité. Il satisfait à ses besoins avec assez de propreté. Sa tête est aplatie sur les parties latérales, et est constamment fléchie. Ses yeux sont baissés et dirigés vers le sol, ou bien ils se portent alternativement d'un côté ou de l'autre. Il remue automatiquement ses lèvres et ses mains. Lorsqu'on lui fait des questions, il répond, mais en tenant toujours la tête et les yeux baissés. Ses réponses sont insignifiantes et ne consistent souvent que dans les deux monosyllabes *oui* ou *non*; et quand il en a adopté un, il le répète vingt à trente fois de suite à toutes les interpellations qu'on lui fait, quelque différentes et disparates qu'elles soient. Par des promesses ou par des menaces, on obtient de lui quelques petits services, mais bientôt il retombe dans l'indolence et l'apathie. Il ne parait point reconnaitre les personnes de sa famille qui viennent le voir. Il ne s'attache à qui que ce soit, et il n'obéit qu'à ceux qui le soignent et lui servent sa nourriture.

Voici une autre observation d'idiotisme de naissance, qui est très curieuse, par rapport à l'individu qui en fait le sujet; elle a été recueillie par M^r le D. Chamberet (1).

Depuis plusieurs années, il existe, à l'hospice des aliénés de Bicêtre, un jeune homme de race européenne, qui représente tous les caractères de variété accidentelle de l'espèce humaine que les voyageurs et les naturalistes ont souvent observée, dans les régions équatoriales sous le nom d'*albinos*, de *blafars*, de *nègres blancs*, de *bédas*, de *chacredas*, etc.

Ce jeune homme, nommé Alexandre Martial Auguste Roche est né à Paris en 1784, de parents sains. Le 28 août 1795, il fut trouvé errant près la barrière Saint Jacques, et par ordre de l'administration centrale du département de la Seine, il fut transféré aux aliénés de Bicêtre, où il est toujours demeuré. Il est d'un tempérament sanguin, et d'une forte constitution. Sa physionomie est sans expression; sa démarche est lourde et incertaine; ses mouvements sont durs et brusques; sa voix est aiguë, criarde et toujours sur le même ton; ses paroles sont incohérentes et peu intelligibles.

Les yeux, quoique proéminents, sont doués d'une force réfringente telle qu'il en résulte un haut degré de myopie. La sensibilité de la rétine est en outre si grande, que cet albinos ne peut distinguer les objets exposés au grand jour, ou à la lumière du soleil; il ne voit bien qu'aux approches du crépuscule, ou dans les lieux un peu obscurs. On peut dire avec vérité qu'il est en même temps myope et nyctalope.

Le crâne n'offre rien de particulier dans sa forme; son volume n'est pas sensiblement disproportionné à celui des autres parties du corps. La forme générale de la tête, la coupe

---

(1) Cette observation est extraite de la *Notice des travaux de la Société des sciences physiques et naturelles de Paris*, 1807.

verticale du visage et surtout la grandeur de l'angle facial, attestent assez l'origine européenne de cet albinos, lors même que l'on ignorerait de quels parents il est né.

Les fonctions intellectuelles et affectives s'exercent, chez cet individu, d'une manière faible, obscure et incertaine, qui caractérise l'idiotisme. Aussi, ce qu'il n'est pas rare de rencontrer dans cette maladie mentale, ce jeune homme éprouve par intervalles, des accès d'emportement, pendant lesquels il est porté à des actes d'extravagance. Il court çà et là sans but; il crie et chante sans sujet et brise machinalement ce qu'il rencontre sur son passage.

Ce qui caractérise surtout cet albinos, c'est une peau très fine, très douce au toucher, et d'un blanc rosé; des cheveux assez épais et demi-bouclés, d'une blancheur bien plus éclatante, bien plus uniforme que celle des cheveux des vieillards, et assez semblable à la nuance du crin blanc. Les poils des sourcils, des cils, de la barbe, le petit nombre de ceux qui se trouvent sur le tronc et sur les membres, ainsi que ceux des aisselles et du pubis, sont de la même couleur, mais plus fins que les cheveux. Les paupières sont dans un mouvement continuel et à demi-fermées. L'iris offre une belle couleur rouge, légèrement vergelée de blanc,, ce qui donne aux yeux une teinte parfaitement semblable à celle des yeux du lapin blanc domestique.

En général, on voit que cet albinos se rapproche beaucoup des Albinos de l'Amérique, des Bédas de Ceylan, des Chacrelás de Java, des Dondos de l'Afrique, des Blafars du Darien, des Nègres blancs de l'isthme de Panama, que les voyageurs représentent avec une peau blanche, des cheveux blancs, des yeux rouges, et une extrême sensibilité de la rétine, qui leur fait rechercher l'obscurité et les retient cachés, pendant le jour, dans les bois les plus épais : c'est pourquoi on les a nommés *Hommes nocturnes*. Mais ce en quoi cet albinos diffère essentiellement, c'est qu'il est issu de la race européenne, au lieu que les autres albinos dont il vient d'être fait mention, paraissent appartenir à la race nègre.

L'on doit considérer aussi comme idiotisme originaire cette affection qui est endémique dans le Valais, dans les gorges des montagnes des Alpes et du Tyrol, et qui a été décrite sous la dénomination de *Crétinisme* ou de *Crânit*. Les êtres malheureux, affectés de cette maladie, connus généralement sous le nom de Crétins, ont un aspect repoussant. Ils sont petits et mal proportionnés. Leur tête surtout présente une conformation vicieuse, le front est plat et rétréci, les régions temporales sont déprimées, l'occiput est aplati, la face se prolonge en museau, les narines sont très dilatées, les lèvres sont tuméfiées, la langue est épaisse, pendante et couverte de bave. Ces individus, disgrâciés de la nature, portent des goitres qui dépendent de l'engorgement lymphatique de la glande *thyroïde*; leurs sensations sont obtuses; ils ne parlent qu'avec difficulté; ils passent leur misérable existence dans l'apathie et dans l'insouciance des premiers besoins, et ils montrent une stupidité complète.

Ackermann (1) et Malacarme (2) ont attribué cette dégénérescence morale à la conformation vicieuse de la tête. M. le docteur Fodéré (3) a prouvé, avec beaucoup de savoir que cet état dépendait de l'influence de l'air humide et stagnant dans des vallées étroites, ou dans les gorges ressorrées des hautes montagnes. Les aliments grossiers et de mauvaise nature, les eaux crues et séléniteuses concourent aussi à la production de cette dégradation physique et morale,

Les Cagots, et autres misérables que l'on rencontre dans les lieux où l'atmosphère est humide et brumeuse, tels que les gorges des Pyrénées, les vallées de Luchon et de Barrège, etc., ressemblent assez aux crétins; comme eux, exposés aux mêmes causes morbifiques, ils sont affectés de goitres, ont un aspect hideux, et trainent dans l'insouciance, l'incurie et la stupidité, une vie abjecte et déplorable.

2° *Idiotisme accidentel.*

Cette espèce d'idiotisme ne se manifeste guère qu'après l'âge de la puberté. Il est occasionné par les causes suivantes :

Causes physiques. Des lésions organiques soit du crâne, soit de l'encéphale ou de ses méninges; des coups ou chutes sur la tête ; les dégénérescences des précédentes vésanies ; les suites des convulsions, de l'épilepsie, de l'apoplexie et de la paralysie ; des métastases exanthématiques, arthritiques ou rhumatismales ; l'abus des narcotiques ; l'incontinence, l'onanisme et l'intempérance.

---

(1) *Ueber die Kretinen*, etc. Gotha, 1790.

(2) Mémoires de l'Académie de Turin.

(3) *Traité du crétinisme.*

Causes morales. Des impressions violentes et inopinées, des travaux d'esprit opiniâtres ou mal dirigés, etc.

Observation d'un idiotisme accidentel.

M. S***, âgé de trente ans, d'un tempérament sanguin et musculaire, eut des inquiétudes et des chagrins qui le plongèrent dans l'ennui, la tristesse et le découragement. Il s'imaginait être poursuivi sans cesse par des agents de police; et le moindre bruit ou la vue d'un individu qu'il ne connaissait pas, suffisaient pour lui occasionner de vives et pénibles terreurs. Cet état de morosité, de défiance et de crainte imaginaires persista pendant trois mois, mais en s'aggravant. Ensuite ce jeune homme tomba dans une torpeur et une apathie invincible, ayant une taciturnité opiniâtre, et la plus grande indifférence pour toutes choses, si ce n'est pour boire et manger. Un médecin habile dans la pratique des maladies mentales fut appelé, et il engagea la famille à placer le malade dans mon établissement.

Lorsqu'il me fut amené (le 24 octobre 1813), il était plongé dans une profonde torpeur, ne pouvait répondre aux questions qu'on lui faisait, et il avait beaucoup de peine à se mouvoir. Sa physionomie était sans expression, sa bouche entr'ouverte et ses yeux étaient fixes; une vive chaleur se faisait ressentir à la région frontale; il y avait tendance à la somnolence; le pouls était plein, développé et la langue saburrale; il y avait constipation opiniâtre,

Le lendemain je fis administrer au malade, avec le secours du biberon, un éméto-cathartique qui provoqua deux vomissements de matières bilieuses verdâtres, et ensuite il prit avec beaucoup de peine des boissons antispasmodiques stimulantes.

Le troisième jour, douze sangsues furent appliquées sur le trajet des veines jugulaires; il en résulta une saignée copieuse qui sembla soulager le malade, et le rendre plus docile à prendre des médicaments. Il eut une selle abondante, après deux lavements purgatifs.

Le quatrième jour, bain tiède et une douche à la fin, boissons aromatiques rendues laxatives par le tartrate acidule de potasse. Le soir je remarquai à la cuisse du côté gauche une inflammation érysipélateuse; la face était rouge et animée, la chaleur de la peau était intense, le pouls vif et peu développé.

J'observai les jours suivants qu'il se manifestait successivement sur les mêmes parties plusieurs tumeurs inflammatoires d'un rouge livide et foncé, avec chaleur ardente de la peau, petitesse du pouls, abattement, prostration des forces. Bientôt des phlyctènes se formèrent sur le sommet de cette tumeur, qui passèrent promptement à la dégénérescence gangréneuse par la formation d'escarres noirâtres; les symptômes graves et rapides de cette tumeur ne me laissèrent aucun doute que c'étaient des anthrax. Je m'empressai d'administrer des boissons toniques et antiseptiques, pour soutenir et relever les forces; les tumeurs furent pansées successivement avec les onguents d'altha et d'arcæus, et puis touchées avec le muriate d'antimoine liquide. La chute des escarres fut favorisée par des incisions, afin de donner issue au pus sanieux, et d'enlever les portions de tissus cellulaire tombées en gangrène. Les ulcères furent nettoyés et avivés par les lotions d'alcool camphré, par l'application de la poudre de quinquina, et furent ensuite pansés avec l'onguent styrax; leur supsuration fut longue et abondante, la situation mentale du malade exigeait même qu'on l'entretint, pour rendre plus vive et plus durable l'irritation qui en résultait. En effet, fortement stimulé par l'intensité et la continuité des douleurs, le malade semblait revenir plus à lui, et donnait des signes de sensibilité surtout lors des pansements; il manifestait ses besoins, et les paroles qu'il proférait étaient plus intelligibles. Cette excitation momentanée me fit espérer que ces anthrax pourraient *juger* la maladie mentale.

Mais cet espoir ne se réalisa point, puisque, quand ils furent guéris, le malade retomba bientôt dans l'apathie, l'insouciance et la taciturnité. Pour y remédier, j'eus recours aux excitants internes les plus actifs, tels que les amers, les aromatiques, les teintures alcooliques de quinquina, de valériane, d'assa fœtida, de muriate, d'ammoniaque liquide, l'éther phosphorique et les drastiques, comme le jalap, l'aloès, l'ellébore. Ces moyens furent employés successivement pendant plusieurs mois, concurremment avec les irritants externes, tels que les liniments : camphré, ammoniacal, cantharidé, l'urtication; et des vésicatoires placés sur les quatre membres et à la nuque; à ce dernier je fis succéder un moxa.

Ces médications, fortement stimulantes, réveillèrent peu à peu la sensibilité, et le malade parlait plus distinctement, répondait plus juste aux questions qu'on lui adressait, il satisfaisait lui même à tous ses besoins ; il marchait plus volontiers, et manifestait les émotions qu'il éprouvait à la vue des personnes de sa famille ; enfin il revenait bien sensiblement à ses affections naturelles, à ses habitudes et au désir de reprendre ses occupations.

Pour favoriser, plus promptement les effets ultérieurs et consécutifs que j'attendais des moyens énergiques que j'avais employés, j'engageai les parents à conduire le convalescent dans son pays natal, espérant que le changement de lieu, la satisfaction de se retrouver au sein de sa famille, ainsi que des distractions variées, détermineraient des impressions vives et profondes, propres à amener la réaction morale que je présageais. Mon attente ne fut pas déçue, et M. S*** revint bientôt à son état naturel et même, il passa à une excitation folâtre et verbeuse assez voisine d'une manie légère. Cette excitation inquiéta beaucoup ses parents qui le ramenèrent. Je calmai leurs craintes, en leur assurant que c'était un effort critique de la nature qu'il ne fallait que contenir dans des limites convenables pour favoriser la terminaison heureuse de la maladie. En effet, des rafraîchissants, de légers antispasmodiques, des calmants, des bains et un régime doux suffirent pendant un mois, pour apaiser cette effervescence passagère et pour amener la guérison.

3° *Idiotisme consécutif.*

Cette espèce d'idiotisme succède toujours à d'autres maladies dont elle est la terminaison ou la métaptose, telles que l'hypocondrie, la mélancolie, la manie, la démence ; ou bien les convulsions, l'épilepsie, l'apoplexie ou la paralysie.

Cette dégénération mentale dépend ordinairement soit de l'intensité ou de la continuité de la maladie primitive, soit de moyens de traitement mal dirigés, soit enfin de circonstances intempestives.

Les symptômes de l'idiotisme consécutif, quoique plus intenses et plus graves que ceux de l'espèce précédente, ne paraissent pas cependant en différer assez pour faire de cette espèce une description particulière. La fréquence de cette vésanie doit me dispenser aussi d'en rapporter des observations.

Quant aux complications et aux terminaisons de l'idiotisme, je n'ai rien autre chose à dire que ce que j'ai exposé à l'histoire de la démence, à laquelle je renvoie.

Pronostic.

A mesure que nous avançons dans l'histoire des vésanies, nous voyons les lésions des facultés intellectuelles et morales devenir plus profondes et plus compliquées ; et par conséquent les chances de guérison plus rares et moins probables.

L'idiotisme accidentel est celui qui offre quelque espoir d'une terminaison heureuse, surtout quand il est récent et quand il s'y joint des accès maniaques ou fébriles qui impriment à la maladie une marche plus active.

L'époque orageuse de la puberté est quelquefois devenue une crise salutaire de l'idiotisme originaire.

Mais quant à l'idiotisme consécutif, ou bien à l'idiotisme compliqué avec d'autres névroses, ils sont rarement curables.

Recherches d'anatomie pathologique.

Ces recherches donnent des résultats plus positifs pour l'idiotisme que pour les précédentes vésanies, parce que les altérations profondes qui existent dans les fonctions mentales et affectives, paraissent dépendre plus essentiellement de lésions organiques soit du crâne, soit de l'encéphale. C'est pourquoi j'ai mis plus de soin à rassembler ici les faits rapportés par les auteurs.

1° Les lésions du crâne peuvent être considérés sous les rapports de son volume, de sa conformation, de sa structure et de sa capacité.

Par rapport au volume. Willis (1) a donné la description d'un idiot de naissance dont le volume du crâne était à peine moitié de celui d'une tête ordinaire. Le professeur Pinel (2) a rapporté l'histoire d'une jeune idiote, âgée de onze ans, dont la tête est très remarquable par sa petitesse, il en a donné les figures, (Planche I, N°ˢ 5 et 6). On trouve aussi dans la collection anatomique de la Faculté de médecine de Paris, des crânes d'idiots d'une très petite dimension. Les Dʳˢ Gall et Spurzheim (3) ont fait dessiner deux crânes tirés de leur collection, l'un et l'autre

(1) *Cerebri anatom.*, cap. 3.
(2) Traité de l'Aliénation mentale, première édit., p. 182.
(3) *Anatomie et physiologie du cerveau.*

se distinguent par leur petitesse : le premier, (Pl. 18, fig. 1,) est le crâne d'un enfant de sept ans : l'autre, (Pl. 19, fig. 1 et 2) est le crâne d'une fille de vingt ans ; ces deux individus étaient complètement imbéciles. Dans des cas opposés, l'idiotisme peut dépendre du volume trop considérable de la tête chez des individus lymphatiques ou scrofuleux que l'on appelle à *grosses têtes*. Ce développement morbifique de la tête est dû à l'ossification tardive des os du crâne, et à l'intumescence du cerveau par une surabondance de sérosité.

Par rapport à la conformation. Les vices de conformation du crâne consistent dans la dépression ou l'élévation de la voûte, et dans son aplatissement latéral. Ces déformations sont assez fréquentes ; Meckel (1) rapporte, dans ses observations, 3 et 8, des exemples de dépressions du coronal et d'aplatissement de l'occipital.

Par rapport à la structure. Il n'est pas rare de trouver chez les idiots, les os du crâne épais, sans diploé : ils sont alors compactes comme l'ivoire ; c'est pourquoi on les a nommés *éburnés.*

Par rapport à la capacité. Les dépressions et élévations des os du crâne, ainsi que leur épaisseur, doivent nécessairement diminuer la capacité encéphalique, changer le rapport et la symétrie des diamètres de cette cavité, et la rendre très irrégulière. Le professeur Pinel en a rapporté un exemple bien remarquable dans une idiote de dix-neuf ans, dont il a donné la figure du crâne, (Pl. 1, Nos 5 et 6, première édition de son *Traité de l'aliénation mentale*).

2° Les lésions de l'encéphale peuvent-être considérées sous les rapports de son volume, de sa conformation et de son organisation.

Par rapport au volume. Les faits relatifs au volume du crâne qui ont été exposés précédemment sont nécessairement applicables au volume du cerveau ; c'est pourquoi il serait superflu de les rapporter de nouveau. Les Drs Gall et Spurzheim ont fait représenter (Pl. 20, fig. 1,) le cerveau extrêmement petit d'un imbécile qui vécut jusqu'à vingt-cinq ans.

---

(1) *Mémoires de l'Académie de Berlin.* 1760, pag. 526.

Idiotie, I.   25

Par rapport à la conformation. Tulpius (1) avait anciennement remarqué que, dans le cerveau des idiots, les circonvolutions étaient moins nombreuses et la masse encéphalique moins développée. Malacarne (2) qui a fait des dissections très délicates du cerveau de l'homme et des animaux dans les états opposés de santé et de maladie, a observé que les circonvolutions du cerveau et les lamelles du cervelet étaient d'autant plus nombreuses et apparentes que les individus avaient joui d'une plus grande intelligence, et qu'au contraire elles étaient d'autant plus petites que les facultés mentales étaient plus lésées. Ainsi, chez certains individus doués de beaucoup d'esprit et de raison, il avait compté dans le cervelet jusqu'à sept cent quatre-vingts de ces lamelles, et il n'en avait trouvé que trois cent vingt-quatre dans le cervelet de certains fous ou imbéciles.

Par rapport à l'organisation. Meckel (3) dans les nombreuses dissections qu'il a faites de cerveaux d'aliénés, a observé les lésions suivantes dans les idiots : sécheresse et dureté de la substance cérébrale, qui était devenue spécifiquement plus légère que dans l'état naturel. Bonnet et Haller rapportent des exemples de tumeurs et d'ulcérations dans le cerveau et le cervelet d'idiots.

Traitement,

Moyens physiques.

Ils consistent dans l'emploi, à l'intérieur, des amers, des aromatiques, des toniques, des excitants diffusibles, des drastiques ; et à l'extérieur, des rubéfiants, des vésicants, des caustiques, de l'ustion, enfin de toutes les médications capables de solliciter l'action du système nerveux qui est comme frappé de stupeur ; c'est d'après ces indications que l'on emploie quelquefois l'électricité et le galvanisme. Ces moyens sont généralement applicables à toutes les espèces d'idiotisme ; mais il en est d'autres plus spéciaux, qui sont indiqués particulièrement dans l'idiotisme accidentel, pour combattre les causes qui occasionnent la maladie. Je renvoie, à ce sujet

---

(1) *Observationes medicæ rariores.*

(2) *Encefalotomia nuova universale,* etc. Turin, 1780.

(3) Observ 1, 3, 5, 6, *Acad. de Berlin,* 1760.

à l'histoire de la manie, où ces moyens spéciaux sont exposés avec détails, ainsi que ceux relatifs aux complications.

Quant aux moyens hygiéniques et moraux, ils diffèrent peu de ceux qui ont été recommandés contre la démence.

VI.

Observations sur l'inaction de l'instinct de la propagation dans l'idiotisme.

Par F.-J. GALL (1).

On a le préjugé que les imbéciles et les crétins sont très-lascifs, et en proie à tous les effets d'un tempérament lubrique. Supposé qu'il en soit réellement ainsi, je demande si les parties génitales de ces pauvres d'esprit ont une conformation particulière? Si elles sont parvenues à un développement plus exubérant, si elles sécrètent une liqueur séminale plus irritante? Si elles sont capables de bercer l'imagination d'images lubriques plus vives? L'on ne saurait soutenir aucune de ces assertions.

Du reste, il s'en faut de beaucoup que l'instinct de la propagation se manifeste d'une manière très-active chez tous les crétins. J'ai soigneusement examiné un grand nombre de ces individus, et voici le résultat de mes recherches:

Que les parties génitales soient grandes ou petites, elles n'ont jamais une influence déterminée sur l'instinct de la propagation.

L'instinct de la propagation est sans activité, toutes les fois que le cervelet n'a acquis qu'un faible degré de développe-

---

(1) *Anatomie et physiologie du système nerveux en général et du cerveau en particulier.* Librairie grecque-latine-allemande, rue des Fossés Montmartre, 14. Paris, 1818, p. 131.

ment. Le sauvage de l'Aveyron, qui se trouve aux sourds-muets, à Paris, n'avait pas témoigné encore, à l'âge de seize ans, le moindre penchant pour les femmes ; aussi son cervelet était-il très faiblement développé. A Salzbourg, le professeur Hartankeil me fit voir un crétin âgé de vingt et quelques années, chez lequel l'instinct de la propagation ne s'était jamais manifesté en aucune manière, quoiqu'il fût assez bien fait, et qu'il jouit d'une bonne santé, son cervelet était également très peu développé. Dans une autre salle, au contraire, le même savant me montra une femme tellement contrefaite, qu'au lieu de marcher, elle se traînait par terre : cette malheureuse se trouvait dans une espèce de ravissement, toutes les fois qu'elle apercevait un homme. A peine me fus-je approché d'elle, qu'elle grimpa sur son lit, et m'invita, par les gestes les plus lasifs, à l'y suivre ; elle jeta même tous ses vêtements pour me donner l'hospitalité d'une manière plus cordiale. Ses facultés intellectuelles sont beaucoup inférieures à celles des brutes, mais son cervelet est très développé ; aussi tous ses mouvements ne tendent-ils qu'à satisfaire sa lubricité dans la solitude même. Je pourrais rapporter un très grand nombre de cas semblables, qui tous confirment mon opinion ; mais je me contenterai d'en rapporter encore quelques-uns, moins pour appuyer ma doctrine, que pour offrir au lecteur une observation morale.

Nous vîmes, à Munich, un garçon de quinze ans, qui, dès sa septième année, avait voulu abuser de sa sœur, et avait manqué de l'étrangler parce qu'elle opposait de la résistance à ses désirs. Son idiotisme n'était pas des plus complets ; il parlait un peu, reconnaissait les personnes et trouvait, comme un chien, du plaisir à regarder les passants par une fenêtre. Son cervelet était extrêmement développé, aussi fallait-il soigneusement tenir éloignées de lui les femmes et les filles. A Paris, M. Savary, alors ministre de la police, et M. de Bourienne m'amenèrent un garçon âgé d'à peu-près seize ans, qui ne voulait absolument rien apprendre, et dont la société devenait très pernicieuse à ses condisciples, non seulement à raison de son défaut de susceptibilité pour l'instruction, mais encore à raison de ses goûts antiphysiques. Je rendis ces messieurs attentifs au développement très peu considérable de son front, qui expliquait l'invincible indifférence qu'il témoigna pour toute instruction, je leur fis remarquer en même temps ses bosses occipitales très proéminentes, la nuque large et robuste qui rendaient raison de ses désirs effrénés. L'idiotisme de ce sujet était moins complet encore que celui du jeune homme de Munich, dont j'ai parlé tout à l'heure ; ceci me conduit à faire encore une autre observation. Dans plusieurs hospices pour les aliénés, et dans quelques maisons de correction, j'ai rencontré des sujets que l'on prétendit être devenus aliénés par suite d'émissions excessivement fréquentes de la liqueur séminale, ou que l'on voulait punir de s'être livrés à l'onanisme.

Je suis bien loin de nier l'influence pernicieuse que l'onanisme exerce sur la manifestation des facultés intellectuelles, et plusieurs passages de mes écrits le prouvent suffisamment. Mais dans les cas qui nous occupent ici, il y a autre chose à considérer. La nature avait traité en marâtre, sous le rapport des facultés supérieures, tous les sujets semblables que j'ai eu occasion d'observer. Chez eux, la partie antérieure du crâne était étroite et peu élevée, ou bien ils étaient plus ou moins hydrocéphales. Les parties postérieures du crâne, au contraire, leur nuque, leur cervelet, avaient acquis un développement qui n'était dans aucune proportion avec celui des parties cérébrales affectées aux facultés intellectuelles supérieures. L'homme ainsi organisé se trouve dans le cas de tout animal lascif ; c'est un singe en chaleur. L'organe de l'instinct de la propagation le domine impérieusement, parce qu'aucun autre organe ne peut balancer l'activité du premier. Rien de ce que nous appelons décence, mœurs, religion, ne peut agir sur un tel individu ; les punitions ne sauraient l'effrayer ; rien ne saurait l'engager à se contraindre un être ravalé au-dessous de la brute, et qui n'a pas de volonté. L'observateur philosophe reconnaît ici que la faiblesse de l'entendement est la cause de l'abandon à une sensualité brutale, tandis que, dans son erreur, le vulgaire regarde la faiblesse de l'entendement commme une suite de l'abandon à la sensualité.

Penchant au meurtre avec débilité d'esprit (1).

Pour montrer encore que ce penchant peut être actif, indépendamment d'autres qualités ou d'autres facultés, je remets sous les yeux du lecteur les exemples suivants, où ce penchant se manifeste malgré une débilité extrême de toutes les facul-

---

(1) Gall, *loc. cit.*, t. III, p. 217, Paris, 1818.

tès et de toutes les autres qualités. Un idiot, après avoir tué les deux enfants de son frère, vint le lui annoncer en riant. Un autre idiot qui avait tué son frère, voulut le brûler en cérémonie. Un troisième, après avoir tué un cochon, crut pouvoir égorger un homme et l'égorgea. Un quatrième imbécile tua, sans aucun motif, un enfant. Les exemples malheureux de cette espèce qui arrivent assez fréquemment, prouvent combien il est nécessaire de mettre sous la plus stricte surveillance les idiots qui ont des inclinations malfaisantes.

VII.

Idiotie.

Par GEORGET (1).

Défaut de développement des facultés intellectuelles ; peu ou point d'idées, quelques sensations, quelques penchants (2).

Depuis le manque total d'intelligence, jusqu'à un développement extraordinaire de cette fonction, il existe tant de degrés qu'il serait peut-être facile de former une échelle dont le dernier échelon serait occupé par l'idiot complet, et le premier par le plus vaste génie. Il n'y a guère plus de différence entre l'être presque privé de la pensée et celui qui peut à peine gérer quelques intérêts matériels, qu'entre ce dernier et cet autre, dont la tête fortement organisée, conçoit et résoud les problèmes les plus difficiles. Si Condillac, au lieu de prendre pour

---

(1) Georget. *De la folie ; considérations sur cette maladie*, etc., Paris, 1820.

(2) On ne devrait pas faire de l'idiotie, un genre de délire ; un défaut originaire de développement n'est pas, à proprement parler, une maladie. C'est tout comme si on plaçait à côté l'une de l'autre, comme semblables, le manque des règles par l'*atrophie* ou l'absence de l'utérus, et une suppression accidentelle de cet *écoulement*. Les idiots doivent être rangés parmi les monstres c'en est de véritables sous le rapport intellectuel.

exemple l'animation d'une statue de marbre, eût considéré ainsi le développement de l'esprit humain, cette marche naturelle l'aurait conduit beaucoup mieux à la découverte de la vérité ; c'est alors qu'il aurait été convaincu qu'avec des sens bien conformés, on peut ne prendre aucune connaissance des objets extérieurs, si le cerveau est vicieusement organisé.

On peut ranger tous les idiots, dans les quatre divisions suivantes :

1° Il en est qui n'ont aucune existence mentale, qui ne satisferaient à aucuns de leurs besoins et mourraient infailliblement, si on n'avait soin d'eux. Il a existé à la Salpêtrière une petite fille de onze ans, sourde, muette et aveugle, qu'on avait trouvée presque mourante, à côté de sa mère qui n'existait plus depuis plusieurs jours ; ces cas sont très rares.

2° D'autres ont quelques sensations, fuient le froid, font connaître qu'ils ont besoin de manger ; mais ils ne s'attachent à rien, n'iraient pas chercher des aliments si on ne les leur apportait ; toutes les actions auxquelles ils se livrent sont irréfléchies et sans but.

3° Dans un troisième degré, on peut placer l'idiot qui sait apprécier quelques-unes de ses sensations, qui reconnaît les personnes et les objets dont il est entouré, est susceptible de s'attacher à celles qui lui font du bien ; il a des signes plus ou moins expressifs pour faire connaître ses besoins, ce sont ou des gestes, ou des cris, ou même quelques mots mal articulés. Une petite idiote de sept ans, qui se trouve dans ce cas, a en outre une singulière facilité d'apprendre promptement de retenir et de chanter des airs, des chansons qu'elle n'a quelquefois entendus qu'une seule fois.

4° Enfin on peut appeler imbéciles, ceux qui apprécient des sensations, ont de la mémoire, peuvent juger les actes simples de la vie, travailler à des ouvrages grossiers qui demandent peu de discernement ; ils ont pour s'exprimer un langage composé des expressions les plus essentielles à l'exercice des besoins ordinaires.

Les idiots proprement dits, sont malpropres, urinent et rendent les matières fécales partout où ils se trouvent ; beaucoup sont très sujets à la masturbation. Les imbéciles sont propres, savent apprécier la différence des sexes. Il n'est pas rare de rencontrer de ces filles, qui se font faire des enfants.

Les idiots et les imbéciles ont non seulement l'organe

intellectuel mal conformé; mais toute leur économie participe ordinairement à cet état maladif. En général, ils sont peu développés, petits, ne vivent guère au-delà de trente ou quarante ans, et meurent souvent plus tôt : beaucoup sont ou rachitiques, ou scrofuleux, ou paralytiques, ou épileptiques, et réunissent quelquefois plusieurs de ces maladies. Ceci nous explique pourquoi le manque d'intelligence peut se rencontrer avec une tête bien conformée; en effet, l'organisation du cerveau ne doit pas être meilleure dans ces cas, que celle de tous les autres organes (p. 102).

1º *Altérations du crâne, chez les idiotes.* — Les idiotes ont presque toutes le crâne vicieusement conformé, sous un ou plusieurs rapports. 1º La *forme* la plus ordinaire de cette partie, est celle-ci : le front est déprimé d'un côté à l'autre, aplati de haut en bas, et au lieu de s'élever plus ou moins perpendiculairement au-dessus de la racine du nez, il s'en va très obliquement, quelquefois presque horizontalement en arrière, ce qui donne alors à ces êtres beaucoup de ressemblance avec les animaux. On rencontre néanmoins des fronts bien conformés. D'autres fois, ils sont trop développés, et s'avancent de manière à former un angle facial de plus de quatre-vingt-dix degrés ; la partie supérieure avance, et fait paraître la racine du nez et les sourcils, comme renfoncés. Les parties latérales et postérieures, sont ordinairement très développées relativement au front, et souvent même, absolument parlant ; j'en ai rencontré dont le diamètre latéral était plus étendu que l'antéro-postérieur ; le front avait, chez une de ces idiotes, plus de six pouces de large. 2º Le *volume* général du crâne est très variable. Il est quelquefois extrêmement petit ; j'en ai mesuré qui n'avaient pas plus de seize, dix-sept, ou dix-huit pouces de circonférence. Ceux de seize pouces ressemblaient à peine à une tête humaine. D'autres fois il est très volumineux ; les hydrocéphales peuvent avoir des têtes énormes et bien ossifiées ; on en a observé qui présentaient plus de trente-six pouces de circonférence ; je n'en ai pas vu qui en eussent plus de vingt-trois. 3º Beaucoup de crânes d'idiots sont *épais* ; j'en ai trouvé qui avaient près d'un demi-pouce d'épaisseur. MM. Pinel, Esquirol, Gall rapportent des exemples semblables. 4º La *capacité* de la cavité crânienne doit varier en raison des circonstances que nous venons d'indiquer ; elle est en général petite, surtout vers le front. Il faut bien se garder de vouloir la fixer autrement que par approximation, du vivant des indi-

vidus, car on pourrait se tromper étrangement, l'épaisseur très
grande des os pouvant la diminuer de beaucoup ; en outre, les
idiots étant presque tous scrofuleux, la peau de la tête est
engorgée et souvent très épaisse. 5° Chez plusieurs idiots
paralytiques, dont une moitié du cerveau était atrophiée et
réduite des deux tiers, le même côté du crâne était revenu sur
lui-même, d'une manière frappante. (p. 478)

. . . .

Altérations du cerveau chez les idiots. Il est bien certain
que la masse encéphalique est moindre chez les idiots à
petites têtes, et doit être diminuée avec l'épaississement de
os (p. 487).

Atrophie partielle; c'est surtout, et presque exclusivement
chez les idiots paralytiques, qu'on observe cette lésion organique ; elle occupe presque toujours tout un hémisphère
celui du côté opposé à la paralysie, et souvent est encore plu
plus étendue. La portion affectée est réduite plus ou moins
depuis un tiers, jusqu'à deux tiers; les circonvolutions son
alors petites, peu nourries, serrées les unes contre les autres
En général, le centre de la partie atrophiée est dur, et quel
quefois comme cartilagineux, et l'extérieur est ramolli. J'a
vu une idiote complète, sourde et aveugle, frappée presqu
généralement de cette désorganisation.

VIII.

La thèse de M. le D' Boulanger citée par Calmeil, page 142
est intitulée : *Dissertation sur plusieurs points d'hydrocéphale aiguë, suivie de quelques observations sur l'atro
phie partielle du cerveau.* Paris, 1824. Dans la seconde
partie de cette thèse figurent quatre observations résumée
et se rapportant à l'atrophie cérébrale.

1° Enfant de trois ans et 9 mois : crâne très peu développé

resserré sutout latéralement et de haut en bas; os du crâne épais.

2° Enfant mort à quatre ans, signalé comme intelligent. (Par conséquent, l'observation devait être écartée.)

3° Fille de 10 ans, idiote de naissance, contracture des membres. Crâne irrégulier, le pariétal gauche formant une forte saillie. Morte par variole.

« *Autopsie*. Crâne irrégulier; le pariétal gauche formant une forte saillie. Les os du crâne sont très minces. La dure-mère présente une fluctuation très évidente, et une ponction faite de ce côté laisse écouler environ cinq onces de liquide limpide. Cette sérosité était accumulée dans la pie-mère. Les circonvolutions cérébrales étaient déprimées en bas et en arrière. Cette dépression était équivalente à l'enlèvement du tiers supérieur de l'hémisphère gauche. Cet espace était occupé par la poche liquide, qui reposait sur la substance blanche durcie, fibro-cartilagineuse dans certains points. Du côté droit, à la même place, était une altération semblable, un peu moins considérable. Il n'existait du corps calleux qu'une bande antérieure et une autre postérieure, réunies par une membrane nerveuse mince, analogue par sa transparence et sa ténacité à la valvule de Vieussens; cette membrane n'avait point de connexions avec la voûte à trois piliers, d'où résultait l'absence du *septum lucidum*. Les nerfs optiques étaient très petits; la moelle vertébrale était aussi très grêle.»

4° Garçon de treize ans, idiot et infirme de naissance, contracture des membres inférieurs, atrophie cérébrale.

Comme on le voit par cet extrait, les observations de l'auteur n'offrent qu'un médiocre intérêt et Calmeil lui a fait beaucoup d'honneur en le citant.

B.

IX.

Idiotie.

Par Alexander MORISON (1).

Dans l'Idiotie congénitale, les facultés intellectuelles ne se sont jamais développées. Elle commence avec la vie ou apparaît de très bonne heure, tandis que la démence ne se déclare qu'après la puberté. Elle existe à des degrés différents, depuis l'idiotie la plus complète jusqu'à l'imbécillité.

La dernière période de la démence ou imbécillité a été désigné sous le terme d'Idiotie.

Les idiots par origine congénitale vivent rarement vieux, et plus elle est complète, moins ils vivent de temps. Il existe très souvent quelque chose de défectueux dans la conformation de leur tête, et la position de leurs yeux; leur bouche reste entr'ouverte et bave; leurs lèvres sont épaisses, leurs gencives sont malsaines et leurs dents tombent bientôt, quelques-uns sont sourds ou sourds et muets, ils sont fréquemment boiteux, leur sensibilité physique ou morale, est obtuse, la perception et la sensation font défaut chez eux.

Certains sont constamment en mouvement; les uns rient, d'autres pleurent; ils sont parfois enclins au mal.

L'Idiotie domine quelquefois dans des familles et elle est souvent unie à la paralysie et à l'épilepsie.

Les *crétins* de la Suisse sont des idiots trouvés dans les vallées étroites des régions montagneuses. Ils sont souvent sourds et muets; les autres sens sont imparfaits : leur glande thyroïde atteint souvent un fort développement.

Des enfants nés en parfaite santé, mais d'apparence scrofuleuse, dont le corps et l'esprit ont continué à s'améliorer et à se développer vivent ainsi jusqu'au jour où ils sont devenus idiots. Des cas se sont présentés où, dans l'enfance, les facultés mentales ont pris un développement inattendu, et ont émergé de l'idiotie qui les menaçait.

Dans l'idiotie, lorsqu'elle est congénitale, le traitement se

---

(1) Morison (Alexander). — *Outlines of Lectures on mental Diseases*, Seconde édition, witth thirteen engravings, London, 1826.

borne à enseigner les soins de propreté et à pousser au travail. Ce n'est qu'à cette condition qu'on obtient une bonne santé générale.

X.

Imbécillité.

Par A. MORISON.

Il y a deux sortes de faiblesse d'esprit:

L'une, l'Imbécillité, autrement appelée faiblesse de toutes les facultés; l'autre, Imbécillité d'une ou de plusieurs facultés qui existe à différents degrés, depuis celui qui a été légalement qualifié faiblesse d'esprit ou *non compos mentis*, degré qui rend la personne incapable de se diriger et de gérer ses affaires, — jusqu'à l'état d'intelligence ordinaire.

Les Imbéciles sont ceux chez lesquels toutes les facultés intellectuelles se manifestent à un certain degré et qui sont capables d'une éducation partielle. Ils sont également sujets à des émotions violentes, telles que la peur, la colère, aux désirs ardents, et au chagrin, tandis que les Idiots n'ont ni intellect, ni affections, ou du moins qu'à un degré très-obscur.

Quelquefois ils montrent du goût pour la musique et la mimique: ils sont fréquemment portés à voler, ils ont parfois commis un meurtre, et servent quelquefois d'instruments aux scélérats pour commettre des crimes. C'est ainsi que des maisons et des meules de blé ont été brûlées.

Il peut se faire que l'enfant soit faible d'esprit depuis sa naissance, ou qu'il soit affaibli par une maladie survenue au cours de son existence.

Les causes de l'imbécillité sont : une disposition héréditaire, la scrofule, l'épilepsie, les convulsions, une maladie grave, ou une blessure de la tête dans la première enfance et l'hydrocéphalie.

Certains ont attribué la production de l'imbécillité chez les enfants à une peur, ou à d'autres émotions affectant la mère pendant la grossesse.

Pour les cas de débilité mentale, on a beaucoup obtenu par une éducation bien dirigée, dans la conduite de laquelle on doit s'attacher à perfectionner la force de l'attention, et à encourager le penchant particulier de la faculté.

Lorsqu'il y a disposition héréditaire à la folie, il faut apporter beaucoup de discernement dans l'éducation des enfants.

L'Imbécillité, l'inconstance et l'indécision, le caractère violent et la timidité, réclament chacun une direction différente pour fortifier les facultés faibles restreindre la violence des passions et encourager la timidité du caractère.

L'Imbécillité mentale des vieillards peut être à peine considérée comme une maladie. Les différents sens et facultés font défaut par degrés : parmi les facultés, la mémoire est généralement la première affectée. Elle est quelquefois déterminée avant le temps par des excès.

Imbécillité partielle.

L'Imbécillité partielle constituée par l'affaiblissement d'une ou de plusieurs des facultés mentales — de la perception ou de l'appréhension, — du jugement, — de la mémoire, — de la volonté, etc.

Lorsque la perception est faible ou bornée, on a employé le terme *Pesanteur* (de l'intelligence) ou *Stupidité* : Cette dernière est parfois héréditaire, elle peut également provenir d'une éducation défectueuse, de l'intempérance, et d'une maladie du corps. Il existe une différence frappante à ce sujet parmi certains peuples.

La *faiblesse de la mémoire* peut être un défaut naturel, ou elle peut résulter de maladies variées, blessures de la tête, habitude d'inattention, vieillesse, etc.

Lorsque le jugement fait défaut d'une façon remarquable, il existe généralement un degré peu commun de *Crédulité.* Dans la plupart des cas, le jugement est naturellement faible; mais dans d'autres, la crédulité est jusqu'à un certain point volontaire, et provient de l'indolence.

L'*Indécision* est également naturelle ou acquise. La fermeté et la consistance de caractère peuvent être données dans l'enfance par une bonne direction : d'où l'importance de prendre de bonne heure l'habitude de gouverner la volonté par la raison, et de mettre un frein aux impulsions du moment. L'indécision est souvent le premier symptôme frappant d'une folie naissante.

Les *Désordres de l'attention* sont remarquables dans les différents genres de folie, et d'imbécillité mentale.

L'esprit, en pensant, peut être dans un état *passif*, lorsque les idées se suivent indépendamment de la volonté, par exemple en méditant, en rêvant ou à l'état de manie, ou bien quand il est tout-à-fait occupé par des objets sensés ; il peut être aussi dans un état actif, lorsque l'esprit exerce un commandement ou un contrôle sur ses pensées ou change sa condition.

Les degrés relatifs de ces états, chez différents individus, influent fortement sur le caractère, le commandement à la pensée, croissant considérablement quand elle est cultivée et exercée.

Le terme *Absence d'esprit* est appliqué lorsque l'attention s'égare et qu'elle ne s'abandonne pas complètement aux ordres de la volonté — état comparable à la suspension de la pensée pendant le sommeil.

L'absence d'esprit nuit beaucoup à l'acquisition des connaissances, puisque les autres facultés dépendent de la puissance de l'attention.

La perception des objets peut subsister même dans l'absence d'esprit, quoique nous puissions ne pas avoir conscience de leur présence pendant un certain temps.

Le mot *abstraction de l'esprit* s'emploie, lorsque l'attention est fixée par la volonté sur certaines idées ne se rattachant pas aux choses qui nous entourent.

Cet état de l'esprit peut provenir de fortes études ou d'une passion accablante.

Le terme de *Studium inane* ou *Brown Study* a été appliqué à l'état de l'esprit qui se produit quand l'attention est volontairement relâchée, et qu'elle abandonne des idées passagères.

Comme il est possible d'augmenter la force de la faculté d'attention, il est de la plus grande importance de la cultiver de bonne heure, étant arrêtée plus spécialement par certains objets que par d'autres ; il est important de bien s'assurer de ces objets, et de les choisir afin de les cultiver d'une façon particulière ; on peut ensuite diriger l'attention sur

d'autres occupations. Dans le traitement de toutes les variétés de faiblesse partielle de l'esprit, les causes corporelles, si
cela est possible, doivent être écartées, et l'instruction mentale appropriée au cas que l'on cultive d'une façon assidue.

L'amélioration des facultés les plus puissantes tend directement à fortifier les autres facultés.

<hr>

XI.

Observation d'un cas de sentiment musical très développé chez une idiote.

Par M. LEURET (1).

Une femme de soixante ans environ, entrée depuis son jeune
âge dans la division des aliénées de la Salpêtrière, et actuellement dans le service de M. Mitivié, n'a jamais eu qu'une intelligence excessivement bornée. Quelques instincts, celui de
manger et de boire, d'aller au-devant de la nourriture quand
elle la voit arriver, de cacher sa poitrine, moins par pudeur
que pour se garantir du froid, de tendre la main dans le but
d'avoir un sou, avec lequel elle sait acheter des fruits ; c'est
à peu près tout ce qu'elle peut faire. Elle a toujours été incapable d'apprendre à s'habiller, à travailler, ou même à parler.
Quand elle veut exprimer quelque chose, elle fait entendre
une sorte de grognement ou un cri rauque qu'elle répète jusqu'à ce qu'on l'ait comprise. Néanmoins elle est musicienne, et
sa capacité pour la musique est même portée à un très-haut
degré. La première circonstance qui s'offrit à nous de lui
reconnaître cette capacité était bien propre à fixer notre
attention. Une jeune femme, figurante ou actrice dans un
des petits théâtres de Paris, étant entrée depuis peu à
l'hospice pour y être traitée d'une manie aiguë pendant
laquelle ses habitudes de théâtre revenant par intervalles,

---

(1) *Gazette médicale* de Paris, 1835, p. 1.

elle chantait, déclamait, gesticulait et dansait, suivant les rôles qu'elle croyait remplir. Un jour, elle tenait les deux mains de la vieille idiote et chantait une chanson dont elle marquait la mesure en sautant. L'idiote suivait la chanson, non de la parole, puisqu'elle ne parle pas, mais de la voix, sautait aussi en mesure et paraissait y prendre un grand plai-plaisir. On nous prévint alors qu'elle chanterait tout ce que nous voudrions. Sa danse finie, on la pria de chanter *Malbrouk, Vive Henri IV, la Marseillaise,* le *De profundis,* etc., etc. Elle chanta tant que nous sûmes lui dire ce qu'il fallait chanter, et notre répertoire de chansons était épuisé avant le sien. Il lui suffisait, nous dit-on, d'avoir entendu un air pour le retenir, elle le répétait chaque fois qu'on l'en priait. Nous en fîmes aussitôt l'expérience. M. Guerry, qui était présent, improvisa un air; l'idiote le suivit, et sur notre demande elle le répéta. M. Guerry improvisa le commencement d'un autre air, elle le suivit encore ; mais au lieu de s'arrêter comme M. Guerry, elle acheva l'air commencé, et la fin, toute de sa composition, répondait au commencement.

Quel effet ferait sur elle un instrument de musique? On joua de la flûte; elle était tout yeux et tout oreilles, et répétait les airs qu'on jouait. Une excellente musique ferait-elle plus ? M. Listz vint et toucha du piano. Je ne puis pas rendre ce que l'idiote éprouva. Immobile et les yeux fixés sur les doigts de M. Listz, ou bien se contractant en mille sens divers, se mordant les poings, elle était dans un état impossible à décrire. On eut dit qu'elle vibrait avec chacune des cordes de l'instrument, qu'elle sentait tout ce qu'il y avait d'impression dans l'âme du musicien.

Elle ne répétait plus ce qu'elle entendait; est-ce qu'elle était trop vivement saisie ? Est-ce qu'elle craignait, par le moindre bruit, de se priver d'une partie du plaisir dont elle jouissait? Je ne le saurais dire.

Le passage subit des sons graves aux sons aigus agit sur elle avec une force prodigieuse; il occasionna une commotion semblable à celle que produit une décharge électrique; plus de vingt fois ce passage fut exécuté et toujours il produisait la même commotion.

Elle aime et recherche les fruits; nous voulûmes savoir si elle préférait mieux la musique. Je l'entraînai dans un coin de la salle; je la plaçai assise en face de moi, le dos tourné à l'instrument, et je mis devant elle, sur mes genoux, beaucoup d'abricots, Et pour qu'elle fut aux abricots aussi entièrement que possible, je lui en donnai seulement un et je lui montrai les autres. La tentation était forte ; la musique le fut davantage. M. Litsz ayant recommencé, elle tourna la tête vers lui, et tant qu'il joua elle ne regarda que lui. Pour les abricots, elle y revint seulement quand elle cessa d'entendre la musique.

Une disposition analogue, mais à un moindre degré peut-être, s'est rencontrée plusieurs fois chez les idiots. M. Fodéré en cite un cas dans son *Traité du délire* ; M. Esquirol, dans les leçons cliniques si savantes et si riches d'observation, qu'il faisait il y a quelques années encore, à l'hospice de la Salpêtrière, en rapportait plusieurs exemples.

Les lecteurs, surtout, s'ils sont partisans de la phrénologie, voudront sans doute savoir si, chez notre idiote l'on trouve l'organe de la musique. A en juger par la capacité musicale, l'organe doit exister, et à voir la pauvreté du reste de l'intelligence, on a presque droit de s'attendre à ce que toute la tête de cette femme soit portée au-dessus de l'angle externe des yeux. Eh bien! non ; l'organe manque : au lieu d'une saillie, c'est plutôt une dépression ; nous l'avons constaté nous-mêmes, et pour plus de garantie, nous l'avons fait constater par des anatomistes, voire même par des phrénologistes. M. Mitivié a voulu que l'on moulât sa tête pour la placer dans la belle collection de M. Esquirol ; elle sera là, tête de femme idiote et muette, donnant un démenti perpétuel à la doctrine de Gall.

. . . .

ERRATA.

Page 6, 1re ligne, au lieu de personnes douces, lire: *douées*.
Page 6, avant-dernière ligne, au lieu de réalise, lire: *réalisait*.
Page 8, 12e ligne, au lieu de relatif aux besoins, lire : aux premiers besoins.
Page 9, 32e ligne, au lieu de vivacité, lisez : *avidité*.
Page 13, ligne 14 du § 208, au lieu de accidentelle mais, lisez: *accidentellement*.
Page 21, ligne 1, au lieu de manitestées, lisez : *manifestées*.
Page 369, ligne 9, au lieu de pl. IV, lire: *Pl. II*.

Nous n'avons pas reproduit la planche I de l'article du *Dict. des Scienc. méd.* d'Esquirol, qui laisse trop à désirer (p. 40, 41).

PLANCHE I.

Cette planche est empruntée à Ph. Pinel. (Voir l'explication page 368).

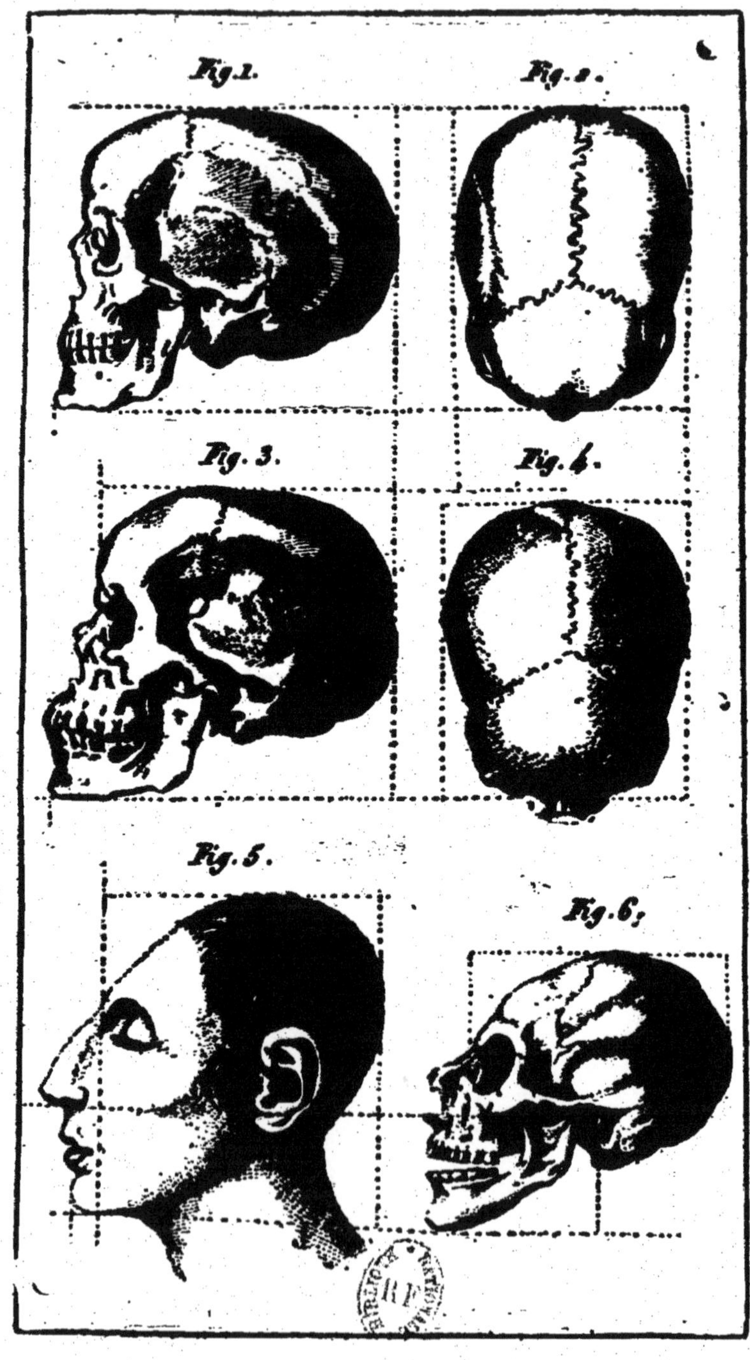

Fig.1.
Fig.2.
Fig.3.
Fig.4.
Fig.5.
Fig.6;

PLANCHE II.

Cette planche est empruntée à Ph. Pinel. (Voir l'explication pages 369 et 41).

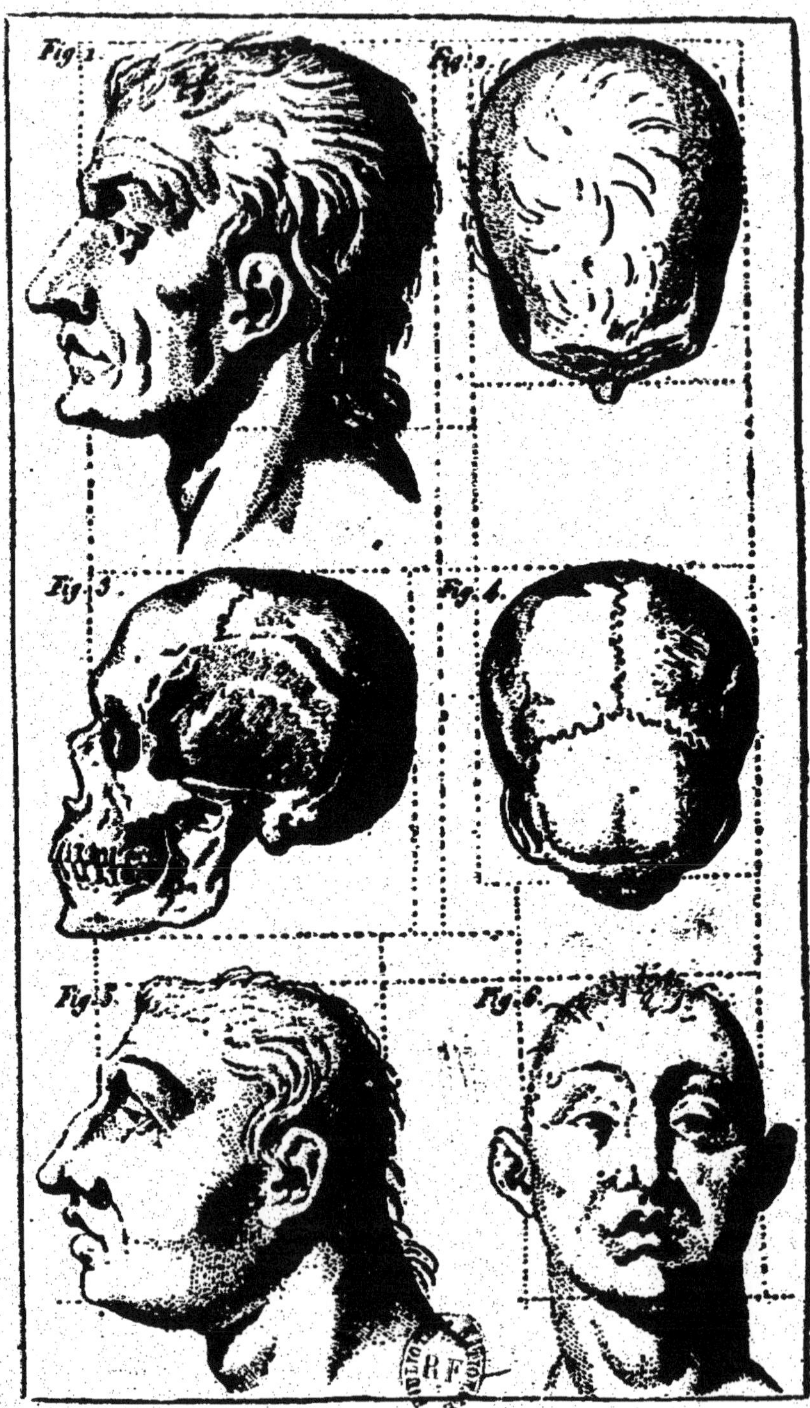

PLANCHE III.

Cette planche reproduit les planches XVI, XVII, XVIII,
XIX d'Esquirol. (Voir p. 159, 167, 168 et 179.)

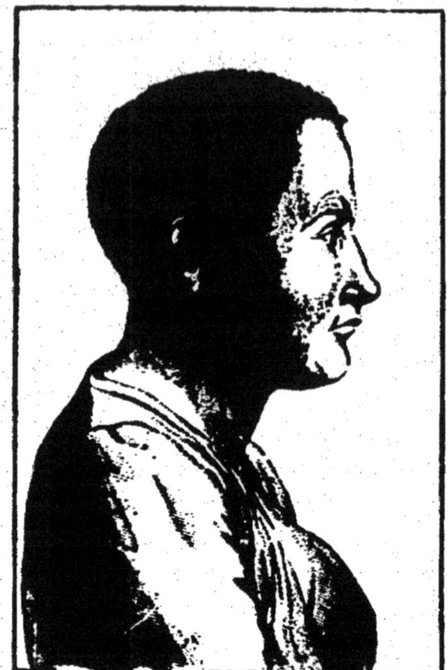

Planche XVI (Esquirol).

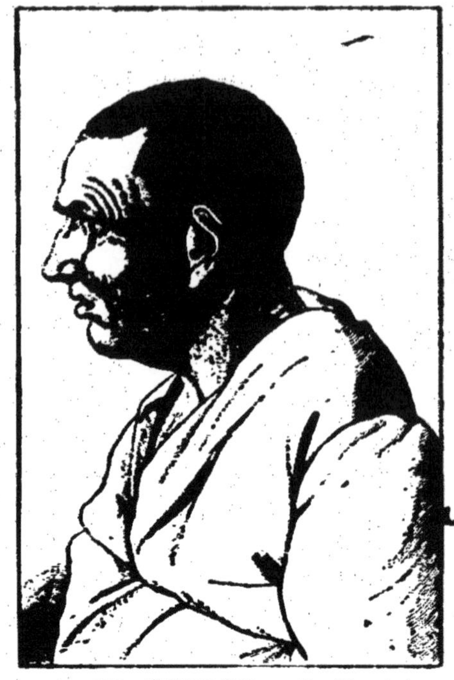

Pl. XVII (Esquirol).

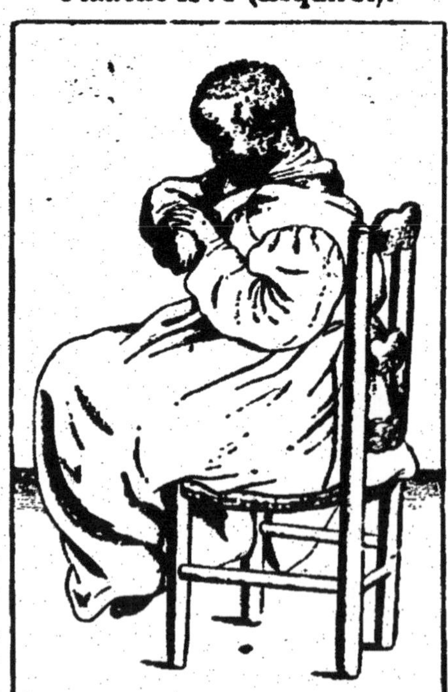

Pl. XVIII (Esquirol).

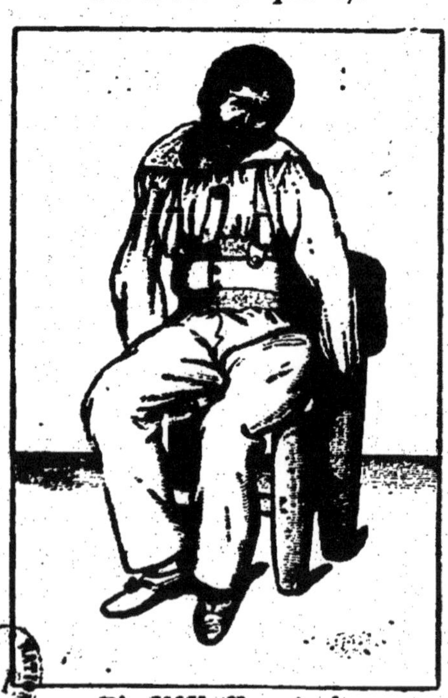

Pl. XIX (Esquirol).

PLANCHE IV.

Cette planche reproduit les planches **XX**, **XXI**, **XXII**, **XXIII** d'Esquirol réduites au quart. (Voir p. 172, 173, 174 et 176.)

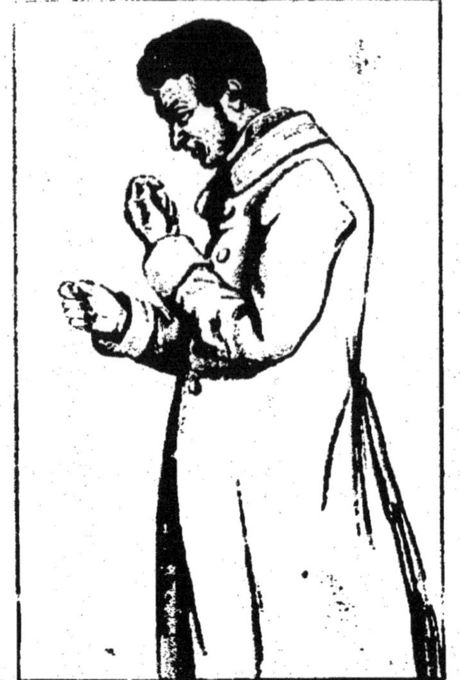

Pl. XX (Esquirol).

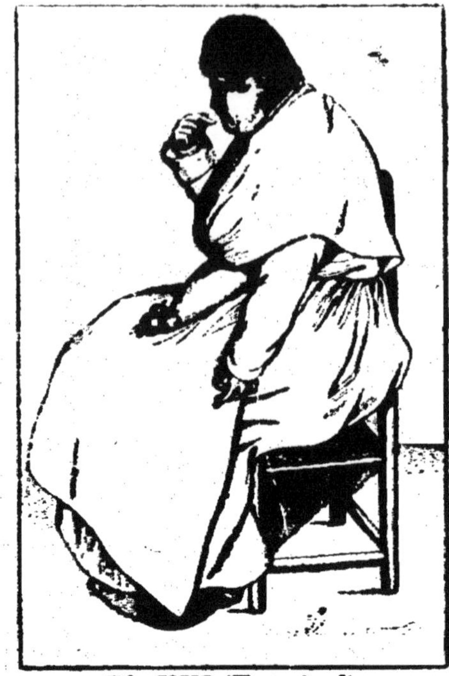

Pl. XXI (Esquirol).

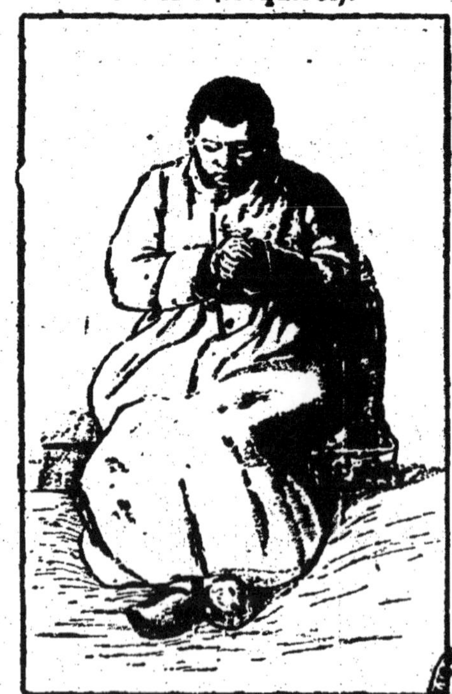

Pl. XXII (Esquirol).

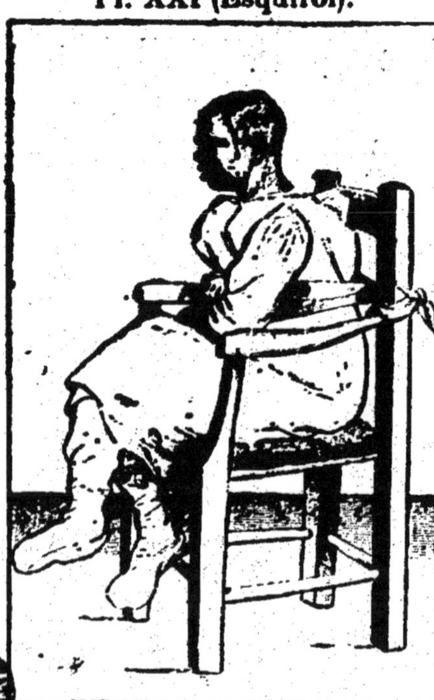

Pl. XXIII (Esquirol).

PLANCHE V.

Cette planche est la reproduction exacte de la planche XXIV d'Esquirol.

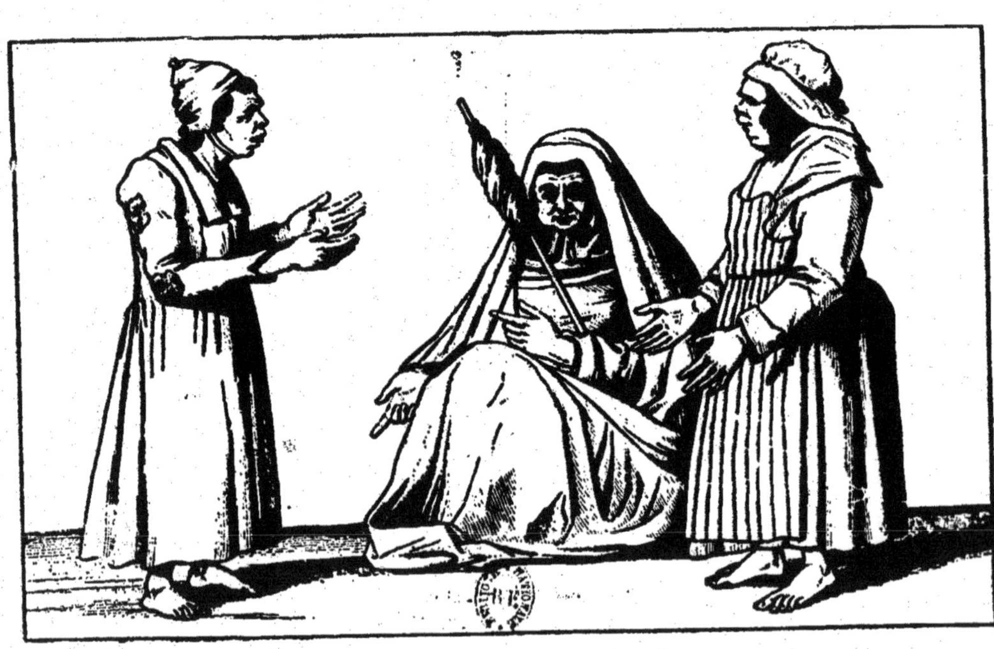

Planche XXIV (Esquirol.)

PLANCHE VI.

Elle reproduit les figures de Desmaisons-Dupallans, moins sa figure 3 qui correspond à la planche XVIII d'Esquirol. — La figure 1 représente l'idiot connu sous le nom de Sauvage de l'Aveyron.

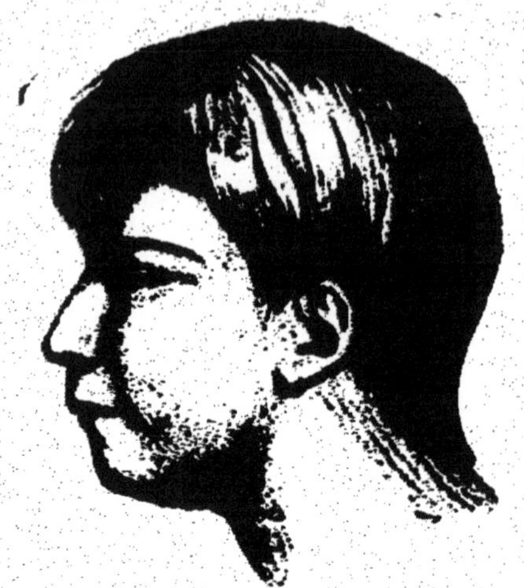

Fig. 1.

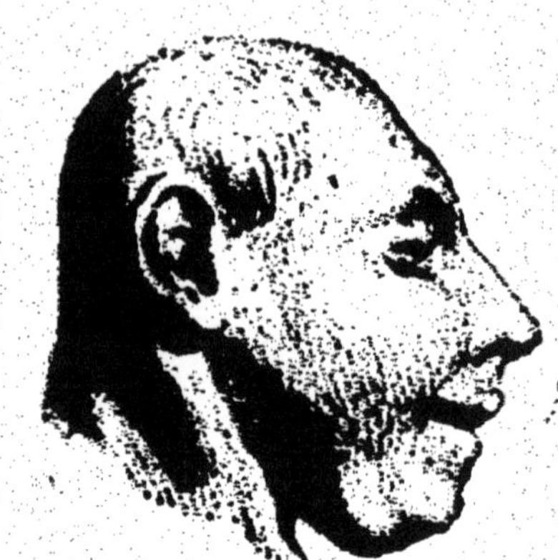

Fig. 2.

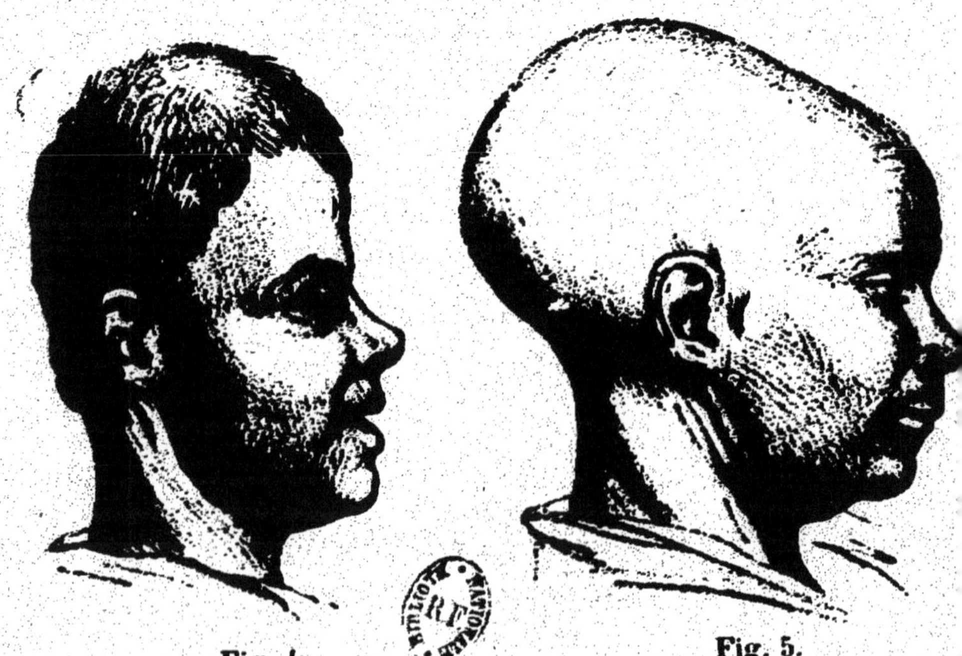

Fig. 4.

Fig. 5.

TABLE DES MATIÈRES

APPENDICE